钱秋海

内分泌病中医临证实录

黄延芹　钱卫斌　张新颖　王东隶　主编

山东科学技术出版社
·济南·

图书在版编目（CIP）数据

内分泌病中医临证实录 / 黄延芹等主编. -- 济南 : 山东科学技术出版社, 2025. 4. -- ISBN 978-7-5723-2630-1

Ⅰ. R259.8

中国国家版本馆 CIP 数据核字第 2025XC0009 号

内分泌病中医临证实录

NEIFENMI BING ZHONGYI LINZHENG SHILU

责任编辑：马　祥

装帧设计：侯　宇

主管单位：山东出版传媒股份有限公司

出 版 者：山东科学技术出版社

地址：济南市市中区舜耕路 517 号

邮编：250003　电话：（0531）82098088

网址：www.lkj.com.cn

电子邮件：sdkj@sdcbcm.com

发 行 者：山东科学技术出版社

地址：济南市市中区舜耕路 517 号

邮编：250003　电话：（0531）82098067

印 刷 者：山东华立印务有限公司

地址：山东省济南市莱芜高新区钱塘江街 019 号

邮编：271100　电话：（0531）76216033

规格： 16 开（170 mm × 240 mm）

印张： 19.75　**字数：** 288 千　**彩插：** 8

版次： 2025 年 4 月第 1 版　**印次：** 2025 年 4 月第 1 次印刷

定价： 58.00 元

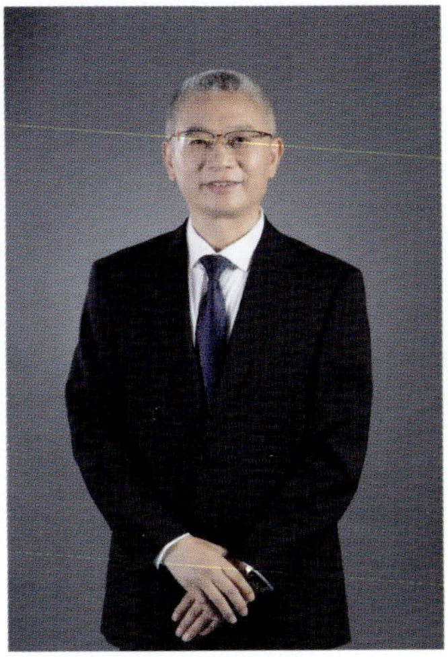

钱秋海

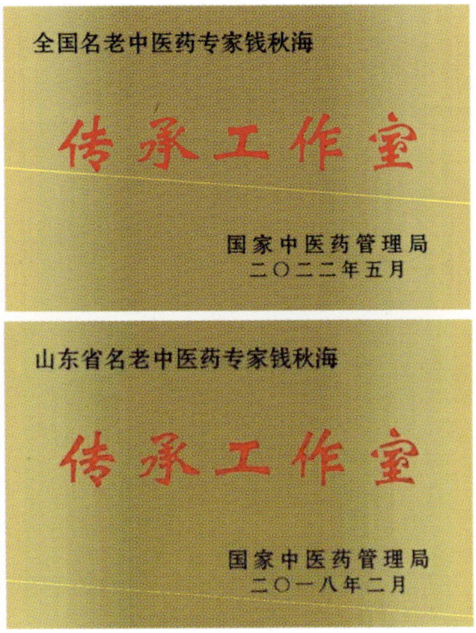

钱秋海全国名老中医药专家和山东省
名老中医药专家传承工作室牌匾

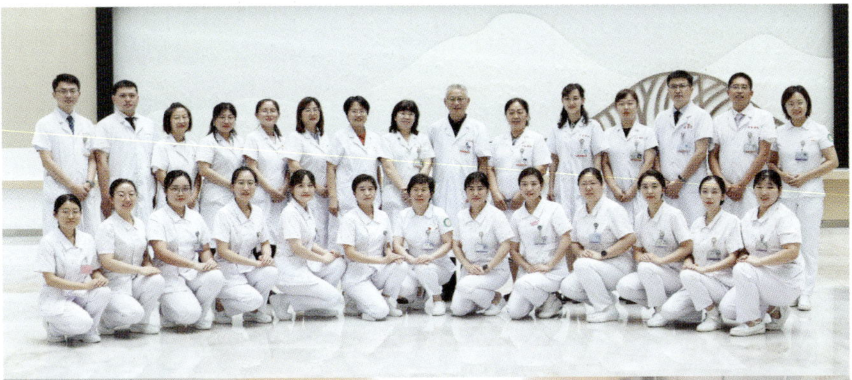

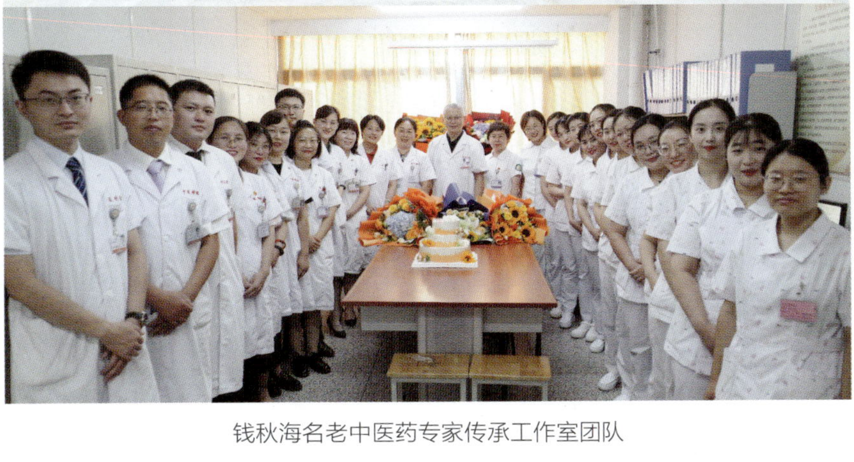

钱秋海名老中医药专家传承工作室团队

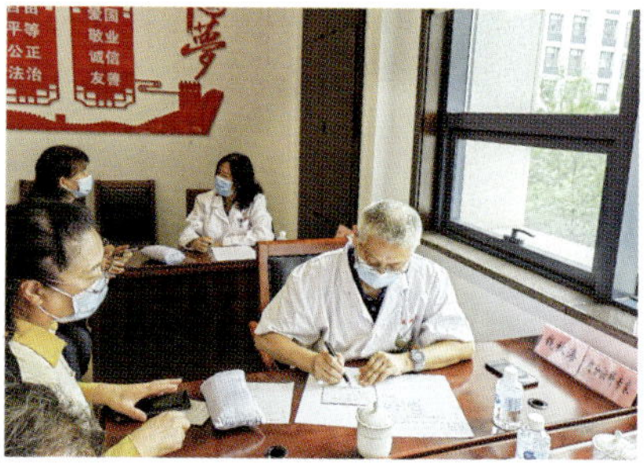

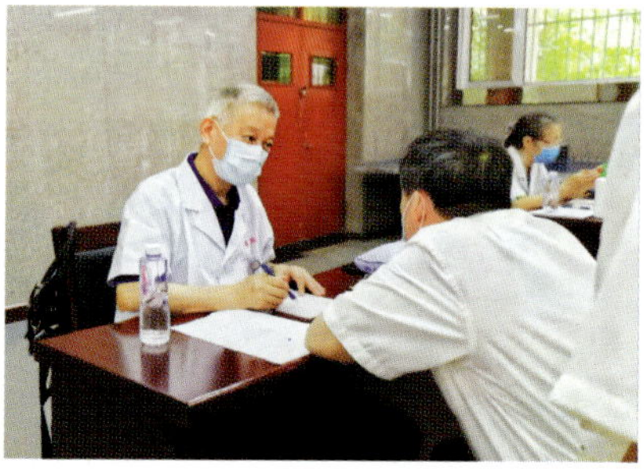

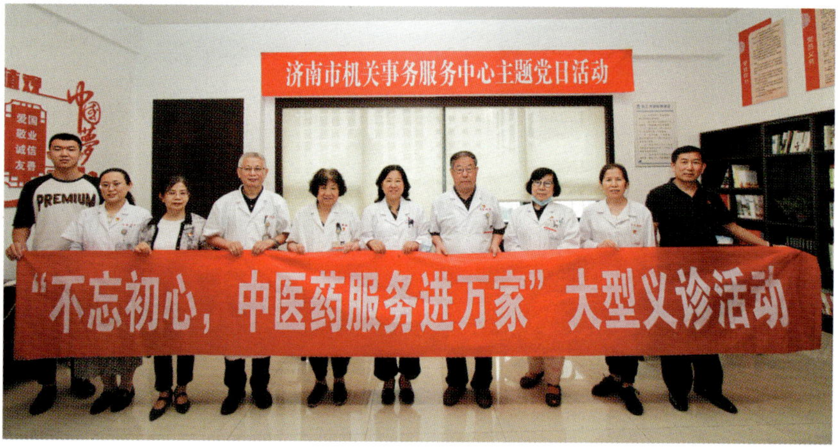

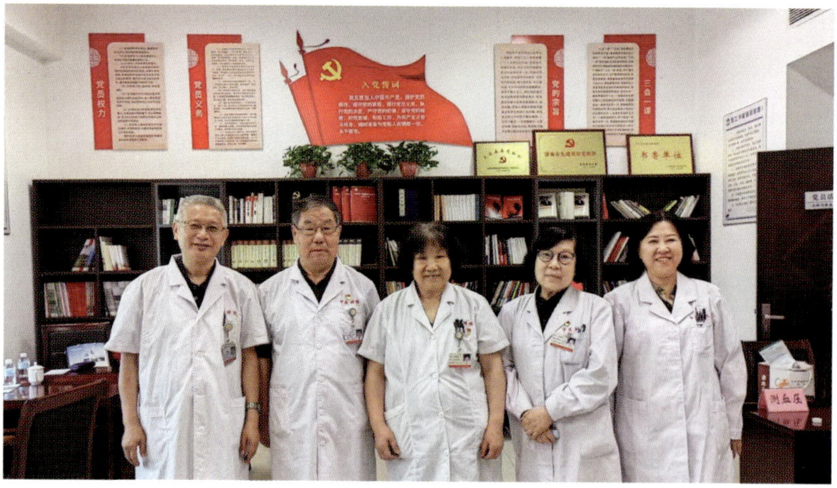

钱秋海参加各种义诊活动

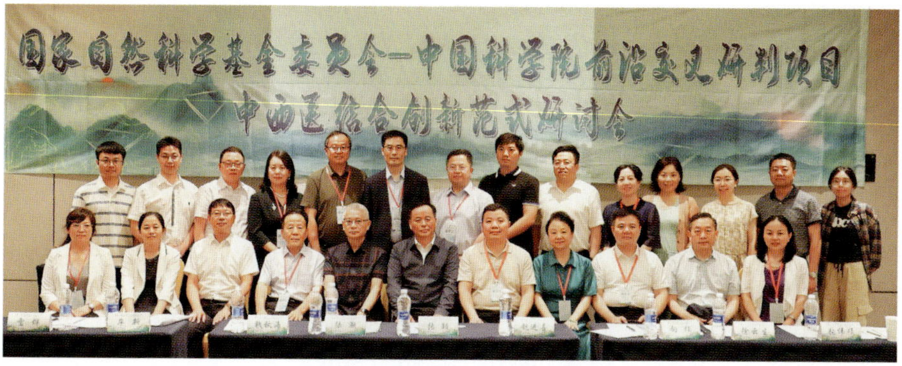

钱秋海与院士团队合作交流

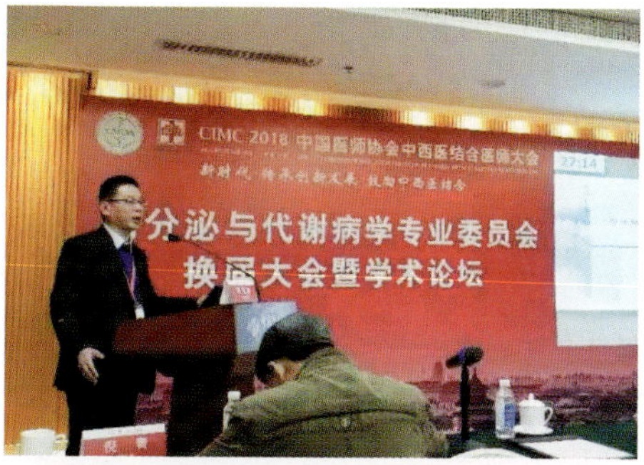

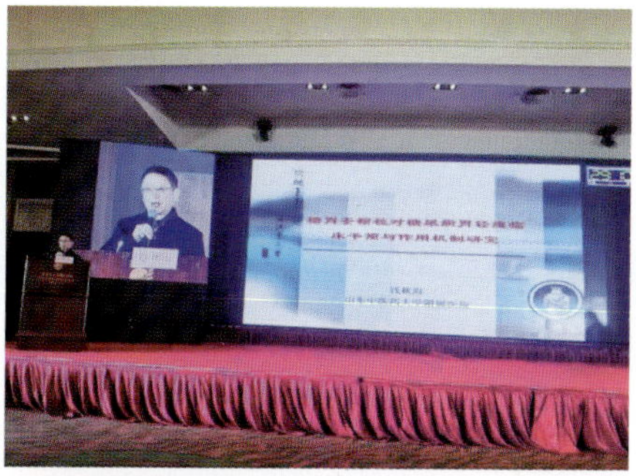

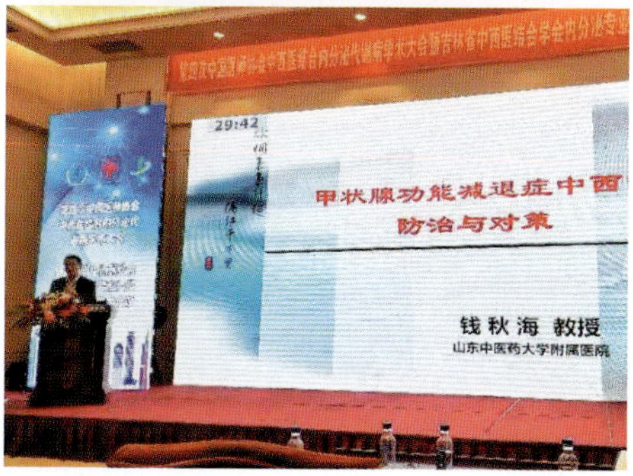

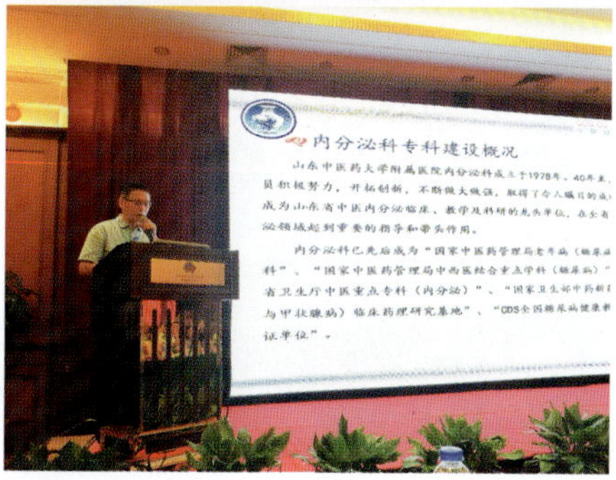

钱秋海参加各种学术交流活动

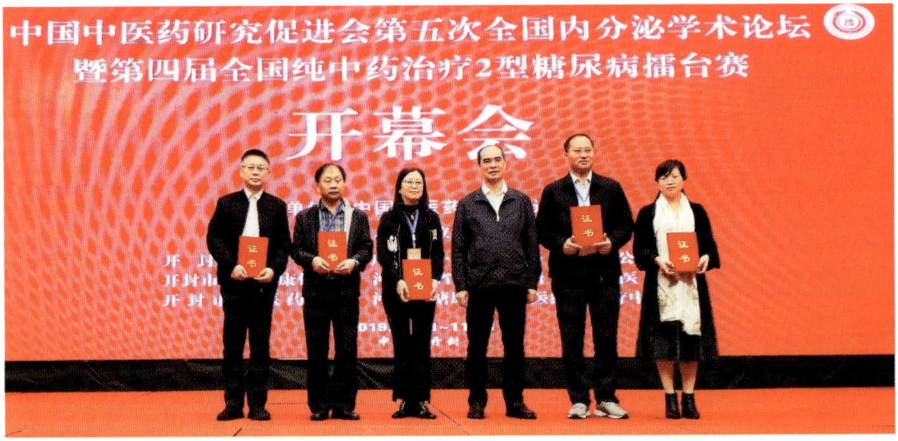
中国中医药研究促进会第五次全国内分泌学术论坛
暨第四届全国纯中药治疗2型糖尿病擂台赛
开幕会

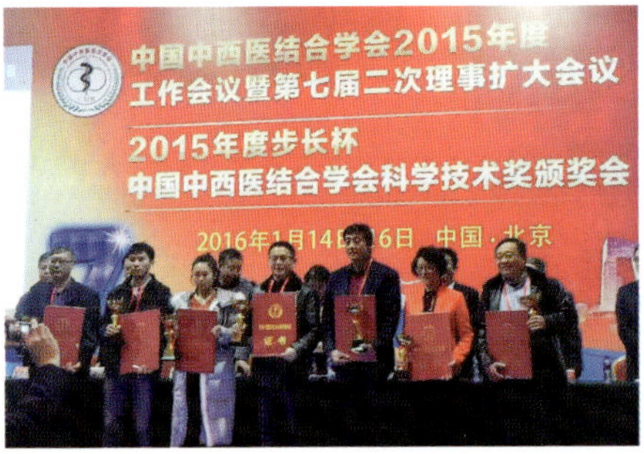
中国中西医结合学会2015年度
工作会议暨第七届二次理事扩大会议
2015年度步长杯
中国中西医结合学会科学技术奖颁奖会
中国·北京

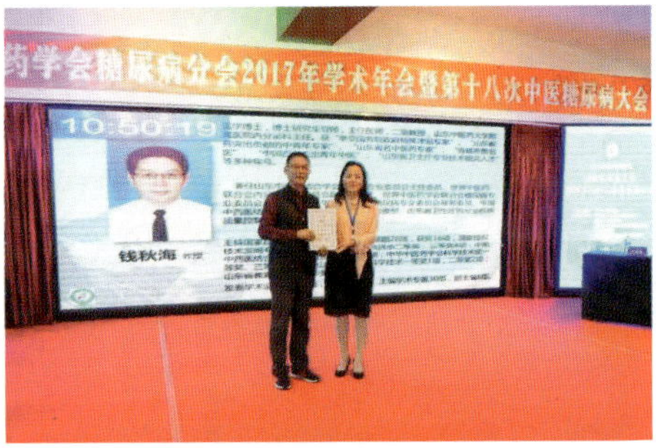
药学会糖尿病分会2017年学术年会暨第十八次中医糖尿病大会
10:50:19
钱秋海

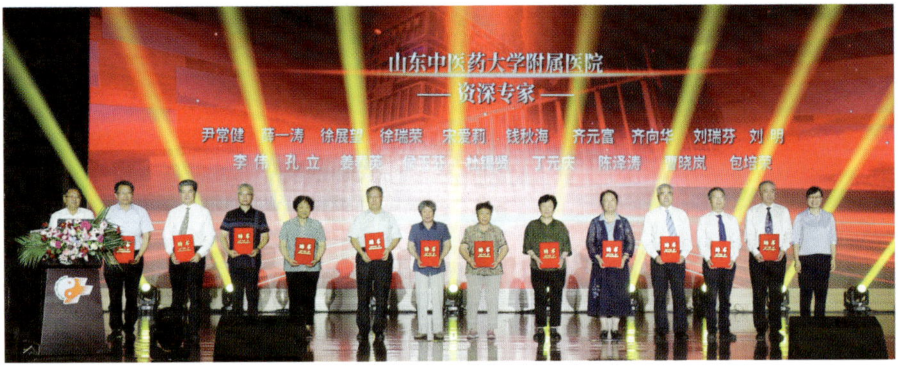
山东中医药大学附属医院
—— 资深专家 ——
尹常健 薛一涛 徐展望 徐瑞荣 宋爱莉 钱秋海 齐元富 齐向华 刘瑞芬 刘明
李伟 孔立 丁元庆 陈泽涛 曹晓岚 包培荣

钱秋海获奖瞬间

编委会

主　审　钱秋海　邓华亮

主　编　黄延芹　钱卫斌　张新颖　王东隶

副主编　李　丽　时吉来　祝然然　房国伟　黄程程

孙铭良　刘铁凡　蔡欣蕊　王加锋

编　委（以姓氏笔画为序）

王　瑞　王东隶　王菲菲　邓华亮　申　振

白晓寒　冯海霞　刘铁凡　孙铭良　李　丽

杨宇峰　连珈艺　时吉来　张　凤　张　倩

张新颖　房国伟　祝然然　钱卫斌　钱秋海

高　瞻　郭良清　黄延芹　黄程程　蔡欣蕊

魏　然

前言

中医学具有独特的理论体系、丰富的临床经验和卓越的治疗效果，在中华民族发展的历史长河中熠熠生辉。中医学治疗人体各系统疾病都有独特优势，尤其是内分泌疾病的中医诊疗效果更明显。因为内分泌系统涉及人体代谢、生长、发育、生殖等多个重要生理过程，与中医“整体观念”相吻合。

在现代社会中，随着生活节奏的加快和工作压力的增大，人们的健康状况面临着严峻的挑战。内分泌系统失调引发的各种疾病已经成为影响现代人健康的一大隐患。内分泌系统通过激素的分泌来调控身体各项生理功能，一旦出现失调，可能会导致一系列复杂且多变的疾病。这些疾病不仅局限于某个具体的器官或系统，而是涉及全身各个部位，其治疗也需从多角度出发，以达到整体的健康和恢复。

我们可以从以下几个方面深入地理解内分泌疾病的重要性。第一，内分泌疾病涵盖了广泛的人群，从孩童到老年人，不论男性还是女性，都可能成为内分泌疾病的受害者。例如，婴幼儿甲状腺功能减退症、儿童时期的生长发育异常、青春期的月经不规律、成年人的糖尿病和甲状腺功能障碍、老年人的骨质疏松等问题，都与内分泌系统的失调有着密切的关系。这些疾病不仅影响到患者的生理健康，还可能带来心理负担和社会压力。第二，内分泌疾病的症状多种多样，给诊断和治疗带来了一定的挑战。同一种疾病在不同的人身上可能表现出不同的症状，而不同的疾病又可能有相似的表现。这就需要医生具备深厚的医学知识和丰富的临床经验，才能准确诊断和治疗。第三，内分泌疾病的治疗需从多角度出发，针对患者的具体病状和个体差异实施最适合的治疗措施。这种综合性治疗不仅包括药物治疗，还可能包括生活方式的调整、营养管理以及必要的心理支持，旨在从多个层面改善患者的健康状况。由于这类疾病涉及全身各个系统和器官，单纯依靠某种药物或某种治疗方法往往难以取得理想的效果。因此，治疗内分泌疾病需要综合考虑患者的年龄、性别、体质、病史等因素，采用个性化的治疗方案。这包括药物治疗、生活方式的调整、饮食的改善、心理的疏导等多方面的措施。第四，内分泌疾病的预防和调理同样重要。中医强调“未病先防”，对于内分泌疾病来说尤其重要。通过合理的饮食、适当的运动、良好的作息习惯等方式，可以有效地预防内分泌疾病的发生。而对于已经患病的人来说，通过调理身体和调整生活方式，可以减轻症状、延缓病情进展，甚至实现病情的逆转。

《内分泌病中医临证实录》不仅系统总结了钱秋海教授在中医诊治内分泌疾病方面的丰富经验和独到见解，还介绍了中医药在治疗这类疾病中的具体应用和方法。本书第一章主要从内分泌系统的中医认识、常见中医病因、中医病机、基本治疗原则与方法、常用药物和方剂、特色疗法六个方面介绍了中医药治疗内分泌常见疾病的特色与优势。第二章详细介绍了钱秋海教授治疗糖尿病、甲状腺疾病、高尿酸血症和痛风、高脂血症和脂肪肝、骨质疏松症、超重和肥胖的学术思想，并进行了临床经验分享。第三章主要探讨了内分泌疾病治疗的现状、挑战和机遇，以及中医在内分泌领域的地位和前景。钱秋海教授在中西医结合治疗内分泌疾病方面作出了杰出的贡献。他深谙中医理论，又精通现代医学知识，在长期的临床实践中积累了丰富的经验。他的诊治方法既体现了中医的整体观念和辨证论治原则，又融入了现代医学的精确诊断和科学治疗手段。

本书实用性强、内容丰富、条理清晰。通过阅读本书，可以更好地理解和认识钱秋海教授治疗内分泌疾病的理念和方法，有助于推动中医学在医疗健康领域的发展和繁荣。

编　者

2025 年 3 月

目录

第二章
钱秋海治疗内分泌疾病的学术思想及临床经验

第三章 中医药治疗内分泌疾病的未来展望

钱秋海小传

钱秋海（1955—），男，汉族，山东省菏泽市郓城县人。二级教授、主任医师、博士研究生导师。本科及硕士毕业于山东中医药大学，博士毕业于青岛大学医学院。曾任山东中医药大学附属医院内分泌科主任、内科副主任、山东省中医药重点专科内分泌科学术带头人，国内知名内分泌专家。

钱教授于1975年参加工作，先后在济南缝纫机厂职工医院、山东中医学院（现山东中医药大学）中医系、山东中医药大学附属医院内分泌科工作。钱教授1983年起在山东中医学院中医系担任教师；1989年至今一直在山东中医药大学附属医院内分泌科工作，1992年起担任内分泌科副主任，2004年起担任内分泌科主任，2009年起担任内科副主任兼内分泌科主任。先后被聘为山东中医药大学中医内科学内分泌专业硕士研究生导师和博士研究生导师，享受国务院政府特殊津贴，荣获“山东省有突出贡献的中青年专家”“山东名中医药专家”“第六批全国名老中医药学术经验继承工作指导老师”“首届中国百名杰出青年中医”“钱秋海全国名老中医药专家传承工作室首席专家”“首届齐鲁名医”“钱秋海山东省名老中医药专家传承工作室首席专家”“山东省首批高层次优秀中医临床人才（学科带头人）”“山东省五级中医药师承教育项目指导老师”“山东省卫生厅专业技术拔尖人才”“首届山东中医药大学附属医院薪火名师”“山东中医药大学附属医院十佳科技工作者”等多项奖励和称号。

钱教授兼任山东省中西医结合学会糖尿病专业委员会主任委员、山东省医师协会中医医师分会内分泌专业委员会主任委员、中华中医药学会糖尿病分会副主任委员、中国医师协会中西医结合医师分会内分泌与代谢病学专业委员会副主任委员、世界中医药学会联合会内分泌专业委员会副会长、中国民族医药学会内分泌分会副会长、中国中医药信息学会内分泌分会副会长、世界中医药学会联合会糖尿病专业委员会常务理事兼副秘书长、中国中西医结合学会内分泌专业委员会常务委员、中国中药协会内分泌疾病药物研究专业委员会副主任委员、中国中医药研究促进会内分泌学分会副主任委员、中国糖尿病防治康复促进会副会长、中国中药协会药物临床评价研究专业委员会常务理事、山东中西医结合学会内分泌专业委员会副主任委员、山东省医师协会内分泌科医师分会副主任委员、山东省老年医学会糖尿病专业委员会副主任委员、山东生物医学工程学会中医药工程专业副主任委员、山东生物化学与分子生物学会常务理事、山东省卫生厅内分泌代谢疾病质量控制中心副主任等多种职务。

在临床上，钱教授从事中医工作 40 多年，一直致力于中医防治内分泌代谢疾病的临床、学术、教学、科研工作，常年坚持门诊和病房工作，擅长用中医和中西医结合方法治疗糖尿病、甲状腺疾病、垂体瘤、肾上腺疾病、乳腺疾病、尿崩症、骨质疏松症、高尿酸血症、痛风、肥胖症、脂肪肝、代谢综合征、多囊卵巢综合征、更年期综合征、不孕不育、月经失调、高血压、高脂血症等内分泌代谢性疾病，尤其是运用中医药防治糖尿病及各种慢性并发症（糖尿病前期、老年糖尿病、糖尿病肾病、糖尿病视网膜病变、糖尿病心脏病变、糖尿病脑病、糖尿病下肢血管神经病变、糖尿病肢端坏疽、糖尿病肝损伤、糖尿病胃轻瘫等）、各种难治性甲状腺疾病（甲状腺功能亢进、甲状腺功能减退、桥本甲状腺炎、亚急性甲状腺炎、甲状腺结节、甲状腺肿大、甲状腺癌等）、内分泌相关的不孕不育症、骨质疏松等，造诣颇深，经验丰厚。他提出许多卓有成效的治疗思路和方法，疗效显著，在国内享有较高声誉。

在学术上，钱教授先后师承国内著名中医名家程益春教授、高思华教授，国医大师张志远教授和西医名家岳旺教授。他先学中医，后读西医博士，中西并蓄，兼收中西医众家之所长，“勤求古训，博采众方，精研经典，善用经方”，师古而不泥古，兼容各家之精华。他在传承创新的同时，注意结合现代人的体质、工作和社会环境等因素，对古方进行灵活加减，临床疗效得到明显提高，体现了与时俱进的思想。他坚持“先中后西、宁中勿西、中西并举、优势互补”的原则，倡导用中医整体辨证的思路、分析联系的方法，解决内分泌系统复杂疑难的问题。他在内分泌代谢疾病的诊治方面，形成了自己独特的学术观点与临床特色，尤其围绕内分泌系统两大常见疾病糖尿病和甲状腺疾病，开展了不懈的学术和科研攻关，提出了许多卓有成效的思路和方法，明显提高了临床疗效。

在糖尿病防治方面，钱教授提倡将糖尿病分三期治疗，即糖尿病前期、糖尿病高血糖期及糖尿病慢性并发症期，强调“抓两头、带中间”：早期，“未病先防、早期防控”；高血糖期，“整体调控、综合防治”；并发症期，“预防延缓、血管保护”。

钱秋海教授在国内倡导糖尿病从脾论治的观点，提出糖尿病的病机关键在于“脾气亏虚、血脉自病”，应“从脾论治、兼以活血”，确立了糖尿病“健脾益气为主、肝脾肾同调、气血并治”的学说和“三期分治、整体调控”的思路，强调糖尿病早期主要病机为脾虚痰瘀，倡导“健脾益气化痰活血”之法；糖尿病中期，特别是反复高血糖、血糖波动、胰岛素抵抗，病机关键为脾气亏虚、脾失散精为主，兼有肝肾不足、气滞血瘀，倡导“脾虚致消、理脾愈消”，应“健脾益肾、疏肝活血”；糖尿病并发症期多虚多瘀，倡导“固本化痰、调畅气血、气血同调”。

对糖尿病前期的治疗，钱教授重视“治未病”的思想，认为其主要病机为脾虚痰瘀，倡导健脾益气，化痰活血之法，分脾虚痰湿、阴虚气滞、痰瘀互结三型治疗，通过早期预防和早期干预，达到调控血糖、提高逆转率、防治糖尿病的目的。对糖尿病高血糖期，他认为非胰岛素依赖型糖尿病的病机关键为“脾气虚弱、脾不散精，兼有肝肾不足、气滞血瘀”，倡导“脾虚致消、理脾愈消”的理论，提出对非胰岛素依赖型糖尿病应“健脾益肾、疏肝活血”，突出了“脾虚”在糖尿病病因病机中的重要地位，并以此为主导，研制出防治非胰岛素依赖型糖尿病的系列方药，在临床取得显著疗效。针对老年糖尿病多虚多瘀、多伴有胰岛素抵抗的临床特点及病机演变规律，提出要抓住脾肾两虚、多虚多瘀这一病机关键，健脾补肾治其本，化痰活血治其标，研制出的三黄消渴胶囊治疗老年糖尿病胰岛素抵抗，临床上不但能够减轻患者对胰岛素的依赖，改善胰岛素敏感性，更大大降低了糖尿病并发症的发生。针对非胰岛素依赖型糖尿病多伴有多种慢性血管并发症和多脏器损伤这一临床难点和热点问题，钱教授充分发挥中医中药的优势，开展了中医药防治糖尿病多种慢性血管并发症的系列研究，对糖尿病心脏病变、糖尿病肾脏病变、糖尿病肝损伤、糖尿病视网膜病变、糖尿病胃轻瘫、糖尿病下肢血管病变、糖尿病周围神经损伤等临床亟待解决的疑难问题，开展了临床科研攻关。他研制出了系列中药复方验方新制剂，如糖心通、糖肝康、糖胃安、糖肾宁、糖肾安、糖视清、糖脉宁、糖脉通、糖周宁等，极大地提高了临床疗效和学科竞争力。

在甲状腺疾病的中医防治方面，钱教授提出甲状腺疾病应“中医辨证与西医辨病相结合、全身辨证与微观辨证相结合、整体调控与靶向治疗相结合”的新模式，倡导“功能调控、抗体抑制、消瘿散结、防止传变”四位一体综合防治。对甲状腺功能亢进症，他提出病机重点在心，关键在肝，属于本虚标实之证，治疗上应益气养阴、化痰活血、消瘿散结为原则，研制了中药复方制剂甲亢宁，可有效治疗甲状腺功能亢进症和防治甲状腺功能亢进症突眼。对甲状腺功能减退症，他提出病机重点在脾，关键在肾，治疗上应健脾补肾、化痰活血、温通泻浊为原则，研制了中药复方制剂甲荣康，对甲状腺功能减退症及其相关的生殖问题等具有很好的疗效。对桥本甲状腺炎，他提出病性为本虚标实，肺脾气虚为本，热毒瘀血为标，治疗应以健脾补肺固本为主，兼以活血解毒。钱教授常以玉屏风散为主方加减，治疗桥本甲状腺炎，可改善甲状腺肿大和抑制抗体的增高，疗效显著。

在教学上，钱秋海已培养国家级中医药学术经验继承人 2 名、山东省中医药学术经验继承人 4 名，中医内分泌硕士研究生和博士研究生 39 名、规培生 10 余名。2018 年经山东省卫生健康委员会和山东省中医药管理局组织评审批准成立了山东省名老中医药专家钱秋海传承工作室。2022 年经国家中医药管理局批准成立的钱秋海全国名老中医药专家传承工作室，为我国中医内分泌事业做出了重要贡献。

在科研工作上，钱教授坚持“科研与临床一体化”的原则，善于围绕和针对糖尿病及甲状腺疾病等内分泌科临床上亟待解决的重大问题和中医优势病种，结合自己多年的临床经验，研究总结和制订了系列中药经验复方，不断开展深入系统的科研攻关，成效卓著，阐明了机制，提升了疗效。如三黄消渴方治疗老年糖尿病、糖脉宁治疗糖尿病足（肢端坏疽）、糖脉通治疗早期糖尿病下肢血管病变、糖周宁治疗糖尿病周围神经损伤、糖肝康治疗糖尿病肝损伤、糖心通治疗糖尿病性心脏病、糖视清治疗糖尿病眼底视网膜病变、糖胃安治疗糖尿病性胃轻瘫、糖肾宁治疗糖尿病性肾病、甲亢宁治疗甲状腺功能亢进症、甲荣康治疗甲状腺功能减退症等，均疗效显著，明显提高了学科竞争力。

钱秋海教授主持国家级和省级科研课题 28 项，获科技进步奖励 17 项，国家技术专利 3 项。首位获山东省科技进步奖 8 项（二等奖 2 项，三等奖 6 项）；中国中西医结合学会科学技术奖三等奖 1 项；中华中医药学会科学技术奖 2 项（一等奖 1 项，三等奖 1 项）；山东省中医药科学技术奖 6 项（一等奖 2 项，二等奖 4 项）；山东省教育委员会科学技术进步奖二等奖 1 项。发表国内外学术论文 150 余篇，其中 SCI 收录 10 余篇。出版学术专著 40 部，主编及个人专著 32 部，副主编 6 部，编委 2 部。代表著作有《中医养生学》《代谢综合征中医诊断与治疗——从基础到临床》《中西医结合治疗糖尿病》《实用糖尿病治疗保健学》《中西医结合专科诊疗大系：糖尿病学》《糖尿病中西医综合治疗》等。其中，个人专著《中西医结合治疗糖尿病学》和《实用糖尿病治疗保健学》分别获得中华中医药学会优秀学术著作奖三等奖和山东省科技进步奖三等奖等。

作为主要作者和牵头单位，山东中医药大学附属医院钱秋海教授协同全国 20 余家三甲医院 30 余名全国知名专家立项编写了我国首部《糖尿病心肌病病证结合诊疗指南》《糖尿病高血压病证结合诊疗指南》。作为主要编写人员和主要参加单位人员参与《2 型糖尿病中医防治指南》《2 型糖尿病证结合诊疗指南》《老年糖尿病中医诊疗指南》《国家糖尿病基层中医防治管理指南》

《糖尿病周围神经病变病证结合诊疗指南》《糖尿病视网膜病变病证结合诊疗指南》《糖尿病足病中医病证结合诊疗指南》《糖尿病性脑血管病病证结合诊疗指南》《糖尿病合并高脂血症病证结合诊疗指南》《2 型糖尿病相关脑小血管性认知功能障碍病证结合诊疗指南》《高尿酸血症和痛风病证结合诊疗指南》《甲状腺功能亢进症病证结合诊疗指南》《甲状腺结节病证结合诊疗指南》《桥本甲状腺炎病证结合诊疗指南》《代谢相关脂肪性肝病病证结合诊疗指南》等 10 余部国家级指南、标准、共识的编写，为我国中医内分泌事业的发展作出了重要的贡献。其所带领学科成为山东省中医内分泌重点专科、国家中医药管理局中西医结合临床（糖尿病）重点学科，确立了本学科在全省的龙头和全国的领先地位。

第一章 中医药治疗内分泌常见疾病的特色与优势

第一节 内分泌系统的中医认识

了解内分泌系统的结构和功能，通过中医思维认识理解，是内分泌疾病的中医临证基础。内分泌系统是由内分泌腺和分解存在于某些组织器官中的内分泌细胞组成的一个体内信息传递系统，它与神经系统、免疫系统密切联系、相互配合，共同调节机体的各种功能活动，维持内环境相对稳定，帮助人体适应外界环境的不断变化，完成代谢、生长、发育、生殖、运动、思维等过程。

一、内分泌系统结构功能与中医认识

内分泌系统由内分泌腺和散布于全身的激素分泌细胞（或细胞团）以及它们所分泌的激素（包括激素受体、受体激动剂和拮抗剂等）组成。内分泌腺包括下丘脑神经内分泌细胞、垂体后叶（神经垂体）、松果体、垂体中叶、垂体前叶（腺垂体）、甲状腺、甲状旁腺、胰岛细胞、肾上腺皮质与髓质、性腺（睾丸和卵巢）、神经系统外的神经内分泌细胞、器官内分泌系统（包括肾脏、肝脏、心脏与血管等）。内分泌腺对应中医学的上、中、下三焦，腺垂体、甲状腺位居上焦，胰腺、肝脏位居中焦，肾上腺、肾脏、性腺位居

下焦。在经络分布方面，与足厥阴肝经的走行重合最多，亦与肾经、脾经、任督二脉等其他经络有密切联系。了解内分泌疾病的病位对于中医的辨证论治有重要指导意义。

内分泌系统的功能主要由激素执行，包括生长激素、胰岛素、甲状腺激素等，在人体内有 200 余种。激素的分泌具有生物节律性，需与靶细胞表面受体结合才能发挥作用。人体的内分泌调节是通过许多激素调节轴实现的，包括下丘脑 – 垂体 – 甲状腺轴、下丘脑 – 垂体 – 肾上腺轴、下丘脑 – 垂体 – 性腺轴、肾素 – 血管紧张素 – 醛固酮系统、胰岛 – 内分泌 – 旁分泌系统与机体能量代谢调节系统等。各种内分泌调节轴紧密联系、协调工作，通过促激素与靶腺激素以及激素间的互相调节，实现对机体各个系统、各个器官功能的复杂调控。

内分泌激素与许多脏腑经络的功能相关。其中，肝、脾、肾对维持人体内分泌代谢系统的功能至关重要，关键在肾，肾主藏精，为先天之本，受五脏六腑之精而藏之，内藏元阴、元阳，“五脏六腑之阴，非此不能滋；五脏六腑之阳，非此不能发”，内分泌系统调节的生长、代谢、生殖等各个生命过程，都离不开肾阳的推动和肾阴的涵养，所以肾在全身各脏腑中居于特殊重要的地位，是内分泌系统功能的基础。此外，脾胃生化气血、运化水谷的功能与甲状腺激素、胰岛素等的功能有关，性激素与肝、肾、三焦的功能有关，肝主疏泄、肾主藏精、三焦为元气之别使，与激素的分泌节律有关，其他类此，不胜枚举。了解内分泌系统与中医脏腑经络功能的关联性，是理解内分泌疾病中医病因病机的基础。

二、内分泌系统常见疾病表现与中医认识

内分泌系统疾病，包括下丘脑 – 垂体 – 甲状腺疾病、甲状旁腺疾病、肾上腺疾病、男女性腺疾病等，代谢性疾病如糖尿病、肥胖症、高尿酸血症、代谢性骨病、高脂血症等，范围非常广泛。临床上经常表现为激素的过度分泌和分泌减少，有时也可能因某种激素的利用困难而导致相对不足。如甲状腺激素分泌增多，可发生甲状腺功能亢进症，表现为食欲亢进、烦热、心动

过速、汗出、消瘦、大便次数增多等；甲状腺激素分泌不足，可发生甲状腺功能减退症，表现为食欲减退、精神萎靡、畏寒、心动过缓、黏液性水肿、便秘等。肾上腺皮质激素分泌增多，可发生皮质醇增多症，表现为向心性肥胖、满月脸、水牛背、多食、痤疮、心烦、怕热或有高血糖、高血压等；肾上腺皮质激素分泌减少，可见艾迪生病，表现为颜面黛黑斑、食少、畏寒肢冷等。生长激素缺乏，可发生侏儒症；生长激素持续过度分泌，可发生肢端肥大症和巨人症；胰高血糖素增多，胰岛素分泌或利用不足，可发生糖尿病，出现多饮、多食、多尿或消瘦等典型症状。

在中医学文献中，有关内分泌代谢疾病的资料十分丰富，早在约公元前16世纪殷商王朝甲骨文中就有动物阉割去势的记载。两千多年前的《黄帝内经》，在《灵枢·五音五味》中就有阉人丧失第二性征的记载。《素问·奇病论》《素问·通评虚实论》《灵枢·五变》所论“脾瘅”“消渴”“消瘅”，相当于糖尿病的不同阶段，其主证、病因病机、并发症表现等皆得以系统论述。隋代甄权《古今录验方》更指出消渴病有口渴多饮、多尿且尿有甜味的症状，远早于英国人托马斯·威廉记载的甜尿。战国时期《吕氏春秋·尽数》记载“轻水所，多秃与瘿人”，明确指出甲状腺肿与地域水土有关。《三国志·魏略》更记载曹操劝患瘿病的贾逵不要手术，说“十人割瘿九人死”，说明当时手术治疗甲状腺肿已比较普遍。可以说，历代医家在内分泌代谢疾病识病辨证方面，特别是对于糖尿病、甲状腺疾病的认识是深刻而全面的。现代中医治疗内分泌疾病，不仅要继承古人对于相应疾病的认识和经验，也要将中医理论与疾病的现代认识相结合，传承创新，提高疗效。

三、内分泌疾病相关的中医理论

内分泌疾病的产生，不外乎相关激素的分泌异常或抵抗，与西医的替代疗法相比较，中医更重视人体平衡的重新建立，一方面要恢复各脏腑功能间的正常关系，另一方面要保证肾脏元阴元阳的充足供养，在恢复激素的正常分泌、恢复激素传递及靶点的有效功能方面都具有一定优势。部分中医理论对内分泌疾病的诊治有重要指导作用，简要介绍如下。

（一）“亢害承制”理论

内分泌系统功能的正常发挥，是通过促激素与靶腺激素的互相调节、激素间的互相调节，来实现其对于机体各个系统、各个器官功能的复杂调控。无论哪一个环节发生问题，均会打破其固有的平衡而发生疾病。此正是中医学所谓“亢为害，承乃治”理论。

中国传统文化追求“中庸”，中医学尤其重视平衡。《黄帝内经》所谓“阴平阳秘，精神乃治”“谨察阴阳所在而调之，以平为期”，均强调阴阳平衡方能百病不生。阴盛则阳虚，阳盛则阴虚，任何一方亢盛，就意味着另一方不足，导致阴阳平衡被打破，不能“承乃治”，则成“亢为害”之局。木、火、土、金、水五行之间也是如此，木克土，土克水，水克火，火克金，金克木，互相制约，才能维持相对平衡。如木独盛，则乘其所胜而克土，轻而反侮其所不胜金，或成木火刑金之变；如火独盛，则乘其所胜而克金，轻而反侮其所不胜水，导致火邪伤阴。联系内分泌疾病而论，如席汉综合征，属于中医学“虚劳”，阳气不足，则阴气盛，故见神疲乏力、畏寒肢冷、性欲淡漠、妇女闭经等症；再如甲状腺功能亢进症，木火亢盛，不仅克伐脾土，又可灼伤肾阴，扰心神，动内风，出现烦躁易怒、多食烦热、大便增多、咽干、心悸、手颤、消瘦等。上述内容充分体现了中医学“亢害承制”理论的科学性。

（二）中医“精气”学说

内分泌激素与中医精气辨证统一。人体内分泌系统生理功能的维持是以精气为基础的。中医学“精气”学说认为，人体是由精气构成的，各个脏腑功能的正常发挥和气血津液的正常输布、代谢（即升降出入）皆以精气为物质基础。可见，精气的概念相当宽泛，包括主卫外的卫气、作为血液构成重要成分的营气、维持五脏六腑功能的脏腑之气等，实际上也包括现代医学所说的激素。如《素问·上古天真论》所说“女子七岁，肾气盛，齿更发长。二七则天癸至，任脉通，太冲脉盛，月事以时下，故有子……丈夫八岁，肾气实，发长齿更，二八，肾气盛，天癸至，精气溢泻，阴阳和，故能有子”，此“天癸”显然就是性激素之类的物质，其分泌与否、分泌多少与肾气有关。

而《灵枢·营卫生会》论睡眠，指出夜间卫气入于营，“万民皆卧，命曰合阴”，又说老年人“老者之气血衰，其肌肉枯，气道涩，五脏之气相搏，其营气衰少而卫气内伐，故昼不精，夜不眠”，此营卫出入实际上反映了激素分泌的生物节律性，老年人是因为某些激素分泌减少，导致生理性睡眠情况改变。

（三）中医“肾命－三焦”理论

中医认为，肾在五脏六腑中具有特殊地位。《难经》首次提出命门，后由赵献可《医贯》、张景岳《景岳全书》推崇并详细论述，指出命门为性命之根、水火之宅，内寓命门之水、命门之火，内藏真阴、真阳，对维持人体正常生命活动至关重要。这些论述实际上与肾为先天之本，内藏元阴、元阳的功能基本一致，所以今人多“肾命”同称。但是肾所藏元阴、元阳，影响五脏六腑而调节全身，其中三焦作为元气之别使，起着非常重要的作用。

三焦包括上、中、下三焦：上焦为心肺所居，中焦为脾胃、肝胆所居，下焦为肾、膀胱、肾囊、女子胞所居。肾命通过调节三焦的气化功能，对人体一身气血津液的输布、代谢起到调节作用。今概括之为“肾命－三焦”理论，对维持人体内分泌代谢系统生理功能具有重要作用。

第二节　内分泌疾病的常见中医病因

一、内伤七情

七情包括喜、怒、忧、思、悲、恐、惊，在生理状态下属于正常的精神情绪活动反应，病理状态下表现为持续的或过度的不良情绪刺激，可以导致人体阴阳失调，气血不和，脏腑功能紊乱。内伤七情的影响主要包括五脏损伤和气机失调，《灵枢·寿夭刚柔》指出“忧恐忿怒伤气，气伤脏，乃病脏”所论。内分泌腺体功能受情绪影响明显，在内分泌疾病发生发展过程中，内伤七情尤为重要。

甲状腺疾病与情志内伤密切相关。《诸病源候论·瘿候》云："瘿者，由忧恚气结所生。"《济生方·瘿瘤论治》云："夫瘿瘤者，多由喜怒不节，忧思过度，而成斯疾焉。大抵人之气血，循环一身，常欲无滞留之患，调摄失宜，气凝血滞，为瘿为瘤。"情志失调，气机阻滞，不能输布津液，凝聚成痰，痰气郁结，复为上炎之肝火所引，壅结颈前，则成瘿病。气滞日久，血行障碍，则血瘀成瘤，可形成甲状腺之结节、腺瘤、癌肿。肝气亢盛，性急易怒，心烦心悸者，多见于甲状腺功能亢进症。

糖尿病及其并发症的发生发展也与情志内伤有密切关系。《灵枢·五变》记载"刚则多怒，怒则气上逆，胸中蓄积，血气逆留，髋皮充肌，血脉不行，转而为热，热则消肌肤，故为消瘅"，明确指出消渴常发生在性格刚强的人身上，由大怒而气郁化火，阻滞血脉，热消肌肤所致。金元刘完素《三消论》云："消渴者……耗乱精神，过违其度，而燥热郁盛之所成也。"《医宗己任篇·消证》云："消之为病，一原于心火炽炎……然其病之始，皆由不节嗜欲，不慎喜怒。"《临证指南医案》有悲伤过度乃生消症大病的论述。五志化火，热邪伤阴是公认的消渴病发病原因。

其他如更年期综合征、垂体瘤、皮质醇增多症、肥胖等，与内伤七情亦密切相关。

二、饮食不节

饮食为人生存之依赖，但饮食失宜又常可导致多种疾病。肥胖症、高脂血症、糖尿病等代谢性疾病，皆与高热量饮食有关。《素问·奇病论》论脾瘅病因"必数食甘美而多肥也"，《素问·通评虚实论》论消瘅"凡病消瘅……肥贵人则膏粱之疾也"，说明糖尿病等代谢疾病与饮食失节有密切关系。过食醇酒厚味，可内生痰湿、痰火，湿热、痰火伤阴可导致消渴病；过食辛辣、烧烤、煎炸类食物，可致胃肠结热，灼伤津液，可导致消渴病。现代人生活方式和饮食结构的改变，导致糖尿病等代谢性疾病的发病率持续升高。

痛风是与饮食密切相关的一种代谢性疾病。清代名医龚廷贤《万病回春》指出："一切痛风肢体痛者，痛属火，肿属湿……所以膏粱之人，多食煎炒、炙煿、酒肉、热物蒸脏腑，所以患痛风，恶疮痈疽者最多。”这里明确指出过食膏粱厚味、煎炒烧烤，可内生湿热，湿热阻痹经络气血，可导致痛风发作。饮食易损伤脾胃，脾胃为后天之本，脾虚可影响到先天肾脏并进一步影响全身各脏腑功能，在代谢疾病的发生发展过程中，饮食因素占有重要地位。

三、劳逸过度

劳逸过度是内分泌疾病的常见病因之一。如《素问·调经论》言：“有所劳倦，形气衰少。”《素问·举痛论》云：“劳则喘息汗出，外内皆越，故气耗矣。”《素问·宣明五气》云：“五劳所伤，久视伤血，久卧伤气，久坐伤肉，久立伤骨，久行伤筋。”《素问·痿论》云：“入房太甚，宗筋弛纵，发为筋痿，及为白淫。”生病起于过用，劳心过度，暗耗阴血；劳形过度，损伤其气；劳房过度，暗耗肾精，均可引起一系列虚损证候。

糖尿病多阴虚，或气阴两虚，发病就与高年体虚、劳倦过度、阳气过用等有关。劳心、劳房则伤阴，阴虚则阳盛，阳盛则热，则成阴虚内热之证，包括肾阴虚、心阴虚、肝阴虚、肺阴虚、胃阴虚，或表现为心肾阴虚、肝肾阴虚、肺肾阴虚，甚至表现为肾之元阴不足、命门水亏、五脏之阴俱虚，严重者可有阴竭液脱、亡阴厥脱之变，发生糖尿病急性并发症。

中医认为，许多疾病尤其是虚损性疾病为房事不节所引起。如《备急千金要方·消渴》云：“盛壮之时，不自慎惜，快情纵欲，极意房中，稍至年长，肾气虚竭……此皆由房室不节之所致也。”此观点认为房室过度与消渴病发生有密切关系，其科学性有待于进一步深入研究。

四、药石所伤

药石在古代特指药性峻烈的一些矿物类药材，服食不当可耗气伤阴，导致新的疾病。服石之法自古即有，在魏晋时期大兴，影响广泛，可以导致内分泌代谢疾病的发生，如《内经》时期已有过服药石导致糖尿病的记载。《素问·腹中论》载“热中消中，不可服高粱、芳草、石药。石药发癫，芳草发狂。夫热中消中者，皆富贵人也，今禁高粱，是不合其心，禁芳草石药，是病不愈”，就提出肥贵人喜食“芳草石药”，所以消渴病多难治。《备急千金要方》等文献则明确指出服用石药可引发消渴病，认为服用壮阳石药，如五石散之类，药物燥烈可以伤阴，所以导致消渴病发生。今日，服石风气虽然不复存在，但滥用兴奋剂以及激素类药物的使用导致的不良反应目前正日益受到关注。如糖皮质激素常用于治疗哮喘、风湿病、肾病综合征等，长期应用可导致血糖升高。

五、外感邪毒

《黄帝内经》提出“百病皆生于风”，强调外感邪气在多种疾病发生发展过程中的重要作用。越来越多的证据表明，许多与免疫相关的疾病都与病毒、细菌等致病原密切相关，如内分泌常见的胰岛素依赖型糖尿病、糖尿病肾病、亚急性甲状腺炎、痛风等。

糖尿病属中医学“消渴病”“消瘅”范畴，《灵枢·五变》记载“一时遇风，同时得病，其病各异”，指出其发生与特定体质加以外感风邪有关。宋代朱端章《卫生家宝方》明确指出消渴病所伤为“风毒气”，先伤于上焦，可继发脱疽、痈肿等并发症。这说明外感风邪，尤其外感风热、温热、热毒之邪，不仅可以耗伤津液，还可内陷，下汲肾之真阴，使五脏之阴失养，尤其可表现为肺热津伤、胃热阴虚、肾虚阴亏而引发消渴病。这与现代医学的病毒感染，引起免疫反应性损伤，直接损伤胰岛B细胞，影响胰岛素分泌功能，导致发病的认识一致。

糖尿病肾病也受外之风邪影响，风性开泄，可扰动肾关，加剧蛋白尿、水肿，继而损伤肾体、肾用，出现肾元虚衰、浊毒内生，向尿毒症进展。现代研究认为，糖尿病肾病常由感染引起炎症级联反应，诱发复杂的免疫反应，导致肾功能迅速恶化。

亚急性甲状腺炎也多由感受外邪所致，可表现为发热，或伴恶寒、头身痛、咽痛、颈前胀痛牵及耳后、舌尖红、脉浮数或滑数等。主要病机为内有肝经郁热，复外感风热，热邪同气相求，合而发病。

痛风多是过食醇酒厚味，内生湿热，若外感风寒、寒湿、湿热之邪，内外相招，可导致病情变动，风寒、寒湿、湿热之邪阻痹经络气血，不通则痛，故而可发生痛风病急性发作。

六、体质因素

中医学自古就非常重视体质在发病中的重要地位。《黄帝内经》时期便已强调体质因素对疾病的影响，提出了两种分类方法，一是《灵枢·阴阳二十五人》以五行学说为指导，把人群体质划分为木、火、土、金、水五大类；二是《灵枢·通天》以阴阳学说为指导，把人群体质划分为太阴、少阴、太阳、少阳和阴阳平和五大类。《伤寒论》同样具有体质的概念，如提出“病有发热恶寒者，发于阳也；无热恶寒者，发于阴也”，体质之阴阳不同，易感病邪及从化转归各不相同。各类疾病的发生发展及表现均受体质影响，许多内分泌疾病与体质和遗传有关。

当代中医学者对体质理论进行了进一步整理，国医大师王琦院士提出的九种体质是当前较为普及的体质分类方法，包括平和质、气虚质、阳虚质、阴虚质、痰湿质、湿热质、血瘀质、气郁质及特禀质。体质对内分泌疾病的发病有一定影响，气虚、阴虚、痰湿、血瘀体质的人更容易患糖尿病，气虚、气郁、血瘀体质的人更容易患甲状腺疾病等。

还有学者根据《伤寒论》三阴三阳病证特点将人群体质划分为六个类型，即太阳体质、阳明体质、少阳体质、太阴体质、少阴体质、厥阴体质，每个体质又进一步细分为三类。其中少阳体质之人，易出现心烦忧郁、头晕头痛、口苦咽干等，常见于甲状腺疾病、糖尿病、更年期综合征等；太阴体质之人，易出现肢体沉重、脘腹胀满、口中黏腻等，常见于肥胖症、糖尿病、胃肠病等；少阴体质之人，体质虚弱，易出现神疲气短、怕冷或怕热、心悸多汗、腰膝酸软等，常见于糖尿病、甲状腺功能减退症、肾上腺皮质功能减退、更年期综合征等；厥阴体质之人，控制情绪能力较差，易见头晕目眩、头涨头痛，或胃脘灼热疼痛等，常见于甲状腺功能亢进症、糖尿病、高血压病等。

第三节　内分泌疾病的中医病机

一、阴阳失衡

阴阳是中医学最重视的一对平衡关系。阴平阳秘，精神乃治，阴阳失衡，百病乃生，内分泌疾病的主要表现便是阴阳失衡，如垂体、甲状腺、肾上腺、性腺疾病。

阴虚之证包括肾阴虚、心阴虚、肝阴虚、肺阴虚、胃阴虚，或心肾阴虚、肝肾阴虚、肺肾阴虚，或肾之元阴不足，命门水亏，一身之阴俱虚，严重者可发生液脱亡阴之变。阴虚则阳亢，常见于甲状腺功能亢进症、糖尿病、皮质醇增多症、高血压病等，糖尿病酮症酸中毒和高渗综合征等重症则常有阴竭阳脱之变。

阳虚之证包括肾阳虚、心阳虚、脾阳虚，或心肾阳虚、脾肾阳虚，或命门火衰，一身阳气尽虚，严重者可出现气脱阳亡之变。阳虚则寒，可见于垂体功能减退症、肾上腺皮质功能减退症、甲状腺功能减退症等。

阴阳俱虚或阴阳分布不平衡者，可同时出现阴虚、阳虚症状，因虚而无法发挥原有功能，继而阴虚则热，阳虚则寒，可表现为既怕冷又怕热；阴阳分布不均，则易见上热下寒，表现为烘热汗出而腰膝酸冷，上半身热而下半身冷，头晕颧红而腰腿、四末冷凉等。常见于妇女更年期综合征、糖尿病、糖尿病神经病变和某些内分泌疾病重症。

二、脏腑功能失调

脏腑是人体生命活动的主体，疾病的发生与脏腑功能的失调有关系。脏腑各有其特性，《素问·五藏别论》载“五脏者，藏精气而不泻，故满而不能实；六腑者，传化物而不藏，故实而不能满”。就内分泌代谢疾病来说，常表现为功能的过亢、不及或紊乱，主要与人之精气不足、气机不畅关系密切，所以在脏腑之中与五脏中肾、肝、脾三脏的功能最为相关。

肾藏精，为先天之本，主一身之气化，受五脏六腑之精而藏之，内藏元阴、元阳，“五脏六腑之阴，非此不能滋；五脏六腑之阳，非此不能发”。肾之元气不足、元阴不足、元阳不足，则导致五脏气虚、阴虚、阳虚，以致阴阳俱虚。气虚包括心肾气虚、肺肾气虚、脾肾气虚，可见于糖尿病心肾并发症、甲状腺功能减退症、肾上腺功能减退症、肥胖症、骨代谢异常等内分泌疾病。气虚可进一步导致阳虚，包括心肾阳虚、脾肾阳虚，甚至五脏阳气俱虚。阳气不足还影响一身气化功能，气化不行可致水道不利，出现水液代谢异常相关的疾病，如尿崩症、糖尿病肾病、黏液性水肿等。阴虚包括肝肾阴虚、心肾阴虚、脾肾阴虚、肺肾阴虚，甚至五脏之阴俱虚，可见于甲状腺功能亢症进、糖尿病、库欣综合征、骨代谢异常等内分泌疾病。

肝主藏血，主疏泄，主一身气机之条达，气滞证、气逆证与肝关系密切。肝郁气滞影响脾胃、心肺、肠腑、膀胱，导致相应部位的气滞和气机不降的症状，如胸闷、腹胀、便秘、呃逆等。气为血帅，气行则血行，气滞则血瘀，出现局部的病变，易形成甲状腺结节、垂体瘤等；气郁日久化热，肝火上炎，可见于甲状腺疾病、更年期综合征等。肝火上炎可令肝不藏血，甚则热迫血行，出现糖尿病视网膜病变眼底出血等。肝阳化风，夹痰上扰，致头面部的气血瘀滞，可见桥本甲状腺炎、垂体瘤、甲状腺结节等；肝气郁滞，疏泄不能，则可影响人体的自身节律，导致月经失调、甲状腺疾病等。

脾主运化，主升清，主统血，为气血生化之源。脾失健运，则痰湿内生；脾气亏虚，气血生化乏源，易致气血两虚；脾气亏虚，无力统血，常为血证病因。脾为后天之本，脾虚也可影响到先天肾脏以致全身各个脏腑的功能，所以脾胃功能在内分泌代谢疾病，尤其是代谢疾病发生发展过程中，具有较重要的地位，与肥胖症、甲状腺功能减退症、糖尿病肾病、高尿酸血症等疾病密切相关。

三、气血津液异常

气血是人体生命活动的重要物质基础。津液是人体正常水液的总称，也是维持人体正常生理活动的重要物质。气血不足和气血运行异常，则可导致气主煦之、血主濡之的功能异常，或成气滞、气逆、气陷，或成血瘀、出血等。津液的生成、输布、排泄任何一个环节失常，即可能发生津亏、液竭或痰阻、积饮、水停诸证。

气之病机，有气虚、气陷、气滞、气逆之分。气虚证，包括脾气虚、肺气虚、心气虚、肾气虚或心肾气虚、心肺气虚、脾胃气虚、脾肾气虚，也可表现为卫气不固、宗气不足、肾气不固或表现为脾虚气陷、胸中大气下陷。可见于糖尿病及其并发症，如糖尿病心脏病伴心功能不全可表现为心气虚、宗气不足。气虚进一步发展，可发生血虚，导致气血两虚，常见的糖尿病肾性贫血为气血两虚的典型代表。气虚也可进一步发展为阳虚，包括脾阳气虚、心阳气虚、肾阳气虚，甚至发生五脏阳气俱虚，如席汉综合征、肾上腺皮质功能减退症、甲状腺功能减退症均可见阳气不足，尤其常见肾阳气虚。气滞多与情志抑郁有关，包括肝郁气滞、脾胃气滞、胸中气滞、胃肠气滞、膀胱气化不行，可见于肥胖症、糖尿病及其并发症、甲状腺疾病、更年期综合征、皮质醇增多症。金元名医朱丹溪云："气血冲和，百病不生，一经怫郁，诸病生焉。"气滞进一步发展，可致血瘀、痰阻、食停、湿郁，久则郁而化热，变生百证，甲状腺疾病、糖尿病及其并发症、更年期综合征等病症，均可存在以上病机。气逆证，有肝气逆、胃气逆、肺气逆之分，在内分泌代谢系统疾病中亦比较多见。

血之病机，有血虚、血瘀、血热、出血之别。血虚证，有心血虚、肝血虚、心脾血虚等，可由气虚不能生血，或肾精不足、精不生血，或大失血引起。如席汉综合征，又称产后血枯经闭，常继发于产后大出血。血瘀多见于病程长的患者，糖尿病微血管病变，久病入络，则可表现为络脉血瘀。血热者，可见疮疡、皮肤灼热瘙痒。血热、血瘀或脾气失于统摄，均可导致出血。

津液之病机，有津液不足、痰湿、留饮、停水之异。津液不足，不能滋润、充养机体，肺津不足、胃热津伤，可出现皮肤干燥、咽干、口燥、舌少津液等，甚则可发生津亏液竭，进一步发生气随津脱，液竭阳脱，多见于糖尿病酮症酸中毒、高渗性昏迷等急性并发症。肺脾肾功能失常，三焦水道不利，膀胱气化失司，水液代谢功能异常，津液不归正化，津液宣发、输布失常，或肾气不固，津液下流，可见口渴饮水不止，尿频量多，发为尿崩症。津液不归正化，内生痰饮水湿之邪。反之痰饮水湿又可阻滞气机，损伤阳气，终致痰阻气郁、气滞水停和阳虚饮聚之证，常见于糖尿病心脏病支饮咳喘、甲状腺功能减退症水肿、糖尿病肾病水肿等。

第四节　常见内分泌疾病的中医治疗原则与方法

一、平衡阴阳，整体调理

中医学最重视平衡，包括阴阳平衡、气血平衡、五行生克制化平衡、营卫平衡等。平衡就意味着健康，不平衡就可能导致疾病。所以治疗当“谨察阴阳所在而调之，以平为期”。“以平为期”概括了中医治病的平衡原则。诸种平衡当中最应强调的当然还是阴阳平衡。而整体观则是中医的又一特色，强调人体是各脏腑互相联系的一个整体，反映到中医治疗学方面，那无疑就是要求整体调理，通过调整全身各脏腑功能与气血津液升降出入功能，而使疾病归于康复。

如垂体功能减退症、肾上腺皮质功能减退症、甲状腺功能减退症等，多表现为肾阳虚、命门火衰，治疗通过温阳补肾，则可以使阴阳归于平衡，取得疗效。皮质醇增多症、甲状腺功能亢进症、糖尿病、高血压病等，多表现为阴虚内热，治疗通过滋阴清热，则可以使阴平阳秘，而精神乃治。更年期综合征女性患者，还常表现为阴阳俱虚且不平衡，在滋阴温阳基础上，调和阴阳气血，则可以使机体渐归于另一层次的平衡，使潮热、汗出症状减轻。

整体调理脏腑功能在内分泌代谢疾病治疗中，也居于重要地位。尤其是调整“肾命三焦系统”功能，可调理肾与全身各脏腑的关系，调理肾、肝、脾三脏的关系，具有重要意义。如席汉综合征、肾上腺皮质功能减退症、甲状腺功能减退症，所谓阳虚可表现为心肾阳虚、脾肾阳虚，甚至五脏阳气俱虚，补肾阳，以补充命门之火，则心阳振奋，而脾土不寒。如甲状腺功能亢进症，阴虚内热而肝旺，可表现为肝肾阴虚、心肾阴虚等，滋阴补肾则内热退、肝气平、肝阴不亏、心阴不虚，诸证自解。

再如单纯性甲状腺肿，按中医的说法，是肝主气机的功能失常，进而影响到脾，气滞基础上痰阻，所以治疗重在调肝，兼以治脾，肝脾调和，则气顺痰开，瘦肿渐消。糖尿病胃轻瘫患者，辨证多为肝气犯胃，胃气不和，见胃治胃，疗效不显，必调肝和胃，方可取效。

二、动态观察，分期论治

疾病的过程是由不断发展与相对稳定的阶段组成的。疾病不断发展变化而形成不同的传变、转归趋势，因此必须以发展和动态的观点进行观察与治疗。疾病的相对稳定性形成了疾病的不同阶段。阶段性反映了病情的轻重、病势的进退、病机的变化，也是改变治疗方案的依据。因此，临床治疗疾病，不仅要动态观察病情，还要注意分阶段论治。温病学的卫气营血就有阶段的意思。在内伤病当中，初病之时，实证相对多见，一般不宜峻剂猛攻；进入中期，多正气渐虚，只宜轻补；或有因气、血、痰、火、水、湿之郁而成实证，攻法一般也只宜暂用；病至晚期，久虚成损，则宜调气血、养五脏、促康复。在许多内分泌代谢疾病的发生发展过程中，就具有这种不断变化的趋势和相对明确的阶段。所以也必须重视动态观察病情，分阶段论治。

如亚急性甲状腺炎就有早期发热阶段和慢性化阶段之分，前者应注重祛风清热解毒，后者应注重扶助脾肾；痛风就有急性发作期和缓解期两个阶段，前者应注重祛湿热、通经络，后者应注重健脾祛湿。而糖尿病也有其自然发展病程，《黄帝内经》所谓“脾瘅”“消渴”“消瘅”，实际上相当于现代医学的糖尿病前期（糖耐量减低、空腹血糖异常）、糖尿病临床期、糖尿病并发症期三个阶段，糖尿病前期和糖尿病临床期应注重健脾祛湿、清热养阴，并发症期则须配合活血化瘀之法。分期论治的同时也要动态观察，如桥本甲状腺炎的甲状腺功能减退症阶段，虽气虚乏力表现明显，但不少患者仍存在明显的肝火表现，因此要结合实际情况，动态调整治疗方案。

三、重视体质，治病求本

中医学非常强调“治病求本”。所谓“本”，自然是引起疾病的根本病因与病机。“病因”包括体质因素、外感邪气、内伤七情、饮食劳倦等；“病机”是引起疾病发生发展的病理机转。人体发病的过程，即不同病因作用于不同体质的患者，发生一系列病理机转，引起疾病而表现为特定证候的过程。所以，有人认为辨证论治就是“治病求本”。辨证论治确是“治病求本”思想的体现，因为中医学所谓病因是“辨证求因”，而证候又是疾病特定阶段病机在某人身上的外现；但辨证论治并不是“治病求本”本身，疾病的根本更应该是指病因病机。

内因是变化的根据，外因是变化的条件，外因通过内因而起作用。这说明较之外感邪气、内伤七情、饮食劳倦等体质因素，在发病过程中的地位更为重要。中医学自古就非常重视体质在发病中的重要地位。《黄帝内经》反复强调体质的重要性。《伤寒论》也认为不同体质感受病邪从化、转归不同。外感病如此，内伤病也是如此。许多内分泌代谢疾病都与体质和遗传有关。无论是使用哪种体质划分方法，治病时均当对体质因素给予重视。由于体内各系统生理功能的不平衡，形成了人群不同体质，所以调整这种生理系统功能的相对不平衡，即可降低疾病发生的概率，这与现代医学研究中改变表观遗传学的治疗思路实际上是同一种治疗思想。

因为有这种体质，才可能患这种病。患这种病才可能表现出这种证。可以说，只有辨体质、辨病、辨证相统一，治体质、治病、治证相统一，才是真正的“治病求本”。

四、明辨标本，治分缓急

《素问·标本病传》有云：“小大不利治其标，小大利治其本。”后来医家总结为“急则治其标，缓则治其本”的原则，强调诊治疾病，应分清标本缓急。一般说来，就表里的缓急而言，一般先表后里，若里急则又可急治其里；就病证先后而言，一般先治新病，后治宿疾；就病情缓急而言，则急治其标，缓治其本，急治其标为权宜之计，缓治其本为根本治疗。处理好本虚证与标实证的关系是取得疗效的关键，本虚证、标实证，并不意味着都要治本虚、治标实并重，临床上应根据具体病情具体分析，给予针对性的治疗。这是中医治疗疾病的一般原则，内分泌疾病治疗当然也不例外。

病情急变阶段，本虚证急，则重点治本虚，兼以治标实，如糖尿病合并心功能不全、喘促较重者，应以补益宗气为核心，兼祛邪实；标实证急，则重点治标实，兼以治本虚，或先治标实，再治本虚，如糖尿病肾病合并感染，应以祛邪解毒为主，如糖尿病胃轻瘫，大便多日未行，应以行气通腑为主。病情稳定期，本虚证突出，则治本虚证为主，兼以治标实；标实证突出，则治标实为主，兼以治本虚；若本虚证、标实证同重，则标本兼治。在病情稳定的阶段，治疗本虚证固然重要，但解决好标实证常常是快速取效的关键。如桥本甲状腺炎合并失眠，症见心胸烦闷、失眠多梦、口苦、咽干、善太息、五心烦热、神疲乏力、舌红、苔薄黄、脉细弦，中医辨证属本虚标实，本虚是气阴两虚，标实是肝经郁热，扰动心神，以标实证为突出，应重点治标实，或兼以益气养阴，郁热减轻，睡眠平稳，更利于甲状腺的恢复。

五、防治结合，医患协同

中医非常重视疾病的预防。《素问·四气调神大论》有“不治已病治未病”之论，《金匮要略》有“上工治未病”“见肝之病，知肝传脾，当先实脾”之说，都是在强调预防的重要性。何为“治未病”？一般来说，包括未病先防和既病防变两个方面。这两方面可以说都非常重要。现代医学认为，糖尿病发生、发展有其自然病程，先以胰岛素抵抗为基础，胰岛素代偿性分泌增多，血糖正常，其后胰岛素代偿性分泌功能达到极限，血糖升高，口服降糖药可控制血糖；后期胰岛素分泌功能衰竭，必须接受胰岛素治疗，血糖控制不好，糖尿病出现一系列并发症。所以现代医学有所谓“三级预防”。未患糖尿病者，改善生活方式防止糖尿病，为一级预防；已患糖尿病者，积极治疗糖尿病即可预防糖尿病并发症，为二级预防；已发生糖尿病并发症者，积极治疗并发症，预防糖尿病并发症持续进展，以免致死、致盲、致残，为三级预防。这也有未病先防和既病防变的意思。我们将其概括为“防治结合，寓防于治”，在防治内分泌代谢疾病及其并发症方面，具有重要的实际意义。

中医治病重视调动患者的积极性，包括用药也要求以调动人体本身抗病能力为中心，而不仅仅是见病治病，见邪祛邪。《素问·汤液醪醴论》云：“病为本，工为标，标本不得，神不使也。”认为医患双方，患者才是根本，如果医患配合不好，神医神药也不能起到任何作用。在内分泌代谢疾病当中，尤其是代谢疾病，如肥胖症、糖尿病、高脂蛋白血症等，与生活方式特别是饮食结构等有密切关系。如果得不到患者本人的理解和配合，取得良好疗效是难以想象的。因此，有人把饮食治疗、运动治疗、心理治疗称为糖尿病治疗的“三架马车”，也有人再添加健康宣教一项，为“四架马车”，其实都是在强调争取患者良好配合的重要性。

第五节　内分泌常见疾病的常用中药与方剂

从古至今，随着医学界对内分泌系统疾病认识的加深，中医药治疗内分泌常见疾病的药物和方剂也在不断丰富。自张仲景《金匮要略》起始，后续李东垣《兰室秘藏》、张锡纯《医学衷中参西录》等名家著作中记载了许多治疗内分泌相关病证的有效方药，在现代临床中得到了广泛应用。内分泌疾病主要为内分泌腺体的功能异常，中医学认为本病与体质因素、阴阳失衡、脏器失调、邪毒侵袭有关，同时腺体的增生或结节又与痰浊、瘀血相关，因此其治疗主要涉及益气、补阴、补阳、清热、理气、活血、祛湿、化痰、散结等功效的药物，并由此配伍产生出多种常用方剂。具体到不同内分泌疾病，常用方药又有所不同，现将常用药物及方剂简要介绍如下。

一、内分泌疾病常用药物

（一）益气药

内分泌疾病多存在正气不足，常见乏力、气短等气虚症状，故益气药使用频率较高，如黄芪、人参、党参、白术、山药、甘草、大枣、仙鹤草等，元气不足者可应用人参，气短伴有水肿者可大剂量应用黄芪，其余药物作用相对平和，应用时应注意山药、党参、大枣含糖，在糖尿病患者中应尽量减少使用。

（二）清热药

糖尿病、甲状腺功能亢进症等内分泌疾病常见口渴、多饮、多汗、多食等气分热盛表现，常用石膏、知母、栀子、芦根、天花粉等清热泻火药，其舌苔黄腻，偏于湿热者，常用黄连、黄芩、黄柏等清热燥湿药，伴有五心烦热等阴虚症状者可配伍地骨皮、知母、黄柏等清虚热药物；糖尿病足、甲状腺炎等，局部热象明显，存在热盛成毒的特征，常用金银花、连翘、蒲公英、紫花地丁等清热解毒药；糖尿病大血管及微血管并发症，如出现血分有热、瘀血、出血，常用生地黄、牡丹皮、赤芍、玄参等清热凉血、凉血活血药物。

（三）祛湿药

饮食因素相关的内分泌疾病，如糖尿病、高尿酸血症等，多有肥胖、困倦等痰湿证表现，常用茯苓、白术、半夏、陈皮、薏苡仁等健脾祛湿药；伴有纳呆、痞满者，常用藿香、佩兰、白豆蔻等芳香化湿药；伴有水肿的内分泌疾病，如甲状腺功能减退症、糖尿病肾病等，常需配合猪苓、泽泻、萹蓄、瞿麦、土茯苓、萆薢等利水渗湿药。

（四）滋阴药

多种内分泌疾病，素体阴虚或久病伤阴者常需使用补阴药，麦冬、沙参、天花粉、玉竹等以补益肺胃之阴为主，五味子、百合等以补益心肺之阴为主，玄参、生地黄、知母等以补益心肾之阴为主，熟地黄、山萸肉、枸杞子、女贞子、墨旱莲、龟甲等以补益肾阴为主，山药、黄精可补肺脾肾之阴。上焦心肺阴伤常见口干、口渴、心悸等症，中焦脾胃阴伤常见胃中灼热、大便干结或饥而不欲食等症，下焦肝肾阴伤常见五心烦热、盗汗、腰酸、尿频等症，临床可根据阴虚病位灵活选药。

（五）助阳药

内分泌疾病久病阴损及阳，或甲状腺功能减退、垂体功能减退等激素分泌减少的疾病，常见畏寒、肢冷等阳虚表现，可用淫羊藿、巴戟天、菟丝子、杜仲、肉苁蓉等补肾助阳；伴有寒邪相关的疼痛者，可用麻黄、制附子、细辛、吴茱萸、干姜等温阳散寒。

（六）活血药

糖尿病各种并发症存在瘀血的共同病机，需重视活血药的使用，如桃仁、红花、三棱、莪术、川芎、香附、柴胡等为活血行气的基本药物，久病入络则常需僵蚕、水蛭、全蝎、蜈蚣、穿山龙等通络药物，糖尿病视网膜病变有出血风险时常用茜草、三七、蒲黄等化瘀止血药，糖尿病下肢血管狭窄或糖尿病足者常用川牛膝、苏木、水蛭等主要作用于下焦的活血化瘀药物，糖尿病肾病下肢水肿者常用益母草、泽兰、水红花子等活血利水药。

（七）软坚散结药

内分泌腺体相关的增生性疾病，如甲状腺结节、乳腺增生、垂体瘤、肾上腺瘤等，热象明显者常用连翘、浙贝母、玄参、夏枯草、僵蚕、猫爪草、鳖甲、牡蛎等清热散结药物，热证不明显者，常用山慈菇、白蒺藜、半夏、薏苡仁、鹿角霜、蜂房等化痰散结药物。海藻、昆布等富碘中药亦为软坚散结的常用药物，但现代研究认为其可抑制甲状腺激素的释放，应用不当可能影响甲状腺功能、造成甲状腺肿，在治疗甲状腺疾病时建议临床经验丰富者使用。

二、内分泌疾病常用方剂

（一）清热益气养阴方剂

1. 白虎加人参汤

本方出自张仲景《伤寒杂病论》，由粳米、甘草、石膏、知母、人参组成，功效为清实热、补气阴，临床可应用于甲状腺功能亢进症、糖尿病、垂体瘤等，以燥热、烦渴、多汗为主要表现者。

2. 玉液汤

本方出自张锡纯《医学衷中参西录》，由山药、生黄芪、鸡内金、知母、葛根、五味子、天花粉组成，功效为益气清热、养阴生津，临床可应用于糖尿病、甲状腺功能亢进症、垂体瘤等，以乏力、口干、口渴为主要表现者。

3. 当归六黄汤

本方出自李东垣《兰室秘藏》，由当归、生地黄、黄芩、黄柏、黄连、熟地黄、黄芪组成，功效为益气养阴、泻火止汗，临床可用于甲状腺功能亢进、更年期综合征等以乏力、五心烦热、盗汗、心悸为主要表现者。

4. 生脉饮

本方出自孙思邈《备急千金要方》，由人参、麦冬、五味子组成，功效为益气养阴清热，临床可用于多种内分泌疾病，以体倦乏力、咽干口渴、心悸为主要表现者。

（二）健脾益气方剂

1. 七味白术散

本方出自钱乙《小儿药证直诀》，由人参、茯苓、炒白术、甘草、藿香叶、木香、葛根组成，功效为健脾益气、和胃生津，临床可用于糖尿病、高尿酸血症等，以乏力、口干、腹泻或呕吐为主要表现者。

2. 参苓白术散

本方出自宋代《太平惠民和剂局方》，由人参、白术、茯苓、甘草、山药、莲子、白扁豆、薏苡仁、砂仁、桔梗组成，功效为健脾益气、化湿止泻，临床可用于糖尿病、高尿酸血症等，以乏力、痞满、腹泻、肥胖为主要表现者。

（三）清热祛湿方剂

1. 龙胆泻肝汤

本方出自李东垣《兰室秘藏》，由龙胆、黄芩、炒栀子、泽泻、木通、车前子、当归、柴胡、生地黄、炙甘草组成，功效为清利肝胆湿热，临床可用于痛风、甲状腺功能亢进症、糖尿病、糖尿病足等，以口苦、口渴、烦躁、肝经循行部位的红肿或渗液为主要表现者。

2. 葛根芩连汤

本方出自张仲景《伤寒杂病论》，由葛根、黄芩、黄连、甘草组成，功效为清热燥湿，临床可用于糖尿病、甲状腺功能亢进症等，以口渴多饮、多食易饥、大便黏滞为主要表现者。

（四）清热解毒方剂

1. 四妙勇安汤

本方首载于孙思邈《华佗神医秘传》，后由清代鲍相璈整理录于《验方新编》，由金银花、玄参、当归、甘草组成，功效清热解毒、活血消肿，临床可用于以糖尿病足为代表的糖尿病大血管并发症、糖尿病视网膜病变等，以肢体灼热、肿胀疼痛、口渴多饮为主要表现者。

2. 五味消毒饮

本方出自吴谦《医宗金鉴》，由金银花、野菊花、蒲公英、紫花地丁、紫背天葵子组成，功效为清热解毒、消肿散结，临床可用于糖尿病足、桥本甲状腺炎、亚急性甲状腺炎等，以皮肤局部红肿热痛、口渴、咽痛为主要表现者。

（五）补肾益阴方剂

知柏地黄丸

本方出自吴谦《医宗金鉴》，由知母、黄柏、熟地黄、山药、山萸肉、茯苓、牡丹皮、泽泻组成，功效为补肾滋阴清热，临床适用于各种内分泌疾病，以潮热、盗汗、腰酸、烦躁等阴虚火旺症状为主要表现者。

（六）补肾助阳方剂

金匮肾气丸

本方出自张仲景《伤寒杂病论》，由桂枝、制附子、熟地黄、山药、山萸肉、茯苓、牡丹皮、泽泻组成，功效为补肾助阳，临床适用于各种内分泌疾病，以畏寒、神疲、口渴、尿频、腰酸等阳虚症状为主要表现者。

（七）理气活血方剂

1. 丹栀逍遥散

本方出自薛己《内科摘要》，由牡丹皮、栀子、当归、白芍、柴胡、白术、茯苓、甘草、薄荷组成，功效为解郁清热、健脾和营，临床适用于桥本甲状腺炎、甲状腺功能亢进症、多囊卵巢综合征、更年期综合征等，以烦躁易怒、心悸失眠、月经不调为主要表现者。

2. 血府逐瘀汤

本方出自王清任《医林改错》，由桃仁、红花、当归、生地黄、牛膝、川芎、桔梗、赤芍、枳壳、甘草、柴胡组成，功效为活血化瘀、行气止痛，临床适用于糖尿病合并大血管并发症、桥本甲状腺炎、更年期综合征、多囊卵巢综合征等，以胸部头部刺痛、内热瞀闷、心悸失眠、急躁易怒为主要表现者。

（八）软坚散结方剂

1. 消瘰丸

本方出自程钟龄《医学心悟》，由玄参、煅牡蛎、贝母组成，功效为化痰散结、清热益阴，临床适用于内分泌腺体的各类结节及增生，证候以阴虚燥热为主者。

2. 海藻玉壶汤

本方出自陈实功的《外科正宗》，由海藻、昆布、贝母、陈皮、青皮、川芎、当归、连翘、半夏、甘草、独活、海带，功效为化痰软坚、理气散结，临床适用于单纯性甲状腺肿、甲状腺结节、乳腺结节等病，以结节增生、焦虑烦躁、口苦口黏、咽中异物感为主要表现者。

第六节　中医特色疗法在内分泌领域的应用

中医特色疗法是治疗内分泌疾病的重要方法，效果显著、不良反应少，满足了现代临床治疗多元化的要求，逐渐被更多的医生和患者所接受。中医特色疗法主要包括穴位针刺、灸法、耳穴压豆、穴位贴敷、穴位注射等外治疗法，同时包含中药药膳及健身功法，本部分将对中医特色疗法在内分泌疾病中的应用做简要介绍。

一、外治疗法

（一）针刺法

针刺是中医治疗疾病的重要手段，可以通过穴位及手法灵活变化，通达经络，激活脏腑，治疗各种疾病。在内分泌疾病中，针刺疗法对糖尿病、糖尿病性胃轻瘫、糖尿病周围神经病变、糖尿病神经源性膀胱、甲状腺结节、桥本甲状腺炎等疾病具有显著的治疗优势。

针刺治疗糖尿病，可以改善血糖控制、减轻体重、改善胰岛素抵抗，常用穴位包括天枢、大横、带脉、足三里、脾俞、胃俞、胰俞等，健脾助运，激活脏腑功能；并发胃轻瘫者，常配合谷、中脘、建里、气海等穴，行气和胃，可促进胃肠蠕动；并发周围神经病变者，常配阴陵泉、阳陵泉、地机、三阴交、太冲等穴，活血通络，可改善下肢循环；并发神经源性膀胱者，常配水分、关元、石门、曲骨、太溪、公孙等穴，调节气化，可增强膀胱功能。针刺治疗甲状腺疾病，可以改善甲状腺激素水平及甲状腺相关抗体指标，常用穴位包括天容、翳风、足三里、三阴交、丰隆、合谷、太冲、太溪等，起理气活血、清热化痰之效，对桥本氏甲状腺炎、甲状腺功能亢进、甲状腺结节等有较好改善作用。

（二）灸法

灸法主要是借助灸火的热力给人体以温热性刺激，通过经络腧穴的作用，以达到防治疾病目的的一种治疗方法，具有温经散寒、扶阳固脱、消瘀散结、防病保健之功。内分泌疾病中，灸法对于糖尿病及其并发症、甲状腺疾病有较好的治疗作用。

艾灸治疗糖尿病，可选神阙、足三里、胰俞等穴，温通脾胃，具有改善糖脂代谢的作用；并发周围神经病变者，上肢可选取合谷、后溪、内关、手三里、曲池等穴，下肢可选取隐白、解溪、三阴交、阴陵泉、足三里、阳陵泉等穴，温通经络，有助于恢复神经传导；并发神经源性膀胱或肾病者，可选取关元、肾俞、三阴交、太溪等穴，温肾助阳，有利于肾脏气化功能的恢复。对于甲状腺功能减退，可选取大椎、肾俞、命门、膻中、中院、关元等穴，补脾肾，通阳气，可改善甲状腺激素不足引起的乏力等症状，有利于甲状腺功能的恢复。

（三）耳穴压豆

耳穴压豆是指将王不留行籽按压于耳郭穴位，使局部产生酸麻胀痛等刺激，从而疏通气血、调理脏腑，是一种全息疗法。中医认为，耳为十二经脉气血汇聚之所，脏腑与四肢躯干均在耳郭部有相应的对应点，刺激对应穴位可治疗对应部位的病变。耳部的神经分布十分丰富，耳穴压豆可以通过神经－内分泌途径发挥治疗作用。内分泌疾病中，耳穴压豆对糖尿病及其并发症、甲状腺疾病、肥胖、更年期综合征等有较好的辅助治疗作用。

耳穴压豆治疗糖尿病，常用内分泌、胰、脾、皮质下、三焦、渴点等穴，可通过迷走神经刺激胰岛细胞，改善血糖；合并并发症者，可加用对应病变部位的穴位，如视网膜病变配眼，肾病配肾，周围神经病变配踝、趾等。治疗桥本甲状腺炎、甲状腺功能亢进症，常用内分泌、颈、神门、肝、心等穴，有助于调节免疫功能、改善甲状腺功能。治疗肥胖，常用内分泌、脾、胃、三焦、神门、饥点等穴，有助于抑制食欲、减轻体重。治疗更年期综合征，内分泌、神门、肝、肾、交感等穴，有调节自主神经、镇静安神的作用。

（四）穴位贴敷

穴位贴敷疗法是通过特定部位药物吸收的直接作用和穴位刺激激发经气的间接作用来达到治疗的目的。穴位贴敷治疗作用的发挥主要取决于贴敷药物与贴敷穴位，药物可选用单味药或特定组方，穴位可选局部穴位或根据经络理论进行远端取穴，灵活变通，适用于内分泌疾病及其各类伴随症状的辅助治疗。

穴位贴敷治疗糖尿病周围神经病变肢体麻木，可选用川牛膝、鸡血藤、赤芍、川芎、地龙等活血化瘀药物，贴敷足三里、三阴交、血海、阳陵泉、委中、丰隆等穴位，活血通络，有利于神经传递的恢复；治疗糖尿病便秘，寒证可选用吴茱萸，热证可选用大黄，贴敷神阙、天枢穴，顺气通滞，有助于患者的胃肠道蠕动；治疗糖尿病高血压、更年期综合征、甲状腺功能亢进症等病伴有失眠、烦躁、足冷的上热下寒表现者，可选用吴茱萸贴敷涌泉穴，引火下行，有扩张血管、抗焦虑的效果等。

（五）穴位注射

穴位注射是结合药物的化学刺激和针刺的机械刺激作用于经络的一种治疗方式。其应用包括针刺取穴和注射药物两部分，发挥针刺疏通气血作用的同时，进一步加强注射药物的疗效，在内分泌疾病中主要用于糖尿病并发症的辅助治疗。

治疗糖尿病周围神经病变，取穴以足三里为主，可配合阳陵泉、三阴交、悬钟、血海等穴，可选的注射药物包括甲钴胺注射液等，产生促进神经修复及营养神经的作用；治疗糖尿病胃轻瘫，取穴以足三里为主，可配合上巨虚、脾俞、胃俞等穴，注射药物以甲钴胺注射液为主，伴呕吐者注射药物可选甲氧氯普胺注射液。

（六）膏摩

膏摩疗法是一种融合药膏与推拿手法的特色中医外治疗法，由临床医师将特定药膏涂抹于体表患处，再通过推拿按摩手法对腧穴经络施加刺激，从而达到治疗效果。在内分泌疾病中主要适用于糖尿病神经病变的辅助治疗。

膏摩疗法包括取穴与手法两部分。取穴：膏摩疗法的取穴原则主要为局部取穴结合远端取穴，例如足三里及三阴交。其中足三里具有补益虚损及健脾和胃之功效，三阴交则具有补脾胃、益肝肾及调和气血功效。取两穴可发挥其协同功效，达到调理气机及健脾益气效果。阳陵泉具有健脾益气及利湿消肿之功效，阳陵泉配伍三阴交能够进一步健脾利湿。曲池穴及合谷穴配伍和调理脾胃，血海及地机穴配伍可活血化瘀。临床中不同穴位及配伍方案均可达到特殊功效，促进症状改善。手法：不同于传统按摩或推拿手法，膏摩疗法中手法诸多，如摆动类、摩擦类、振动类或脊柱推拿手法配合药膏均能够发挥其独特效果。此外，手法种类、作用频率、持续时间及作用力的不同均会影响临床疗效。

（七）足浴

足浴疗法是指基于中医理论体系配置足浴方药，将中药煎出液混于热水中，借助热水的热力透药入足，使药物直达病灶，起到加快血液循环、刺激末梢神经、促进新陈代谢、调节免疫功能的一种传统疗法。

治疗糖尿病周围神经病变，以肢体麻木冷凉为表现者，常以透骨草、细辛、鸡血藤、艾叶、威灵仙、红花等煎汤足浴，起通经活络之效，以瘙痒为主要表现者可加地肤子、白鲜皮、鬼箭羽祛风止痒，冷凉为主要表现者可加麻黄、乌头、花椒温通散寒，糖尿病患者最好使用恒温的足浴桶进行足浴，水温不要过高以免烫伤。治疗甲状腺功能亢进症，常以吴茱萸、肉桂、首乌藤、黄连、陈皮、清半夏等煎汤足浴，起引火下行，调和阴阳之作用。

二、中药药膳

合理膳食是治疗内分泌疾病的重要基础。古代医学家将中药的“四性”“五味”理论运用到食物之中，认为每种食物也具有“四性”“五味”，许多食物即药物，它们之间并无绝对的分界线。在膳食中合理利用药食同源中药，即服用中药药膳，对内分泌疾病的控制有重要作用。

中华人民共和国卫生部（现国家卫生健康委员会）公布的《关于进一步规范保健食品原料管理的通知》中，对药食同源物品、可用于保健食品的物品和保健食品禁用物品做出具体规定，公布了既是药品又是食品的中药名单：丁香、八角茴香、刀豆、小茴香、小蓟、山药、山楂、马齿苋、乌梢蛇、乌梅、木瓜、火麻仁、代代花、玉竹、甘草、白芷、白果、白扁豆、白扁豆花、龙眼肉（桂圆）、决明子、百合、肉豆蔻、肉桂、余甘子、佛手、杏仁（甜、苦）、沙棘、牡蛎、芡实、花椒、赤小豆、阿胶、鸡内金、麦芽、昆布、枣（大枣、黑枣、酸枣）、罗汉果、郁李仁、金银花、青果、鱼腥草、姜（生姜、干姜）、枳椇子、枸杞子、栀子、砂仁、胖大海、茯苓、香橼、香薷、桃仁、桑叶、桑椹、橘红、桔梗、益智仁、荷叶、莱菔子、莲子、高良姜、淡竹叶、淡豆豉、菊花、菊苣、黄芥子、黄精、紫苏、紫苏子、葛根、黑芝麻、黑胡椒、槐米、槐花、蒲公英、蜂蜜、榧子、酸枣仁、鲜白茅根、鲜芦根、蝮蛇、橘皮、薄荷、薏苡仁、薤白、覆盆子、藿香，共计 87 种。

临床使用药膳需结合疾病的病机和患者的体质，选择相应功效的药膳，如芪冬莲子羹（由黄芪 15 g、麦冬 10 g、莲子 10 g、百合 9 g、五味子 9 g、银耳 9 g、石斛 12 g 组成），有益气养阴、滋补肝肾之效，适用于糖尿病、甲状腺疾病证属气阴两虚者；降糖饮（由黄芪 10 g、麦冬 10 g、葛根 10 g、桑叶 5 g、菊花 5 g、翻白草 5 g 组成），有益气养阴清热之效，适用于糖尿病伴口渴、乏力证属起阴两虚者；荷叶山药粥（由鲜荷叶 1 张、山药 30 g、粳米 100 g 组成），有健脾化湿、化痰祛浊之效，适用于肥胖证属脾虚痰阻者；降脂饮（由枸杞子 15 g、制何首乌 15 g、决明子 15 g、山楂 15 g、丹参 20 g 组成），有补肾活血消浊之效，适用于糖尿病伴高血压、高脂血症、高尿酸血症证属肝阳上亢兼有瘀血的患者等。

三、运动与健身功法

（一）运动与健身的意义与锻炼原则

运动对于糖尿病等代谢性疾病来说是重要的治疗方法之一。适度且恰当的运动，具有疏通经络、调和气血、改善血流、强筋壮骨等作用，进而有利于降低血糖、血脂、血黏度，软化血管，并可调整因血糖高引起的蛋白、脂肪等代谢紊乱，减轻胰岛素抵抗等。中医健身功法以古代“八段锦”“太极拳”为代表的，通过能使全身各部位实现轻缓而有力度的活动，起到调理气血、疏导情志的作用，坚持练习能够改善血糖、降低体重、调节血压、改善抑郁焦虑状态，可用于糖尿病、甲状腺疾病的辅助治疗，尤其适用于体质较弱，难以承受重体力活动者，或没有运动条件的脑力劳动者。

运动锻炼应在合适的时间、强度范围内，适合个人的规律、节奏进行，运动的急缓、轻重、多少等均由自身调控，且不受场地的局限性，在空气较清新的地方完成即可。每天运动时间争取保证在 30 ~ 60 分钟，可以将整段时间分为 3 节，每节 5 ~ 15 分钟。运动力度应遵循“由小变大，由少变多，循序渐进，量力而行”的原则。随着运动的进行，呼吸和心跳逐渐加快，费力感逐渐出现，直至有明显费力感觉，最后到能承受的较大活动量（即休息 10 分钟可恢复到平常状态）。运动的方式应根据喜好和条件，选择适合自己的运动方式和运动量，并长期坚持下去。

（二）常见的运动方式与健身功法

运动的基本方式包括有氧运动、无氧运动或二者混合，而内分泌疾病患者配合适当的运动，有利于改善代谢水平，减轻症状，提高生活质量。

1. 常见的运动方式

（1）起蹲运动：少则1次，多则上百次。注意避免过累，如感到不适，应马上休息。

（2）起蹲跳跃：蹲着行走，然后跳跃。此项运动难度较大，不能强行。

（3）行走运动：边慢步走，边配合手臂进行扩胸、伸展或击打运动；快步走；倒着走。

（4）跳式运动：单腿或双腿跳；半蹲跳或全蹲跳。

（5）跑式运动：根据速度可分为慢跑、快跑、变速跑等。根据距离可分为短跑、长跑等。根据方式可分为负重跑、越野跑等。

2. 防治手臂麻痛的上肢运动

（1）十指相叩运动：双手十指交叉，进行相握、相叩、相拉运动。手三阴经从胸腹走到手，手三阳经从手走到头，十指的运动不仅可以防治手指、上肢的麻痛，还能疏通胸腹、头面的经络，对胸腹和头面部组织器官的相关疾病起到很好的防治作用。

（2）手背手掌伸屈运动：先用力握拳，再伸直手掌及手指，做握拳、手指平伸的交替运动，以活动指间、掌指关节及肌肉，使其松解。本运动可配合十指相叩以提高疗效。

（3）肩肘关节运动：将手掌向上，两臂平举，迅速握拳及屈曲肘部，努力使拳达肩部，再迅速伸掌和伸肘，然后两臂向两侧平举，如法反复3~5次。此运动可活动肘关节、小臂、手指、腕关节等，增加上肢和手指肌肉的活动，促进血液循环，可以预防和减轻糖尿病患者手臂麻木疼痛的症状。

（4）按摩三阳三阴经：三阳三阴经是指手臂外侧的手三阳经（手太阳小肠经、手阳明大肠经、手少阳三焦经）和手臂内侧的手三阴经（手少阴心经、手太阴肺经、手厥阴心包经）。患者用双手交替按摩臂内侧和外侧的经脉循行部位。按摩时先按手厥阴心包经，可宽胸理气，养心利肺，使心胸开阔、心情舒畅、脘腹气降、饮食改善；再按手少阳三焦经，人体水道通，小便利，废物清除，一身轻松。有咳嗽气短、痰喘不利者加按手太阴肺经；有头晕失眠、后鼻道胀痛者加按手少阴心经；有大便不畅或溏泄者加按手阳明大肠经；有消化吸收不良者加按手太阳小肠经。

3. 防治腰背疼痛的运动

（1）靠墙蹲坐运动：背靠墙站立，足跟距离 30 cm，在收紧腹肌的同时缓慢屈膝 45 度左右，向外呼气并心中默数 16 ~ 26 个数，呼气后随着吸气缓慢回到站立姿势，重复 5 ~ 10 次。

（2）足跟抬放运动：直立，将身体重量均匀地放在双足上，慢慢地将足跟抬起、放下，抬起时吸气，双眼上视，放下时呼气，双眼平视或向下视，头部始终保持正直，重复做 10 次。

（3）后抬腿运动：双手扶椅背，将一侧腿向后上抬起，膝关节不能弯曲，吸气同时头向后转，眼看足跟方向，吸气到底再缓慢返回，同时呼气，头眼转向前方平视。另一侧同理。每侧重复 3 ~ 5 次。

（4）叉腰挺胸运动：双足稍微分开站立，双手叉腰，双膝平直，以腰部为支点，身体缓慢向后弯曲，同时吸气，双眼向后上方仰视，自觉气已吸够时缓慢复回原位，同时呼气。重复 3 ~ 5 次。

（5）抬腿运动：端坐，双腿伸直与地面形成一定角度，吸气的同时尽量抬起一侧腿至齐腰高度，自觉气已吸够时再返回地面，同时呼气。每侧 3 ~ 5 次。

4. 健身功法

传统健身功法如“太极拳”“八段锦”，历史悠久，能显著增强体质，防治疾病，但应先学习并熟练动作，循序渐进地进行锻炼。练习者应在专业的指导下进行动作学习和锻炼，本部分以介绍应用原则为主。

太极拳可有效控制糖尿病患者血糖，减轻体重，降低血压、血脂，增加心率储备及心肺功能，减缓心室重构和心脏衰竭进程，改善焦虑、抑郁状态，提高患者生活质量、降低死亡率。方法：热身 10 分钟，24 式简化杨氏太极拳

60 分钟，10 分钟放松运动，每周至少进行 5 次康复训练，24 周为 1 个疗程。适应证：各种内分泌疾病的辅助治疗。禁忌证：3 个月内发生过不稳定型心绞痛或心肌梗死，或进行心脏外科大手术，纽约心脏病协会（NYHA）心功能分级 IV 级；未控制的恶性室性心律失常者；糖尿病急性并发症；合并中重度肝肾功能异常；严重慢性阻塞性肺疾病、肌肉骨关节疾病影响运动能力及严重认知障碍。

第二章

钱秋海治疗内分泌疾病的学术思想及临床经验

在学术上，钱秋海教授主张“勤求古训，博采众方，精研经典，善用经方”，师古而不泥古，兼容各家之长，在内分泌代谢疾病的诊治方面，形成了独特的学术观点与临床特色。他倡导用中医整体联系的思路、分析辨证的方法防治临床内分泌复杂的疑难问题，对糖尿病、甲状腺疾病、高尿酸血症、痛风、肥胖、脂肪肝、高脂血症、骨质疏松症等形成了独特的学术思想。

第一节　糖尿病

糖尿病属中医学“消渴病”的范畴。中医治疗消渴已有久远的历史，也积累了丰富的经验，尤其是近年来取得了卓有成效的进展。纵观各家对本病的研究，每从肾虚、肺燥立论，多采用滋阴清热的方法。钱秋海教授在临床实践中发现，糖尿病前期患者，尤其是部分中老年人阴虚燥热之象不明显，“三多”症状不典型，多表现为倦怠乏力、肢体酸软、形体消瘦等脾气亏虚的症状，治疗上加用黄芪、山药、白术等益气健脾药后临床效果显著。钱秋海教授认为脾虚在糖尿病的发生发展过程中具有重要作用。

一、学术思想

（一）辨病因

糖尿病在中医学被称为“消渴”或“糖淋”，钱秋海教授认为本病是多因素、多环节、长期作用的结果。其原因大致有先天禀赋不足、饮食不节、劳倦过度、情志失调等几个方面，这些因素均可直接或间接地影响到脾而致糖尿病的发生。先天禀赋即体质，有的人天生体质虚弱，特别容易患上糖尿病；后天因素包括情志不遂、饮食不节、作息紊乱等，都可能导致体内的阴阳失衡、气血不和，最终引发糖尿病。钱秋海教授认为，饮食对于糖尿病的发生和发展有着极其重要的影响，过食甜食、油腻食物、高热量食物及富含精制糖分的食物，容易导致脾胃功能紊乱，产生湿热之邪，伤害胰脏，导致胰岛素分泌不足或功能异常，最终引起糖尿病。可见，糖尿病的发生与体内的气血运行失调、脏腑功能失常密切相关。

1. 禀赋不足

《灵枢·五变》：“五脏皆柔弱者，善病消瘅。”《太素·五脏命分》提出五脏虚弱致消的机制为“五脏柔脆，神亦柔脆，故脏柔脆。人血脉上行，转而为热，消肌肤，故病消瘅热中也”。可见，五脏柔脆虚弱，禀赋不足，是消渴发病的内在条件。五脏主藏精气，五脏衰弱则精亏液竭，虚热上炎，久致消渴；肾脾为先后天之本，肾脾不足，肾阴亏虚，虚火内铄，肾失固摄，精微下泄，脾阴不足，不溉四旁，阴津不足，均可致消渴。

钱秋海教授认为，消渴病的发生与禀赋不足密切相关。《灵枢·五变》和《太素·五脏命分》中的文字，强调了五脏柔脆、精气亏虚等内在条件对消渴病的发生起着重要作用。五脏衰弱导致精气亏损，虚热上炎，最终引发消渴。

2. 外感邪气

《灵枢·五变》：“百疾之始期也，必生于风雨寒暑，循毫毛而入腠理……或为消瘅……”《东垣十书·消渴论》记载：“外感风寒之邪，三日以外，谷消水去，邪气传里，始有渴也。”《三因极一病证方论》：“阳毒伤寒，倍重燥盛而渴甚者，有中暑伏热，累取不瘥而渴者，有瘴毒气染寒热而渴者……”《症因脉治·三消总论》亦提及外感燥火、湿热可致三消。可见外感致消自古有之，外感风、寒、暑、湿、热、燥、瘴毒均可致消渴，外邪内侵，郁而化热，积热成燥，消灼津液，而致消渴。亦有学者认为外感实邪可伤腠理，影响三焦气化，引起消渴。

钱教授指出，外感邪气也是消渴发病的重要原因之一。古籍中有关外邪侵袭导致消渴的描述，包括风、寒、暑、湿、热、燥等外邪的影响。这些外邪内侵，导致郁而化热，最终导致津液消耗，引发消渴。

3. 饮食失常

《素问·奇病论》："此人必数食甘美而多肥也，肥者令人内热，甘者令人中满，故其气上逆，转为消渴。"孙思邈认为："凡积久饮酒，未有不成消渴。"饮食不节，过食醇酒厚味，损伤脾胃，运化不及，痰浊湿热内壅，气机受阻，脾气不得散精升清而津液不布，湿热痰浊又内郁化热更伤津液，遂致消渴。除传统饮食之外，现代亦有人饮食量不多而发消渴，可能与饮食性质异常（如高热量食品、膨化食品、碳酸饮料、农药残留、化学污染）有关，《诸病源候论·消渴病诸候》所述年少服石致消可为此类，其食物易化热生燥或食毒内蕴，伤阴耗气，而致消渴。此外，过食寒冷贪凉使脾胃阳气受损，阳虚蒸腾水谷无力，津液不化，亦可致消渴。

钱秋海教授认为，饮食不节也是导致消渴病的原因之一。古代医书中对于过食甘美、肥腻食物以及酒精对于消渴的影响描述，强调了过度饮食对脾胃功能的损伤，以及痰浊湿热内生导致津液耗竭的情况。

4. 情志失调

《灵枢·五变》："怒则气上逆，胸中蓄积，血气逆留，髋皮充肌，血脉不行，转而为热，热则消肌肤，故为消瘅。"《症因脉治·精虚三消》："或悲哀伤肺，煎熬真阴，或思虑伤脾，脾阴伤损……此精虚三消之因也。"叶桂《临证指南医案·三消》："心境愁郁，内火自燃，乃消症大病。"可见，情志不节、郁怒、悲哀、忧思、愁闷均可致消渴。五志过极化火，消灼津液，暗耗脏阴，脏腑阴精亏损，而发消渴。

钱教授认为，情志失调也是导致消渴的重要因素之一。《灵枢·五变》和其他医书中对于情志影响疾病的描述，指出了怒、悲、忧、思等情志因素对于消渴病的发生具有重要影响。

5. 劳逸不节

《医门法律·消渴门》:“有所劳倦……则胸中之气衰少，胃中谷气因而不盛……于是谷气留于胃中，胃中郁而为热，热气熏入胸中，混合其衰少之气，变为内热……不消不渴，宁可得乎？”过劳耗气，气虚不行，郁积化热，阴随之伤，可致消渴。《外台秘要·消渴消中》:“房室过度，肾主虚耗故也。下焦生热，热则肾燥，肾燥则渴。”房劳不节，亏损肾精，虚火遂生，水亏火燥，发为消渴。另一方面，《素问·血气形志》说:“形乐志乐，病生于肉。”《内经知要》言:“过于逸则气脉凝滞。”过于安逸，形智懒怠，可使气血行缓，壅滞困顿，引起脾滞肉伤气虚，加之饮食不节，痰湿积热更甚，气阴更伤，而致消渴。

钱秋海教授指出，过度劳累或过度休息也可能导致消渴病的发生。他提到劳累损伤气血，导致郁积化热的情况，以及过度休息导致气血行缓，阻滞不畅的情况。

6. 起居失度

《灵枢·岁露论》:“人与天地相参，与日月相应。”人生天地之间，生理规律与自然相应。《素问·生气通天论》:“平旦人气生，日中而阳气隆，日西而阳气已虚。”日出而作，日落而息，是人体生理的重要节律，若破坏此节律，起居失度，昼日过劳，夜不静息，则损脏气，脾胃肝肾俱可伤，而致阴虚内热，气滞痰凝血瘀，促生消渴。

钱教授强调了起居失常对于人体生理节律的影响。如果破坏了日出而作、日落而息的生活规律，会损伤脏气，导致内热、气滞等病理因素，最终导致消渴的发生。

7. 体质因素

“体质”的描述首见于《灵枢·阴阳二十五人》，其体质由先天禀赋所决定，为生理性。现代体质学说融入了后天可调性，即体质可随体内气血阴阳的变化而改变，且反映出病理性，即所谓偏颇体质。体质与疾病的发生、预后及转归均相关。有多项研究表明非胰岛素依赖型糖尿病与体质易感性有关，阴虚体质、气虚体质、痰湿体质、湿热体质是当今非胰岛素依赖型糖尿病的主要体质[1]。

钱秋海教授还关注了体质因素对于消渴病的影响。他认为体质的先天禀赋和后天可调性都对于疾病的发生、预后和转归有一定的影响。特别是在现代，他还引用了体质学说与非胰岛素依赖型糖尿病易感性之间的关系，指出了不同体质类型对于疾病的影响。

（二）辨病机

1. 脾虚是糖尿病发病之关键

中医学认为，脾主运化，主消化饮食和运输水谷精微。脾主升清，能将水谷精微转输全身。人体之所以能不断地得到精气津液的濡润，而不至匮乏，正是依赖脾的升清作用正常。若脾失健运，升清失职，精微物质不能输布于全身，饮食虽多，但不能为人体所用，仍可导致机体精气津液的匮乏，致生燥热。糖尿病正是一种由于精微利用障碍而表现为气虚津亏而燥的病变。钱秋海教授长期致力于中医药防治糖尿病的研究，倡导“脾虚致消”学说。关于“脾”实质的探讨表明：中医认识的脾包括现代医学解剖学上的脾和胰，“脾”的运化功能和现代医学胰的分泌功能有密切关系，其中包括糖代谢在内。现代医学认为，糖尿病患者出现的疲乏无力是由于肌肉糖酵解作用减弱，肌肉糖利用障碍所致，而脾主肌肉，故肌肉的糖酵解及糖的利用与脾气的健旺与否关系很大。另外，从现代医学胰腺的生理功能来看，胰腺可归属到中医学“脾”的范畴，食物中的糖、脂肪、蛋白质，必须经过由胰腺外分泌腺分泌的酶的消化，才能被吸收利用，各营养物质吸收后又会引起胰岛素的分泌，使营养物质或储存或利用。如果胰腺功能异常，导致消化吸收障碍，利用障碍，营养不足，就会出现气血生化不足的脾虚表现，进而产生胰岛素抵抗，最终发展成为糖尿病。

（1）脾失健运，散精失常：脾气虚弱，运化功能障碍，散精功能失职，使津液不能上输，机体乏津，化燥生热，故需引水以自救。因而糖尿病患者常见有口干、口渴、多饮之症。诚如李东垣所云：“脾气不足，则津液不能升，故口渴欲饮。”张锡纯指出：“脾气不能散精达肺则津液少，不能通调水道则小便无节，是以渴而多饮多溲也。”

（2）脾气不升，膏汁下流：脾病其气不升，反而下降，水谷精微不能上输心肺，布达全身，必然随下陷之气直趋于下，从小便而出。故糖尿病患者常见有小便频数量多、浑浊而味甜。可见糖尿病患者的多尿症状除与肾虚不摄有关外，还与脾虚不能转输精微，脾失升清，膏汁下流密切相关。正如《灵枢·口问》所云：“中气不足，溲便为之变。”《世医得效方》：“脾瘅之证，饮食入腹，如汤浇雪，随小便而出，落于溷僻沟渠中，皆旋结如白脂，肌肤日益消瘦。”也如《类证治裁·三消论治》所云：“小水不臭反甜者，此脾气下脱症最重。”《古今录验》明确指出：“消渴病，小便不咸而甜。”

（3）脾气虚弱，生化不足：《黄帝内经》云：“脾主身之肌肉。”《素问集注》指出：“脾主运化水谷之精，以生养肌肉，故主肉。”若脾虚，不能输布精微于四肢肌肉，虽然食多，但不能有效地利用，故糖尿病患者常见有肌肉消瘦、四肢倦怠乏力、下肢酸软等症状。正如《素问·脏气法时论》所言：“脾病者，身重、善饥、肉痿。”

2. 脾胃升降失常是糖尿病的主要病机之一

在糖尿病的发生发展过程中，无论何种原因伤脾而致脾虚，既可因脾失散精而导致糖尿病的发生，又可影响脾胃升降功能，使精微物质转输更为不利而加重病情。一方面，脾失健运，升清失职，清气在下升举不利；另一方面，脾失升清又可影响胃的降浊，浊阴之气下降不畅，致使清浊相干，升降失常，故糖尿病患者常见大便不调或干或稀等症状。脾“主为胃行其津液”，脾阴虚不能滋养胃阴，则易化燥生热，胃中阳热偏亢，故糖尿病患者又可见善饥多食、烦渴多饮等症状。如《慎斋遗书》所云：“盖多食不饱，饮多不止渴，脾阴不足也。”《医贯·消渴论》则云：“脾土浇灌四旁，与胃行其津液者也。脾胃既虚，则不能敷布其津液，故渴。其间纵有能食者，亦是胃虚引谷以自救。”李东垣说：“火与元气不两立，一胜则一负。”胃中燥热虽可由脾虚所致，但因其伤津耗气，又可反过来加重脾虚，使脾阴更加不足，脾气更加耗伤，形成脾虚与胃中燥热互为影响的病理循环，进而促进病情加重。

3. 五脏皆虚弱是糖尿病的重要病理转归

脾为五脏之中土，心、肺、肝、肾活动的中心。其运化功能正常，水谷精微得以上输心肺、下藏肝肾，才使各自的功能正常。在糖尿病中，若脾虚日久，精微不布，其余四脏长期失养，终可出现五脏皆柔弱的病理转归。肝与肾居于下焦，二者功能正常有赖于中焦脾土运化功能的正常。肝藏血，肾藏精。肝藏之血除从肾精得到涵育外，主要依赖脾脏化生阴血以营养补充，才能充盈而不亏。而肾藏之精也必须依赖于脾，为其不断地输送水谷精微以补充和培补。若脾虚日久，不能化生精血滋补肝肾，便可导致肝肾精血的匮乏。糖尿病日久，除脾虚更加明显外，又可伴有肝肾不足的表现，如头晕耳鸣、腰膝酸软、腰痛、烦躁易怒、目干目花等。

早在《黄帝内经》时代，各医家就认识到肝与糖尿病的发病有关。《灵枢·本藏》有“肝脉微小为消瘅”“肝脆则善病消瘅易伤”的记载。叶桂在《临证指南医案》中指出：“心境愁郁，内火自燃，乃消症大病。”临床中发现，诸多糖尿病患者发病前有精神紧张、思虑过度以及精神刺激史。发病后多有精神抑郁、烦躁易怒等因郁致病和因病致郁的因素，致使病情加重，形成恶性循环。日本学者近年来研究亦认为，心理因素对糖尿病的形成、预后有着十分重要的作用。

肾为先天之本，与人体的生长、发育、衰老等生命运动密切相关。肾寓元阴元阳，二者皆以肾精为物质基础，肾中精气是机体生命活动之本，对机体各方面的生理活动均起着极其重要的作用。元阴受五脏六腑之精而藏之，元阳推动、激发脏腑、组织、器官的功能活动。人至老年脏腑精气逐渐衰减，尤其是肾气渐亏，同时老年糖尿病患者患病日久，亦逃不脱“久病及肾”的规律。故清代陈士铎在《石室秘录·消渴证治》中指出：“消渴之证，虽分上、中、下，而肾虚以致渴，则无不同。”《济生方》载：“消渴之疾，皆起于肾。”有研究发现，老年人肾功能衰退与神经、内分泌、免疫系统关系密切，在非胰岛素依赖型糖尿病患者当中，雄激素促进靶器官糖原分解酶（己糖激酶、磷酸果糖激酶）的大量合成，有明显的抵抗胰岛素的生物作用，降低胰岛素的敏感性。

脾与上焦心肺的关系也如此。一方面，脾不断地使“浊气归心”并“淫精于脉”，才使心之气血充足而不虚。另一方面，脾能“散精达肺”为其营养和濡润，才能保证肺的功能正常发挥。所以，在糖尿病中，由于脾虚日久还可伴有心肺不足的症状。如心虚则心慌胸闷气短，肺虚则口干咽燥，皮肤干燥少津，甚则喘嗽咳血。诚如《儒门事亲·三消论》所言：“夫消渴者，多变聋盲、疮癣、痤痱之类，或蒸热虚汗，肺痿劳嗽。”至于糖尿病日久，常见有某些瘀血阻络的症状，如肢体麻木疼痛、舌质紫暗或舌有瘀点瘀斑等，也与脾虚而脾不统血有密切关系。脾为气血生化之源，主统血。脾虚则气虚血少而致血瘀脉涩，脾不统血则血流脉外而瘀滞不行，皆可导致多种瘀血症状的发生。正如《金匮翼》所云：“脾统血，脾虚则不能摄血；脾化血，脾虚则不能运化，是皆血无所主，因而脱陷妄行。”

4. 痰瘀阻络是糖尿病的重要病理环节

临床发现，许多病程较长的糖尿病老年患者，三多症状常较轻微，但血糖较高，并发症多，应用降糖药及传统三消辨证治疗，血糖不易下降，临床症状改善不明显。而从活血化痰论治，不仅可明显改善患者的临床症状，而且还使久治不愈的高血糖有了明显的下降，因而我们认为痰浊瘀血关系到糖尿病及并发症的发生与发展。糖尿病患者多伴脂肪代谢紊乱，体型肥胖，临床检查常发现三酰甘油（TG）、总胆固醇（TC）、糖化血红蛋白（HbA1c）含量增多，肥胖及高脂血症正是导致胰岛素抵抗的重要原因，TG、TC 的升高属于中医学“痰浊”的范畴已成为共识。有学者认为纤溶酶原活性低与胰岛素抵抗和高胰岛素血症有关，高血脂的存在更加重了血液的高黏高聚状态，这与中医的瘀血症相吻合。中医学自古就非常重视瘀血在糖尿病中的重要作用，早在《金匮要略》就简述了瘀血作渴的症状，唐宗海则在《血证论》中进一步描述了瘀血致渴的机制，“瘀血在里则口渴，所以然者，血与气本不相离，内有瘀血，故气不得通，不能载水津上升，是以发渴，名曰血渴。”

综上所述，脾肾两虚是糖尿病发生的基础，肝失条达是糖尿病病机发展的中间环节，痰瘀阻络则是糖尿病病机发展的产物并贯穿病程始终，为本虚标实、多虚多瘀之证。

（三）辨病位

中医学认为，阴虚燥热为糖尿病的重要病机，肺燥、胃热、肾虚为本病的重要表现，以滋阴清热为其大法。但钱秋海教授认为“三消”之表现仅为糖尿病的一个方面，多数患者均有不同程度的脾虚表现，如少气懒言、倦怠乏力、喜卧自汗、日渐消瘦、舌淡脉弱等。尤其是过食肥甘厚味、过度劳累为糖尿病最常见的病因。因此，治疗糖尿病除滋阴清热外，应健脾补气。钱秋海教授认为，糖尿病的主要病位在脾、肾，涉及肺、胃。

1. 肾虚与糖尿病

肾承担着生命活力和调节水液代谢的重要角色。肾虚可能导致体内阴液不足，引起阴虚燥热，表现为口干、多饮、多尿等消渴症状。

2. 脾虚与糖尿病

脾主要负责运化水谷，是后天之本，气血生化之源。脾虚则影响到水谷的转化吸收，导致能量来源不足，表现为倦怠乏力、食欲不振等症状。脾虚也会导致阴液生成不足，加剧燥热情况。

3. 肺燥与糖尿病

肺负责呼吸和调节水道，与皮肤和毛发的润泽直接相关。肺燥可以表现为口干、咳嗽等症状，而在糖尿病中，这些症状往往与内热、阴虚有关。

4. 胃热与糖尿病

胃热通常与过度的饮食习惯有关，如过食肥甘厚味等。这些饮食习惯不仅增加胃的负担，还可能导致胃热，影响脾的运化功能，从而影响整个身体的气血平衡，加剧糖尿病症状。

钱秋海教授指出，除了常见的“三消”症状外，脾虚的表现也十分重要，因此治疗不仅要滋阴清热，还要健脾补气。这种治疗方法强调了在调整身体内环境和恢复功能平衡方面的整体性和系统性，符合中医治未病的理念。通过这种方法，可以帮助改善患者的生活质量并减缓糖尿病的进展。

（四）辨治则

《素问·玉机真藏论》云：“脾脉者土也，孤脏以灌四傍者也。”脾为后天之本，气血生化之源。脾主运化，食物中的水谷变成气血精微，布散五脏六腑、濡养四肢百骸皆依靠脾的健运功能。脾虚则水谷精微运化失职，气血生化乏源。李东垣也曾提出“内伤脾胃，百病由生”的观点，认为“善食而瘦者，胃伏火邪于气分则能食，脾虚则肌肉削，即食亦也”。正如《灵枢·本藏》记载：“脾坚则藏安难伤，脾脆则善病消瘅易伤。”孤脏脆弱，则易致消渴。脾虚亦可导致痰浊、水湿内停，阻滞气机。气为血之帅，气行则血行，气机阻滞，血行障碍，造成血瘀，进而加重糖尿病病情的发展，引起糖尿病多种并发症的发生。据上所述，钱秋海教授认为脾虚是糖尿病的重要病理基础，脾胃升降失常则是其重要病机。津亏燥热与瘀血皆可由脾虚所导致。治疗的关键，当以健脾为主治其本，佐以生津清热活血化痰治其标。

二、方药心法

（一）辨证论治

1. 主证

（1）热盛伤津证：症见口干咽燥，渴喜冷饮，易饥多食，尿频量多，心烦易怒口苦，溲赤便秘。舌干红，苔黄燥，脉细数。

治法：清热生津止渴。

推荐方药：消渴方或白虎加人参汤加减。天花粉、石膏、黄连、生地黄、太子参、葛根、麦冬、藕汁、甘草等。

（2）肝胃郁热证：症见脘腹痞满，胸胁胀闷，面色红赤，形体偏胖，腹部胀大，心烦易怒，口干口苦，大便干，小便色黄。舌质红，苔黄，脉弦数。

治法：开郁清热。

推荐方药：大柴胡汤加减。柴胡、黄芩、清半夏、枳实、白芍、大黄、生姜等。或具有同类功效的中成药。

（3）阴虚火旺证：症见五心烦热，急躁易怒，口干口渴，渴喜冷饮，易饥多食，时时汗出，少寐多梦，溲赤便秘。舌红赤，少苔，脉虚细数。

治法：滋阴降火。

推荐方药：知柏地黄丸合白虎汤加减。知母、黄柏、山萸肉、牡丹皮、山药、石膏、粳米、甘草、天花粉、黄连、生地黄、藕汁等。或具有同类功效的中成药。

（4）气阴两虚证：症见消瘦，倦怠乏力，气短懒言，易汗出，胸闷憋气，脘腹胀满，腰膝酸软，虚浮便溏，口干多饮。舌淡体胖，苔薄白干或少苔，脉虚细无力。

治法：益气养阴。

推荐方药：参芪地黄汤加减。太子参、黄芪、地黄、山药、茯苓、牡丹皮、泽泻、山萸肉等。或具有同类功效的中成药。

（5）阴阳两虚证：症见小便频数，夜尿增多，浑浊如脂如膏，甚至饮一溲一，五心烦热，口干咽燥，耳轮干枯，面色黧黑；畏寒肢凉，面色苍白，神疲乏力，腰膝酸软，脘腹胀满，食纳不香，阳痿，面目水肿，五更泄泻。舌淡体胖，苔白而干，脉沉细无力。

治法：阴阳双补。

推荐方药：金匮肾气丸加减。偏阴虚，左归饮加减；偏阳虚，右归饮加减。桂枝、附子、熟地黄、山萸肉、山药、茯苓、牡丹皮、泽泻、枸杞子、甘草、杜仲、菟丝子、肉桂、当归、鹿角胶等。或具有同类功效的中成药。

2. 兼证

（1）瘀血证：症见胸闷刺痛，肢体麻木或疼痛，疼痛不移，肌肤甲错，健忘心悸，心烦失眠，或中风偏瘫，语言謇涩，或视物不清，唇舌紫暗。舌质暗，有瘀斑，舌下脉络青紫迂曲，苔薄白，脉弦或沉而涩。

治法：活血化瘀。

推荐方药：桃红四物汤加减。地黄、川芎、白芍、当归、桃仁、红花等。或具有同类功效的中成药（包括中药注射剂）。

（2）痰湿证：症见呕恶，眩晕，口黏痰多，食油腻则加重，水肿，泡沫尿或尿浊，泄泻或便溏。舌体胖大，苔白厚腻，脉滑。

治法：行气化痰，祛湿降浊。

推荐方药：二陈汤合大黄黄连泻心汤加减，偏痰热黄连温胆汤加减。半夏、陈皮、茯苓、泽泻、枳实、竹茹、黄连、大黄、黄连、枳实、石膏、葛根等。

（3）痰热互结证：症见脘腹胀满，恶心欲吐，厌油腻，口黏而甜，肢体困重，大便黏腻不爽，小便短赤不利。苔黄腻，脉濡数。

治法：清热化痰，宽胸散结。

推荐方药：小陷胸汤加减。黄连、半夏、瓜蒌、陈皮、竹茹、佩兰等。

（二）单味药

1. 黄芪

黄芪性微温，味甘，入脾、肺经，为豆科植物膜荚黄芪和蒙古黄芪的干燥根，始载于《神农本草经》，具有补气升阳、托毒生肌、利水消肿、益气固表的功效，含有皂苷类、黄酮类及多糖等化学成分。现代研究表明，黄芪可作用于糖尿病肾病发生、发展的多个环节。黄芪当中发挥主要作用的是黄芪多糖，具有调节血压、提高免疫力、改善糖代谢等功能。研究发现，黄芪多糖可降低糖尿病大鼠 HbA1c、血糖、血清胰岛素水平，上调葡萄糖转运蛋白4-mRNA（GLUT4-mRNA）表达，降低内质网应激水平，增加Bcl-2基因、蛋白表达，减少 Bax 基因、蛋白表达，改善成血管细胞功能，改善胰岛的功能形态，从而可以减少胰岛 B 细胞凋亡以保护胰岛功能[2]。黄芪多糖与非胰岛素依赖型糖尿病大鼠腺苷酸活化蛋白激酶 α（AMPKα）、胰腺解偶联蛋白 2（UCP2）的表达密切相关，发现黄芪多糖改善胰岛素抵抗的作用可能与上调 AMPKα、p-AMPKα 及下调 UCP2 水平有关[3]。有研究者采用黄芪注射液联合中药熏洗治疗早期糖尿病足，能够有效提高治疗效果，改善患者的血液流变学和血糖状况[4]。

2. 桑叶

桑叶性寒，味甘、苦，入肺、肝经，具有疏散风热、清肺润燥、清肝明目的功效，主要含有黄酮类化合物、甾体、三萜类化合物、槲皮素及生物碱等成分。药理实验表明，桑叶具有降糖、抑菌、利尿、降压的作用，并能促进细胞的生长，刺激真皮细胞分裂。桑叶黄酮可有效降低非胰岛素依赖型糖尿病大鼠空腹血糖、血脂及胰岛素水平。其机制考虑是通过抑制游离脂肪酸（FFA）诱导的蛋白激酶 C（PKC）途径，以及改善基于腺苷酸激酶 2（AK2），过氧化物酶体增殖物激活受体 γ（PPARγ）辅助激活因子 1α（PGC-1α）表达的能量稳态，以发挥抗糖尿病效果[5]。桑叶多糖、黄酮可改善肝癌细胞（Hep G2）胰岛素抵抗，其作用机制是通过抑制 c-Jun 氨基末端激酶（JNK）信号通路，达到改善胰岛素抵抗的效果[6]。

3. 人参

人参性温，味甘、微苦，入心、肺、脾、肾经，为五加科植物的干燥根及根茎。《本草纲目》载其“治男妇一切虚症”，具有大补元气、复脉固脱、补脾益肺、生津安神的功效。其主要成分为人参皂苷 Rb、人参皂苷 Re、人参皂苷 Rf 及人参皂苷 Rg 等。现代研究表明，人参通过调节机体的免疫功能，减轻自身免疫反应的损害，减少胰岛细胞的损伤，并使损伤的胰岛细胞得到一定程度的恢复，从而降低血清自身抗体水平，增加 C 肽的分泌，降低模型小鼠的血糖水平[7]。药理研究显示，人参可以调节中枢神经系统，提高机体免疫力，调整血糖水平，显著抑制胆固醇的吸收。人参茎叶总皂苷主要通过多成分、多靶点、多通路综合发挥改善胰岛素抵抗、调节炎症反应、抗细胞凋亡等作用[8]。研究表明，人参皂苷 Rb1 通过上调 PGC-1α 改善糖尿病小鼠的心功能，缓解糖尿病心肌病。其机制考虑与人参皂苷 Rb1 降低心肌线粒体活性氧产生并减少心肌细胞凋亡有关[9]。

4. 水蛭

水蛭又称蚂蟥，性平，味咸、苦，有小毒，入肝经，具有破血、逐瘀、通经的作用。水蛭主要含蛋白质、水蛭素、氨基酸及多种微量元素，能够纠正糖代谢紊乱，调整细胞因子活性，抗凝抗血栓，调控炎症反应。研究表明，水蛭唾液中的水蛭素有类似于胰岛素增敏剂的功效，可以促进机体对自身胰岛素的敏感性，充分发挥利用自身胰岛素，加强组织重新摄取和利用血糖的功能，从而使血糖下降，达到长期稳定和全面控制血糖的目的[10]。顾江萍等[11]研究表明，水蛭对糖尿病肾病的肾功能具有保护作用。水蛭干预治疗糖尿病肾病大鼠 6 周后发现，血液中的血清尿素氮（BUN）、内生肌酐清除率（Ccr）水平降低，延缓糖尿病肾病进展，其机制是通过下调内皮素 -1（ET-1）水平及表达而实现。

5. 五味子

五味子性温，味酸、甘，入肺、心、肾经，是木兰科植物五味子的干燥成熟果实。《神农本草经》载："主益气，咳逆上气，劳伤羸瘦，补不足，强阴，益男子精。"五味子具有收敛固涩、益气生津、补肾宁心的功效，果实含有多种木脂素及挥发油，能够促进机体免疫功能，抗氧化抗衰老，以及强心降血糖。临床用于治疗久嗽虚喘、梦遗滑精、遗尿尿频、久泻不止、自汗盗汗、津伤口渴、气短脉虚、内热消渴、心悸失眠等证。现代药理研究证实，五味子醇提取物和水提取物可明显提高糖尿病小鼠血清胰岛素水平、降低血糖，改善糖尿病症状[12]。杨江辉等[13]研究发现，五味子木脂素类提取物可以有效降低血清骨钙蛋白水平，改善其脂质代谢紊乱的症状及肾功能。王开玲等[14]研究表明，五味子乙素（Sch B）对糖尿病视网膜病变（DR）大鼠的早期保护作用可能通过上调 HO-1 表达抑制新生血管形成、炎性反应及氧化损伤实现。

6. 绞股蓝

绞股蓝性寒，味苦，入肺、脾、肾经，具有清热解毒、止咳祛痰的功效，含有固醇类、达玛烷型四环三萜皂苷及黄酮类等成分，可增强免疫功能，刺激淋巴细胞转化。王同壮等[15]研究发现，绞股蓝叶水提物能够降低链脲霉素（STZ）诱导的糖尿病大鼠的血糖，其作用机制可能与增加骨骼肌肌膜 GLUT4 蛋白表达和抑制骨骼肌炎症有关。郎志芳等[16]则探讨绞股蓝对糖尿病肾病大鼠免疫功能的影响，研究结果可预见绞股蓝在糖尿病肾病临床中有良好的应用效果，可有效改善免疫功能。

7. 黄精

黄精性平，味甘，入脾、肺、肾经，具有补气养阴、健脾、润肺、益肾的功效，含有甾体皂苷类、醌类及黄酮类等成分，可以有效增加冠状动脉流量、调血脂、降血糖和抗衰老。王秋丽等[17]发现多花黄精多糖能显著降低胰岛素依赖型糖尿病小鼠的死亡率，可能与其改善小鼠体重、降低血糖、肝保护等相关。彭静[18]研究表明，黄精皂苷可通过阻断 Wnt/β-catenin 信号通路的激活，抑制肾小管间质纤维化进程，最终能对糖尿病肾病大鼠肾损伤起保护作用。

8. 三七

三七别名田七，性温，味甘、微苦，入肝、胃经，具有散瘀止血、消肿定痛的功效，含有人参皂苷 Rg1、槲皮素、丁香烯、人参炔三醇及三七皂苷等成分。三七提取物可抑制血小板聚集，有强心、降压、降糖、保肝及抗炎等功效。高利超等[19]研究发现，三七皂苷 R1 可能通过抑制 TGF-β1/Smad3 信号通路来调节糖尿病肾病大鼠肾脏纤维化和炎症细胞因子表达水平，以达到改善糖尿病肾病肾功能的目的。侯凯健等[20]研究也表明三七总皂苷（PNS）能通过减少 TGF-β1 和炎症反应因子水平，进而改善糖尿病肾病大鼠肾脏的病理损伤。

9. 山药

山药性平，味甘，入脾、肺、肾经，具有补脾养胃、生津益肺、补肾涩精的功效，含有多巴胺、山药碱、胆甾醇、多酚氧化酶、黏液质及糖蛋白等多种成分。临床应用中发现，山药具有促进骨折愈合，降血糖，增强免疫力，增强消化系统功能等作用。高子涵等[21]研究发现山药多糖对糖尿病肾病小鼠肾功能有一定的保护作用，其机制可能与抑制高糖激活的 AR/P38MAPK/CREB 信号通路有关。吕娟等[22]则通过探讨山药多糖对 2 型糖尿病大鼠血小板及酶活性的影响，发现山药多糖可改善非胰岛素依赖型糖尿病大鼠的血糖，保护其胰岛功能及血小板功能。另可考虑山药多糖调节血糖血脂的作用机制，可能与抗氧化作用和改善胰岛素敏感性相关，有待进一步研究。

10. 麦冬

麦冬性平、味甘，归心、肺、胃经，系百合科多年生沿阶草属植物麦冬的干燥块根。《神农本草经》载："主心腹，结气伤中伤饱，胃络脉绝，羸瘦短气。久服轻身，不老不饥。"麦冬具有生津养阴、清热润燥、除烦消渴的功效，临床上用于热病伤津、心烦口渴、肺燥干咳等症。现代药理研究表明，麦冬具有明确的降血糖作用，其中麦冬多糖 MDG-1 对糖尿病小鼠模型有明确的降糖作用[23]。

11. 甘草

甘草性平、味甘，归脾、胃、心、肺经，属多年生草本植物。《本草汇言》载："甘草，和中益气，补虚解毒之药也。健脾胃，固中气之虚羸，协阴阳，和不调之营卫。"甘草具有补脾益气，润肺止咳，缓急止痛，缓和药性，泻火解毒之功效。有研究表明，宁夏地区栽培甘草的提取物中甘草黄酮具有改善实验性非胰岛素依赖型糖尿病的作用，并且其调节血脂、抗氧化活性可能与其改善实验性非胰岛素依赖型糖尿病的机制有关[24]。

12. 天花粉

天花粉味甘、微苦，性微寒，归肺、胃经，是葫芦科植物栝楼或双边栝楼的干燥块根，又名栝楼根、瓜蒌根、蒌根。《神农本草经》载："主消渴，身热，烦满，大热，补虚安中，续绝伤。"天花粉具有清热生津、消肿排脓的功效，用于治疗热病烦渴、肺热燥咳、内热消渴、疮疡肿毒。临床上常用的消渴方如玉泉丸、玉液汤、玉女煎等均将天花粉作为主药。现代研究证实，天花粉多糖具有降血糖的活性，凝集素为天花粉降糖的主要有效部位[25]。

13. 黄连

黄连味苦，性寒，归心、肝、胃、大肠经，为毛茛科植物，根茎为中药要药，被记载于各朝代重要医药典籍之中。《本草经百种录》载："凡药能去湿者必增热，能除热者，必不能去湿，惟黄连能以苦燥湿，以寒除热，一举两得，莫神于此。"中医认为黄连有清热、燥湿、解毒、泻火等功效。其根茎具有降低血糖的特性，已有动物实验和临床研究表明，作为异喹啉类生物碱，小檗碱能够改善高血糖症和改进胰岛素耐受性。黄连所含生物碱特别是小檗碱通过降低糖尿病大鼠空腹血糖、HbA1c 比值和血清 TG 和 TC 水平，提高糖尿病大鼠血浆胰岛素水平，提高坐骨神经感觉和运动传导速度，缩短动作电位潜伏期，调节自由基代谢紊乱，减轻脂质过氧化反应，抑制多元醇代谢通路活性和改善血液高黏状态，增加坐骨神经营养因子的表达，从而改善糖尿病大鼠周围神经功能和结构，对抗糖尿病周围神经病变[26]。

14. 生地黄

生地黄味甘、苦，性微寒，归心、肝、肾经，为玄参科植物地黄的干燥块根。《本经逢原》记载："干地黄，内专凉血滋阴，外润皮肤荣泽，病人虚而有热者宜加用之。"本品能清热凉血，养阴生津。生地黄治疗糖尿病不仅历史悠久，而且十分常用。治疗糖尿病的中成药组方中也大多含有地黄。因此，生地黄被称为中药治疗消渴病四大"圣药"之一。现代药理研究证实，生地黄水提液通过上调非胰岛素依赖型糖尿病大鼠胰岛素原基因 mRNA 和蛋白表达，改善胰岛 B 细胞功能，以及通过抑制脂肪组织抵抗素基因的表达，降低血胰岛素抵抗水平、改善脂代谢紊乱，从而降低非胰岛素依赖型糖尿病大鼠血糖，其中生地多糖及苷类均有明确的降血糖作用[27]。

15. 知母

知母味苦，性寒，归肺、胃、肾经，为百合科植物知母的根茎。本品始载于《神农本草经》，"主消渴热中，除邪气肢体水肿，下水，补不足，益气"，具有清热泻火、滋阴润燥、止渴除烦等功效。现代研究证实，知母皂苷能够显著提高糖尿病小鼠糖耐量，降低实验性糖尿病小鼠的空腹血糖；另研究证实知母总皂苷对糖尿病状态下海马中乙酰胆碱酯酶（AChE）活性具有一定的改善作用，可能与其抗氧化应激和改善糖尿病基本症状有关[23]。

16. 茯苓

茯苓味甘、淡，性平，归心、脾、肺、肾经，为多孔菌科真菌茯苓的干燥菌核。《名医别录》载："止消渴，好睡，大腹，淋沥，膈中痰水，水肿淋结。开胸腑，调脏气，伐肾邪，长阴，益气力，保神守中。"本品具有渗湿利水、健脾宁心等功效。现代药理研究证实[28]，茯苓多糖具有降血糖和抗脂质过氧化作用。赤茯苓为多孔菌科真菌茯苓干燥菌核近外皮部的淡红色部分，味甘、淡，性平，归心、脾、膀胱经，功能行水、利湿热，主治小便不利、水肿、淋浊、泻痢。茯神为多孔菌科卧孔属植物茯苓的菌核，药用部分为干燥菌核体，味甘、淡，性平，有渗湿、健脾、宁心等功能，用于痰饮、水肿、小便不利、泄泻、心悸、眩晕。

17. 黄芩

黄芩味苦，性寒，归肺、心、肝、胆、大肠经，为唇形科多年生草本植物黄芩的干燥根。《神农本草经》载："主诸热黄疸，肠僻，泄利，逐水，下血闭（治）恶疮，疽蚀，火疡。”本品具有清热燥湿、泻火解毒、止血、安胎的功效。通过黄芩苷干预糖尿病大鼠 8 周后的研究发现，经黄芩苷治疗后，糖尿病大鼠的肾脏细胞凋亡减少，Bax 表达量和 Bax/Bcl-2 明显降低，而 Bcl-2 明显增加，同时尿量、24 小时尿蛋白定量降低，说明黄芩苷可能通过调节降低 Bax/Bcl-2 的比抑制糖尿病肾脏细胞凋亡，减少尿蛋白含量，从而起到保护肾脏的作用[29]。

18. 泽泻

泽泻味甘、淡，性寒，归肾、膀胱经，为泽泻科泽泻属植物的干燥块茎。《药性论》载：“主肾虚精自出，治五淋，利膀胱热，宣通水道。”本品具有利小便，清湿热的功效，临床多用于治疗糖尿病、小便不利、水肿、热淋涩痛等证。现代药理研究表明，泽泻具有利尿、降血糖血脂及抗动脉粥样硬化、抗肾结石形成、抗肾炎活性、抗脂肪肝、对心血管系统及免疫调节的作用，其水提醇沉物（RAE）具有明显的降血糖和降血脂作用，并能保护胰岛组织免受损伤，RAE 降低血糖作用与促进胰岛素的释放有关[30]。

19. 熟地黄

熟地黄味甘，性温，归肝、肾经，为生地黄块根的炮制加工品（酒炖或酒蒸法）。《本草从新》载：“滋肾水，封填骨髓，利血脉，补益真阴聪耳明目，黑发乌须。”本品功擅补血滋阴，益精填髓，为滋补肝肾阴血之要药。现代研究表明，熟地黄有改善血虚大鼠外周血象、改善痴呆模型鼠记忆、降糖、降脂、抗氧化等药理作用；熟地黄水提物含药血清可上调血管上皮细胞红细胞生成素（EPO）表达，对血管内皮细胞有显著的促增殖作用；熟地黄具有补气血养阴、扶正，维持机体内环境平衡，提高机体免疫功能，双向调节血糖的作用[23]。

20. 葛根

葛根味甘、辛，性平，归脾、胃、肺、膀胱经，来源于豆科植物野葛的干燥根。《本草经疏》载：“葛根，解散阳明温病热邪之要药也，故主消渴，身大热，热壅胸膈作呕吐。”本品具有解肌退热，生津，透疹，升阳止泻作用。中医运用葛根素治疗糖尿病历史悠久，现代研究表明葛根素具有对抗高糖引起的血管收缩功能下降的作用，其机制可能是通过诱导 HO-1 活性增加实现的。有研究探讨葛根素（Pue）对糖尿病大鼠心肌细胞凋亡及相关蛋白表达的影响，结果显示 Pue 可以改善糖尿病大鼠空腹血糖和心肌细胞凋亡指数（AI），其机制可能与调节 Bcl-2、Caspase 3 和 Cyt-C 水平有关；另外，合理补充葛根素能有效清除自由基，降低血糖；还有研究证实葛根黄酮除具有明显降血糖作用外，还对糖尿病并发症有一定的预防和治疗效果[23]。

21. 穿山龙

穿山龙性温，味甘、苦，入肝、肺、肾经，具有活血舒筋、祛风止痛的功效。其主根含有薯蓣皂苷、薯蓣皂苷元、纤细薯蓣皂苷等多种成分。穿山龙的药理作用比较广泛，具有镇咳、祛痰、平喘、抗炎以及降血糖、降血脂等作用。陈新焰等[31]研究发现，穿山龙和马来酸罗格列酮均有降血糖的作用，且穿山龙的效果较优。结果表明，穿山龙降低血糖源于改善胰岛素抵抗所致，但其作用靶点有待深入研究。唐春颖等[32]研究发现，穿山龙提取物中的薯蓣皂苷对痛性糖尿病周围神经病变有着积极的治疗效果，其作用机制是通过下调痛性糖尿病周围神经病变大鼠坐骨神经 Ca^{2+} 通道 mRNA 的表达，进而减少 Ca^{2+} 内流，减缓神经元的过度兴奋，进而减轻痛性糖尿病周围神经病变的症状。

（三）对药

对药是由两味中药依据一定配伍规律组成的药物组合。对药为依据病情和药性，有针对性、规律性的组合，相较于单味药，对药具有组方法度与配伍规律；相对于方剂，对药配伍比较简单，临床应用更具有针对性，方剂学中某些“小方”即是对药直接应用。

1. 黄连 - 人参[33]

黄连味苦、性寒，具有清热燥湿、泻火解毒的功效。《本草汇言》有言：“黄连，沉静而凉，阴寒清肃之药也。均属火热内甚，阳盛阴衰之症，非此不治。”七情之火聚而不散，或胃肠积热结而不舒，故用黄连祛邪散热、荡涤肠胃。黄连苦、寒，入心泻火，又恐其伤阴，而人参甘温，大补元气，生津止渴，黄连人参配伍，一者清热解毒，一者健脾益气。可化热毒，又可助脾之健运，防止痰湿的产生，契合现代糖尿病的发病特点。此对药多用于糖尿病早期，热毒伤及气分，补泄兼用，不至于闭门留寇。黄连因抗炎、抗菌、降糖等作用显著，近年来一直是研究的热点。现代研究表明，黄连和人参草药中具有众多抗糖尿病活性的天然化合物，主要包括诸如小檗碱、人参皂苷类单体等。小檗碱是黄连的主要提取物，研究表明，不论是对于非胰岛素依赖型糖尿病细胞、动物模型，还是临床试验，小檗碱均有显著降糖作用。另外，人参中的人参皂苷 Rg1 是其主要成分，有显著的抗凋亡特性，研究发现其可通过减少 db/db 小鼠视网膜神经节细胞层和核内层细胞凋亡来预防早期糖尿病视网膜病变，体现了人参皂苷对非胰岛素依赖型糖尿病并发症的预防和治疗作用。因此，黄连人参组合也成为了现今治疗糖尿病常见的药对之一。黄连和人参两药在中国、韩国及其他亚洲国家传统医学领域均被作为抗糖尿病草药而广泛使用，同时临床试验亦证实了黄连、人参能改善非胰岛素依赖型糖尿病病情。黄连、人参对药干预降低了非胰岛素依赖型糖尿病小鼠体重、空腹血糖及胰岛素抵抗指数，增加了胰岛素水平、改善了受损的葡萄糖耐量及胰岛素敏感性。黄连、人参对药干预可显著抑制 db/db 小鼠过度的肝糖异生，治疗非胰岛素依赖型糖尿病。同时，通过脂质水平检测发现，黄连、人参对药可降低肝脏及血清 TC、TG 及低密度脂蛋白胆固醇（LDL-C）含量，改善肝脂肪变性。

2. 黄连 - 生地黄

黄连与生地黄配伍为黄连丸，源自名医孙思邈。生地黄味甘，《本草征要》言其合地之坚凝，得土之正色，为补肾要药，益阴上品，禀仲冬之气，故凉血有功。黄连入心泻火，生地黄凉血补阴，二者相互为用，补泄兼施。患者久病，热毒损及肾阴，致骨蒸潮热，腰膝酸软明显时可用此对药，清热凉血，补益肾阴。黄连与生地黄配合，主治五心烦热、腰膝酸软、盗汗等阴虚火旺之症。近年来有较多对黄连丸复方及其单药的研究，黄连丸对 STZ 诱导的糖尿病大鼠具有明显的降糖作用，其可抑制糖尿病大鼠肠道双糖酶活性。梓醇是生地黄的主要提取物，研究发现梓醇可通过作用于 AMPK/NOX4/PI3K/PKB 通路改善糖尿病小鼠的肝脏胰岛素抵抗[34]。热毒损及津液，脾失健运，可使痰浊内生。生地黄补益肾阴的同时亦可祛痰。正如朱丹溪所言，久病阴火上升，津液生痰不生血，宜补血以制相火，其痰自除。痰为百病之源，钱教授强调了祛除痰湿的重要性，提倡在治疗中要攻补兼施，不能仅加大祛湿药物，生地黄能清热生津，痰浊自消。

3. 黄连－肉桂

黄连与肉桂合为交泰丸。《本草新编》言："以黄连泻火者，正治也；以肉桂治火者，从治也。"黄连与肉桂同用，则心肾交于顷刻。此对药主治糖尿病心肾不交所致失眠、耳鸣、心悸诸症。据研究，不同配伍比例的交泰丸均对糖尿病大鼠有治疗作用，但以黄连与肉桂配比 2∶1 的作用效果最佳。近期一项 Meta 分析表明，肉桂可降低糖尿病及糖尿病前期患者的空腹血糖，体现了肉桂在临床上重要的降糖作用。肉桂醛是肉桂的主要提取物，研究发现肉桂醛可通过激活核因子 NF－E2 相关因子通路抑制氧化应激，从而缓解血管功能障碍，保护肾功能[35]。黄连与肉桂，一入心，一入肾，心肾相交，水火始得既济。患者形寒肢冷，小便清长，腰膝酸软明显，为慢毒损及肾阳之故。肉桂入肾经，补益肾阳。黄连与肉桂，前者入心泻火，后者补肾养阳。钱秋海教授认为，肉桂偏燥热，黄连苦寒，可解肉桂之燥热，使肉桂更易发挥补肾阳之功效，在糖尿病肾病患者的使用中尤为重要。

4. 丹参－瓜蒌

情绪不畅、气滞血瘀转为热毒，热毒与血瘀又结为瘀毒，或热毒致脏腑亏损，脾失健运，痰湿内生，又与热毒相结，致痰毒内扰。"初为气结在经，久则血伤入络"，此时需化痰祛湿散瘀。丹参与瓜蒌主治口渴、发热、心烦、大便干结、皮肤紫斑等血热瘀滞之症，是治疗胸痹心痛的常用配伍，为活血化瘀之良药。有研究发现丹参可通过抑制糖尿病大鼠肾组织及肾小球系膜细胞的无翅型 MMTV 整合位点家族成员 4（WNT4）、β－连环蛋白和 GF－β 信号通路从而保护肾组织。丹参在临床前期试验及临床试验中均有较好的大血管及微血管功能障碍的治疗作用，且可通过 TSP－1/TGF－β1/STAT3、JNK/PI3K/AKT 等多个途径抑制凋亡及炎症[36]。此外，瓜蒌中的凝集素也可通过 LOX1/NF－κB/Caspase－9 通路缓解糖尿病大鼠的肾损伤[37]。《本草汇言》有言："丹参，善治血分，去滞生新，调经顺脉之药也。"丹参活血通经，可散血热之瘀。而瓜蒌味苦、性寒，入肺、胃两经。《本草新编》言其："最能下气涤秽，尤消郁开胃，能治伤寒结胸，祛痰。"最能下气涤秽之瓜蒌与丹参合用，二者相辅相成，凉血活血，化痰祛瘀。此阶段为久病之故，痰毒瘀毒之邪留恋不散，丹参与瓜蒌化痰祛邪，却又不致妄泄而伤阴。钱秋海教授认为，久病患者瘀毒多见，可加用丹参，凉血活血，调经顺脉。

5. 桑叶 – 葛根

桑叶味甘、酸、辛，性寒，归肝、肺经。若热毒损及肺阴，可致患者咳嗽、盗汗、五心烦热。桑叶可清金敛神，清金即清肺之虚火，敛神即止盗汗。而桑白皮泻肺平喘，利水消肿。桑叶、葛根对药主治肺热津伤，肺气失宣，咳逆上气等症。桑叶提取物可有效降低糖尿病大鼠的血糖及血脂，且其信号通路与胰岛素受体底物 –1（IRS–1）/PI3K/GLUT4 相关[38]。葛根味甘、辛，性凉；归脾、胃、肺三经；功能解肌退热，生津止渴，透疹，升阳止泻，通经活络，解酒毒；用于外感发热头痛，项背强痛，消渴，麻疹不透，热痢泄泻，眩晕头痛，中风偏瘫，胸痹心痛，酒毒伤中。桑叶与葛根皆可清泄肺热，止咳平喘，二者相辅相成，共奏清肺泄热、补益肺阴之效。此对药一般为方中佐药，在清热祛瘀的同时补肺养阴。

6. 桑白皮 – 天花粉

"火曰炎上"，火热之邪，皆有上灼之性。肺体阴用阳，位居上，主卫外，是沟通人体内部与外界自然环境的通道，其体娇嫩，其气清虚，不容一物，外感六淫之邪从口鼻、皮毛而入，最易犯肺为病。肺畏寒畏热，火刑则金铄，水冷则金寒，《临证指南医案》谓之"最畏火风"。糖尿病中，火热最为多见，故多损于肺，伤其津液。法当润肺养肺体，泻热复肺用。《本草纲目》言："桑白皮，甘以固元气之不足而补虚，辛以泄肺气之有余而止嗽。"天花粉味甘、微苦，性微寒；归肺、胃二经；功能清热泻火，生津止渴，消肿排脓；用于热病烦渴，肺热燥咳，内热消渴，疮疡肿毒。二药同用，天花粉滋阴于内，桑白皮泻肺热，阴复则火降，火降则燥去，燥去则津复，肺津液敷布，津回口润。

7. 黄芩－生地黄

《温热经纬·湿热病》载："湿热病属阳明太阴者居多，中气实则病在阳明，中气虚则病在太阴。"湿温病初起湿重于热，主要病变表现为脾的气机阻滞，以脾之病变为主。湿邪停留，气机不得宣畅，久则湿郁化热日盛，湿遏热伏，湿热交蒸脾胃，其主病脏腑由脾转胃，"胃湿"病势缠绵难愈。法随证立，治疗必以湿热并重，祛湿清热、分消二邪为基本原则，即吴瑞甫《中西温热串解》所谓"约其要只在开降湿邪，分解伏热，使湿与热分，而病自已"，用药多以燥湿、清热为主。《素问·奇病论》载："肥者令人内热，甘者令人中满，故其气上溢，转为消渴"，指出湿热为致消渴的病机。黄芩味苦，性寒；归肺、胆、脾、大肠、小肠经；功能清热燥湿，泻火解毒，止血安胎；用于湿温暑湿，胸闷呕恶，湿热痞满，泻痢黄疸，肺热咳嗽，高热烦渴，血热吐衄，痈肿疮毒，胎动不安。生地黄味甘，性寒；归心、肝、肾三经；功能清热凉血，养阴生津；用于热入营血，温毒发斑，吐血衄血，热病伤阴，舌绛烦渴，津伤便秘，阴虚发热，骨蒸劳热，内热消渴。二药同用，黄芩苦寒可降浊，生地黄滋阴可清热，二药清湿热，开郁结，折热而祛湿。

8. 生石膏－茵陈

糖尿病的发病机致始于阴虚引起燥热，阴虚重点在肾，是其本；燥热表现在胃，是其标。阴虚则火旺，火旺则阴益虚。热之极由于阴之虚，而阴之虚在于热之甚，两者互为因果。肾、胃同病，肾阴不足，则阴虚火旺，燔灼于上，熏蒸胃腑，耗伤胃津。胃阴伤则不伏龙相之火。土德不厚，脾胃虚弱，火失所制，不能安守其位，燔灼为患。故叶桂有"益胃阴制龙相"一语，清补胃肾之阴，制约火燥之伤。石膏味甘、辛，性大寒；归肺、胃经；功能清热泻火，除烦止渴；用于外感热病，高热烦渴，肺热喘咳，胃火亢盛，头痛牙痛。茵陈味苦、辛，性微寒；归脾、胃、肝、胆四经；功能清利湿热，利胆退黄；用于黄疸尿少，湿温暑湿，湿疹瘙痒。二药合用，茵陈味辛能开泄；石膏清胃热，补胃阴。

9. 佩兰－荷叶

血糖乃水谷精气所化生，精能化气，气能生精，水谷精气来源于脾。脾为胃行其津液，病在脾则口甘，名为脾瘅。脾气虚则失运，精微不得运达，则生浊化滞；脾气微则失统，精微不归正化，则外泄下流。《素问·奇病论》载："故其气上溢，转为消渴，治之以兰，除陈气也。"故遵《黄帝内经》之意，以佩兰、荷叶芳香味辛之品，健脾助运，脾健则为胃行津，水谷精气归于正化。佩兰味辛，性平；归脾、胃、肺三经；功能芳香化湿，醒脾开胃，发表解暑；多用于湿浊中阻，脘痞呕恶，口中甜腻，口臭多涎，暑湿表证，湿温初起，发热倦怠，胸闷不舒。荷叶味苦，性平；归脾、胃经；其气清香，具有清热解暑、升发清阳的功效；荷叶自水中而生，带有清凉之气，并且入血分，能够凉血止血。二药同用，健脾行津，化湿降浊，荷叶升发清阳以运化水谷精气；佩兰芳香化湿以清除积滞陈气。芳香类药物所含挥发油能够刺激胃肠微循环，促进胃细胞适应性保护作用，对于胃黏膜损伤疾病也具有一定作用。二药皆具芳香之气，能够降血糖，使水谷精气归正化，醒脾胃之气。

10. 红花－桃仁

糖尿病病变过程中始终存在着血瘀表现，其成因繁多，如气虚不行，则血滞留瘀；气滞不达，则血运滞涩；痰阻络脉，痰瘀互结，血行不畅；阳亏失运，寒凝脉络，气血凝滞；久病入络，络损脉伤，气血失和等。《素问·痹论》载："病久入深，营卫之行涩。"《素问·生气通天论》言："阳气者，若天与日，失其所，则折寿而不彰，故天运当以日光明。"糖尿病肢体经络病变的存在，阳气失运，推动乏力，气血留滞，络脉失和是其根本病因，故立法当温阳活血，推动络脉气血。红花味辛，性温；归心、肝二经；功能活血通经，散瘀止痛；用于经闭，痛经，恶露不行，癥瘕痞块，胸痹心痛，瘀滞腹痛，胸胁刺痛，跌仆损伤，疮疡肿痛。桃仁味苦、甘，性平；归心、肝及大肠经；具有活血祛瘀，润肠通便，止咳平喘等功效。二药合用，一气一血，相须为用，血流畅通，瘀滞可除，脉络得养，有利于改善微循环，体麻肢痛可解。

11. 菟丝子－淫羊藿

糖尿病疾病晚期多为阴阳虚衰证，长期失于调治，或误治，使病情恶化，阴损于前，阳衰于后，由实转虚，精气被夺，元气耗伤，导致虚损重证。此时出现多种并发症、酮症酸中毒、尿毒症等临床表现。菟丝子味辛、甘，性平；归肝、肾、脾经；主要功效是补肾益阴，固精缩尿，明目止泻；用来治疗肾虚腰痛，阳痿遗精，小便频数，目暗不明，以及脾虚泄泻，胎漏，带下，胎动欲坠等。淫羊藿又称仙灵脾，味辛、甘，性温；归肝、肾二经；功能补肾壮阳，祛风除湿；用于阳痿不举，小便淋沥，筋骨挛急，半身不遂，腰膝无力，风湿痹痛，四肢不仁。肾体阴用阳，张仲景立肾气丸一方，阴药为基，阳药为化，阴阳并施合肾体用，创立了平补肾气的治法。

12. 人参 - 麦冬

气阴两虚是糖尿病重要的证型，气虚则津无以依附化生，津亏则气乏生化之源，且糖尿病损津伤液，耗气伤阳，气阴两虚最为常见。人参味甘、微苦，性温，具有大补元气、健脾益肺、生津止渴、安神益智的作用。麦冬味甘、微苦，性微寒；归心、肺、胃三经；具有养阴益胃，润肺清心，生津止渴的功效；用于肺燥咳嗽，虚劳咳嗽，干咳咯血，喉痹咽痛，心烦失眠，心悸怔忡，肠燥便秘等证。麦冬润而不腻，功善清补。二药合用，益气养阴，生津清燥。

13. 香薷 - 佩兰

本组对药具有芳香化湿的作用，二者均性味辛香而不燥，是钱秋海教授治疗糖尿病应用频率较高的一组对药，适用于糖尿病湿阻中焦、脾不运化之证。《素问 · 奇病论》载："此人必数食甘美而多肥也，肥者令人内热，甘者令人中满，故其气上溢，转为消渴。"即指出平素过食肥甘损伤脾胃，致脾失健运，湿浊内生，湿伤气机，津液不能输布。进一步发展，气滞郁久而化热，加之久食肥甘厚味而致积热内蕴，耗伤阴液，发为消渴，阴液亏损则口渴多饮，胃热积滞则消谷善饥。因"气滞于中"，故提出相应的治疗法则，"治之以兰，除陈气也"。"除陈气"，即除陈久甘肥不化之气。"兰"即佩兰，以辛散芳香辟秽之性，以发越陈气，利湿豁痰，使湿去而孤热易除，与"火郁发之"有相近之意。香薷，芳香化湿，辟秽和中，藿香与佩兰为姊妹药，两者相须使用，使化湿和中的作用更强，主要治疗以体形肥胖、首重如裹、纳差、食后呃逆、反酸、脘腹胀满、大便稀溏、口不渴或虽渴但不喜多饮、胸闷脘痞、倦怠乏力、舌质淡胖、苔白浊腻、脉细濡滑为主要表现者。

14. 苍术 – 黄柏

此组药物也是钱秋海教授应用频率较高的一组药对。苍术辛、苦，温，入脾、胃二经，摄脾精、燥脾湿，为燥湿健脾之要药，且苍术有解郁之功，《玉楸药解》言其“燥土行水，泄饮治痰，行瘀开郁”，朱丹溪云“苍术治湿，上、中、下皆有可用，又能总解诸郁”。本品气味芳香，善行而不守，故有行气解郁、燥湿化痰之功，能激浊扬清，使高血糖之浊脂化解，痰瘀分消，力助血糖下降；现代药理研究表明，苍术多糖能够激发胰岛功能，具有显著的降糖作用[39]。黄柏苦、寒，归肾、膀胱经，具有清热解毒、泻火除蒸、解毒疗疮等功效，以及治疗湿热黄疸、泻痢、盗汗遗精等病症的作用。既可助苍术等清热燥湿药物清泄热邪，还能除湿毒、健脾胃、强筋骨、利关节、利小便，且对胰岛素抵抗有改善作用，是治疗和预防糖尿病患者久病后合并皮肤病、泌尿系疾病的有效药物。糖尿病发展至并发肾病阶段，往往会出现乏力肢肿，关节酸重，小便不利，舌苔白腻等湿浊瘀阻之象，若以辛散温燥之苍术与黄柏同用，则清热解毒而不至损阳，可达利湿泄浊、舒利关节之功。

15. 苍术 – 茯苓

消渴病的主要原因是平素过食肥甘损伤脾胃，致脾失健运，脾不能化水谷之气为精微，机体不能吸收利用反而随尿排出。金代李东垣指出：“治脾胃即所以安五脏。”“善治病者，惟在调和脾胃。”因脾虚湿胜而精不得化，用苍术、茯苓健脾燥湿，湿除则气得周流而散精。苍术味辛、苦，性温；归脾、胃、肝三经；功能燥湿健脾，祛风散寒，明目；多用于湿阻中焦，脘腹胀满，泄泻水肿，脚气痿躄，风湿痹痛，风寒感冒，夜盲，眼目昏涩。茯苓淡渗利湿，能够祛中焦之湿又能补气，补而不腻，《名医别录》言茯苓有“止消渴……长阴，益气力保神守中”之功。现代药理研究证实，茯苓多糖具有降血糖和抗脂质过氧化作用[28]，苍术降低血糖的作用来源于茅苍术多糖，并证明其可能是通过抑制糖类消化酶活性、降低肠道吸收糖类化合物水平而达到降低血糖的作用[39，40]。

16. 女贞子－墨旱莲

叶桂在《临证指南医案·三消》中说："三消一证，虽有上中下之分，其实不越阴亏阳亢，津涸热淫而已。"若肝之疏泄太过，肾精虚耗，肾失开阖，固摄无权，则精微下泄，出现尿浊如膏、尿糖增高等。腰为肾之府，为肾所主，膝为筋之府，为肝所主，筋骨失养，故腰膝酸软。肝肾精血不能濡润清窍，故头晕、耳鸣、视物模糊。水谷精微不能营养肌肤，故皮肤干燥瘙痒。阴虚阳浮，则具有潮热颧赤、盗汗、心烦、舌红等症。《素问·至真要大论》云："热淫于内，治以咸寒，佐以甘苦。"再者，津枯水竭，则非甘寒之剂不能救也，即"壮水之主，以制阳光"。正如《仁斋直指方》所言："肾藏真精，为脏腑阴液之根。""肾水不竭，安有所谓渴哉？"女贞子、墨旱莲，即《医方集解》之"二至丸"。女贞子甘苦而凉，善能滋补肝肾之阴；墨旱莲甘酸而寒，补养肝肾之阴，又凉血止血。二药性皆平和，补养肝肾，而不滋腻，故成平补肝肾之剂。若有口燥咽干，自汗盗汗，腰膝酸软，耳鸣，齿摇，皮肤干燥、瘙痒，视物模糊，舌红苔少欠津，脉细数等症时，均可使用。

17. 麦冬－益智仁

糖尿病患者多有因阴虚内热而出现的腰酸乏力、五心烦热、多汗、口燥咽干、舌红苔少、脉细数等症。特别是糖尿病引起的牙龈炎、口腔溃疡、咽炎长期不愈者，常常以口燥咽干为主症，此乃肺肾阴虚之表现。特别是热毒控制后，仍有咽红或咽干、多汗的症状，当用麦冬、益智仁收敛肺肾之阴则诸症可除。麦冬甘苦微寒，滋燥泽枯；养阴生津，《名医别录》云其可"疗口干燥渴……强阴益精，消谷调中，保神，定肺气，安五脏"。五味子酸温，敛肺滋肾，涩精止泻，能收敛耗散之气，封固肾关，不使津液下流。两药配伍，酸甘化阴，守阴所以留阳，阳留汗自止。阴充汗敛，则消渴病诸症可解。现代药理研究表明，麦冬具有明确的降血糖作用[41]，五味子醇提取物和水提取物可明显提高糖尿病小鼠血清胰岛素水平、降低血糖，改善糖尿病症状[12]。

（四）角药

由于疾病的复杂性以及药物自身性味功用限制，单味药或两味药有时不能适用疾病需要。角药是将三味药组合在一起，但其配伍意义远比对药应用广泛。三味药物配伍构成三足鼎立之势，协同增效，相互辅助，相互兼治，相互制约，紧扣病机，临床常获意想不到的配伍效果。

1. 薏苡仁 – 白茅根 – 车前子

《素问·经脉别论》云：“饮入于胃，游溢精气，上输于脾，脾气散精，上归于肺，通调水道，下输膀胱，水精四布，五经并行。”这里揭示了膀胱乃是水湿的汇集之处及出路之一。“治湿不利小便非其治也”，因此，可用淡渗利湿法治疗证属脾虚湿盛型糖尿病。薏苡仁甘、淡，微寒，健脾渗湿利水，用于小便不利、水肿。《本草新编》曰：“苡仁最善利水，又不至耗损真阴元气，凡湿热在下身者，最宜用之。凡遇水湿之证，用苡仁一二两为君，而佐以健脾祛湿之味，未有不速于奏效者也。”白茅根性味甘寒，能入膀胱经，有清热通淋的功效。车前子甘寒滑利，性专降泄，有通利小便、渗湿泄热之功效，利而不伤正。三药相伍，甘淡渗湿，通利膀胱，顾及气阴，湿浊得以泄化。临床上，糖尿病患者不仅有脾虚湿盛的症状，还常常伴有水肿、湿邪热化等症，正如张景岳所说“结热在脏腑者，宜通之利之”，所以淡渗利水药物对于糖尿病患者病理转化过程中的热化现象有抑制作用，应用薏苡仁、白茅根、车前子对消除水肿、阻止病程热化可收到显著的效果。此三药配伍渗湿气利水，且性寒又可泄热，利水道以疏壅滞，予湿邪以出路，就是取“治湿不利小便非其治也”之意。

2. 茵陈 – 栀子 – 生大黄

在多年临证中发现，多数糖尿病患者体型肥胖，主要临床表现为疲乏无力、头晕、头身困重，胸脘痞满，无明显饥饿感，或饥不多食，渴不多饮，大便不爽或干燥，舌质红、苔黄腻，脉滑而数。其病因病机多为肝失疏泄，脾失健运，痰郁湿阻；或湿热困脾，蕴蒸化火，内结肠胃，腑气不通。故选用张仲景《伤寒论》中的茵陈蒿汤治疗。方中生大黄苦寒沉降，有较好的清热泻下作用，针对胃热大便燥结而设，《神农本草经》称其“荡涤肠胃，推陈致新，通利水谷”。茵陈味苦微寒，善除湿热，栀子苦寒，入心、肺、肾、三焦经，功能清热泻火、凉血解毒，可清三焦燥热，导湿热下行，引湿热自小便出。三药合用，有使湿热下泄之功。实验发现，茵陈蒿汤能明显降低大鼠口服葡萄糖试验后 2 小时血糖，改善地塞米松致胰岛素抵抗模型大鼠的糖耐量减低，降低给药后 2 小时空腹血糖[42]。

3. 黄芩 – 黄连 – 黄柏

黄连、黄芩与黄柏为临床常用苦寒药，合称“三黄”，均具清热燥湿、泻火解毒之功，常相须为用，但也同中有异、各有所长。黄芩味苦，性寒，归肺、心、肝、胆、大肠经，有清热燥湿、泻火解毒、止血、安胎的功效。现代研究表明，黄芩中的黄芩苷具有较强的 α- 葡萄糖苷酶抑制活性，其中对小肠蔗糖酶的作用尤强。黄连，归心、脾、胃、胆、大肠经，可泻上、中、下三焦之火。《名医别录》谓其“主五脏冷热，久下泄澼脓血，止消渴大惊”。《本草纲目》亦记有：“治消渴，用酒黄连。”《肘后备急方》独用黄连一物治疗消渴溲多，每取良效。现代研究表明，黄连中的黄连生物碱，特别是小檗碱能降低糖尿病大鼠空腹血糖、HbA1c 比值和血清 TG、TC 水平，提高糖尿病大鼠血浆胰岛素水平[26]，黄连总生物碱对糖尿病肾病大鼠有降低血糖，肾功能保护作用[43]。黄柏入肾、膀胱经，功善清热、燥湿、泻火、解毒。其特点在于清泻湿热而又坚阴，辛开而苦降，不仅能祛下焦湿热，且对中焦湿热亦有疗效。《独行方》中有用黄柏一物煎汤治疗消渴尿多的记载。《本草经疏》评价其“乃足少阴肾经之要药，专治阴虚生内热诸证，功烈甚伟，非常药可比也”。现代药理研究表明，川黄柏中的总生物碱部分具有显著的降糖作用[44]。

4. 淡竹叶 – 生石膏 – 知母

《丹溪心法》谓：“燥热炽盛，津液干焦，渴饮水浆而不能自禁。”此类患者盖因津涸热淫，渴欲饮水自救，然饮水虽多亦不能化津布液，症见心胸烦闷，身热多汗，口干喜饮，虚烦不眠，舌红少苔，脉数。生石膏辛、甘、大寒以制内盛之热，《长沙药解》中言“清心肺，治烦躁，泄郁热，止燥渴”；知母苦寒质润，入肺、胃、肾经，《神农本草经》云其“主消渴热中……”，与石膏相须使用，一以助石膏清肺之热，一以借苦寒润燥以滋阴。淡竹叶甘、寒，清热生津除烦，引热下行，使心火由小便排出。三药相伍，药简而力专，清热除烦之力尤强。现代研究证实，知母皂苷能够显著提高糖尿病小鼠糖耐量，降低实验性糖尿病小鼠的空腹血糖[45]。

5. 黄连 – 半夏 – 瓜蒌

这三味中药组合具有清热化痰，宽胸散结的功能。方中瓜蒌能够荡涤胸中郁热，生津止渴，为治消渴神药；黄连燥湿开郁，解渴除烦；半夏散痞除瘿，为治湿痰主药，与黄连合用，一辛一苦，辛开苦降，同瓜蒌则滑痰解渴，其具备显著的治疗消渴的功效。

6. 柴胡 – 半夏 – 黄芩

此三味中柴胡治疗伤寒邪热，与黄芩同用，泻中焦实火，退寒热往来；柴胡合半夏，疏肝健脾，散痞除瘿；黄芩和半夏能苦寒清热，和胃降逆，辛苦相合，调和肠胃，三药连用，便能宣通上焦、和畅中焦、下行津液，湿热消渴自除。

7. 玄参 – 麦冬 – 生地黄

此三药滋阴生津和润燥通便的功效十分明显。方中以玄参泻无根之火，补阴为君，配伍麦冬生津止嗽，化痰行水，合生地黄滋阴凉血。三者同属于质润多汁的药物，合用共奏滋阴生津、润燥通便的效果。

8. 人参 – 麦冬 – 五味子

此三药是生脉散的组成，人参大补肺中元气，生阴血，用于气血亏虚症。麦冬养阴润肺，益胃生津，用于胃阴虚症。五味子敛肺滋肾，生津止渴。此组合以人参甘平补肺，大补元气为君，以麦冬甘寒养阴生津，清虚热除烦为臣，以五味子酸收敛肺止汗为佐使，用于气阴两亏的消渴病。

9. 女贞子 – 天花粉 – 墨旱莲

女贞子有益肝肾，强腰膝，安五脏，乌须发，明耳目，补风虚，除百病；墨旱莲凉血止血、补益肝肾，主治肝肾阴虚之头晕目眩、头发早白等症；天花粉能够清热生津和消肿排脓，在治疗热病烦渴、肺热燥咳、内热消渴和疮疡肿毒等方面效果显著。三者合用益肾养阴，治疗消渴功效显著。

10. 黄芪 – 天花粉 – 黄连

此三药具有益气养阴清热的作用，是治疗早、中期糖尿病应用频率最高的一组。适用于糖尿病初期气阴两虚、燥热内盛之证，具有直接的治疗作用。刘完素《三消论》云："三消者，燥热一也。"本组药物简洁明确，直入病机。其中黄芪健脾补气、固摄津液；天花粉味甘、苦、酸，性凉，入肺、胃经，具有养阴清热、生津止渴之功，是治消渴之要药；黄连味苦，性寒，入心、肝、胃、大肠经，具有泻火、燥湿、解毒之功，在此清中焦胃热。《素问·阴阳别论》云："二阳结，谓之消。"胃与大肠俱热结也。现代药理研究表明，治疗糖尿病常用药中黄连、黄芪的降血糖效果较好。三药合用，具有益气、养阴、清热之功，是治疗气阴两虚型糖尿病的经典组合。

11. 丹参 – 葛根 – 瓜蒌

非胰岛素依赖型糖尿病患者的各种慢性血管神经并发症的根本病机在于"瘀血内阻"，为防止糖尿病的慢性并发症，活血化瘀法应贯穿糖尿病病程始终。本组药物的作用就在于活血化瘀，尤其适用于糖尿病合并心脏病患者，其中"丹参 + 葛根"降糖对药源于祝谌予教授经验。丹参既能活血化瘀、祛瘀生新，又可养血安神，所谓"一味丹参，功同四物"；葛根轻扬升发，能生津止渴、濡润筋脉。两药参合，相互促进，活血化瘀作用明显增强，从而达到降低血糖之目的。临床适用于有瘀血证候的糖尿病及其并发症患者。糖尿病性心脏病的典型临床表现是胸闷，但胸痛不明显，往往不会引起患者应有的重视而失去治疗机会。瓜蒌性寒，味甘、微苦，具有清热涤痰、宽胸理气之功，用于胸痹心痛。研究表明，瓜蒌皮提取液经离子交换所得物质（注射液）具有扩张豚鼠离体心脏冠状动脉、增加其血流量的作用[46]；而瓜蒌所含的石油醚、乙酸乙酯、正丁醇和水提取物对 α– 葡萄糖苷酶活性均有不同程度抑制，其中乙酸乙酯提取物的抑制作用略强于阿卡波糖[47]。

12. 肉桂 – 熟大黄 – 芡实

该组药物是治疗糖尿病肾病的常用药。肉桂能温补肾阳、温通血脉，能于阴中求阳；熟大黄通腑泄热，兼能活血。熟大黄与肉桂同煎，且无气分药（如枳实、厚朴等）并行，则其泻下力缓，可防暴泻伤正。一般用量为

3 ~ 9 g，临床根据便秘的有无、轻重，调整大黄用量。现代药理研究表明，大黄有降尿素氮之功效，对改善肾功能大有益处。熟大黄与肉桂配伍，一温一寒，一补一泻，寒温并用，补泻兼施，二药配伍祛邪不伤正，扶正不敛邪。芡实健脾、补肾，固摄精微物质。三者同用，补泻同施，标本兼顾，为治疗糖尿病肾病之常用角药。

13. 黄芪 - 白芷 - 全蝎

该组药适用于治疗糖尿病湿性坏疽。糖尿病足尤其湿性坏疽，是糖尿病慢性血管并发症之一，是糖尿病患者致残的主要原因。黄芪托毒生肌，能促进新肌肉生长；白芷祛风、燥湿、消肿、排脓止痛，适用于有分泌物排出不畅的疮口；全蝎为虫类活血药物，活血化瘀力量较强，能促进下肢血液循环，使药达病所。三药联用，有祛腐生新、改善血液循环的作用。

（五）经方验方

中医药治疗糖尿病具有西药不可替代的优势。首先，中药作用广泛，在降血糖的同时，可以降低血脂、抗血小板聚集、降低血液黏稠度、改善血流动力学，改善微循环等，从而减轻糖尿病症状，并有效地预防和延缓并发症的发生、发展，提高患者的生存质量。其次，中药疗效比较稳定，作用温和持久，基本无毒性和不良反应。此外，由于糖尿病是一种多病因、涉及全身多脏器病变的复杂疾病，中药特别是中药复方具有多成分、多靶点、多种作用机制的特点，符合复杂疾病的治疗要求。在我国，运用中医药防治糖尿病已经积累了丰富的理论知识和临床经验。

1. 葛根芩连汤[48]

本方是治疗早中期肠道湿热型非胰岛素依赖型糖尿病的代表方剂，收录于《中国2型糖尿病防治指南》。葛根芩连汤出自《伤寒论》，由葛根、黄芩、黄连、炙甘草组成，具有清利湿热功效，在改善肝脏胰岛素抵抗、调节肝糖异生方面具有独特优势。葛根芩连汤可以有效降低非胰岛素依赖型糖尿病小鼠胰岛素、HOMA-IR、肿瘤坏子因子 α（TNF-α）及白细胞介素 17（IL-17）水平，改善高血糖状态；减少肝细胞内的脂滴积聚，有助于维持肝细胞的正常结构和功能；降低肝组织 TNF-α、NF-κB 蛋白表达。

2. 六君子汤[49]

本方源于清代的古医书《古今名医方论》，是调理肠胃病的名方，主要由人参、白术、茯苓、甘草、半夏、陈皮组成，主治脾气壅塞、痰瘀阻络型肥胖。其病机主要是脾气不足致脾脏运化失司，推动无力，病理因素痰湿、瘀血内停；同时摄入的饮食不能及时在脾的运化下转变成水谷精微，营养身体，从而堆积在人体内，久而助生痰湿，困阻脾气。临床主要表现为腹胀、纳呆、大便稀溏、口舌黏腻，乏力气短、头昏痰多等，因而立法"益气健脾、化痰通络"之法。现代研究表明，六君子汤具有调节糖脂代谢，改善胰岛素抵抗，降低体重。

3. 加味玉液汤[50]

玉液汤出自张锡纯的《医学衷中参西录》，加味玉液汤由山药、黄芪、知丹、地黄、五味子、丹参、川芎、赤芍、甘草组成。方中黄芪为首选气药，有益气健脾的作用，但偏重于升阳；山药有益肾生津的作用，但偏重于补阴的作用，二者共同使用，可以互相促进。知母生津润燥，与黄芪同服用，一温一凉，能够加强益气功效。地黄清热养阴，五味子益气生津，丹参、川芎、赤芍均能够活血化瘀。甘草能够调和诸药，以补正气。研究发现，采用加味玉液汤辅助西药治疗非胰岛素依赖型糖尿病，能够有效降低患者的血糖水平，减轻胰岛素抵抗，改善非胰岛素依赖型糖尿病。加味玉液汤中太子参多糖、葛根素和五味子素能够改善靶细胞对胰岛素的敏感性，抑制胰岛素抵抗，增加胰岛素分泌，通过降低血糖、抑制糖类化合物的生成，减轻肾脏的负荷，增强机体免疫力。

4. 大黄黄连泻心汤[51]

本方出自《伤寒论》，由大黄、黄连组成，均为苦寒之品，既能清上、中、下三焦实热之邪，亦能清内迫虚热火邪，是清热泻火解毒的经典名方。基础研究表明，大黄黄连泻心汤能够增强机体抗氧化能力、恢复紊乱的糖代谢和降低胰岛素抵抗，以及增强胰岛素敏感性等。近年来，中医药在糖尿病及其并发症的治疗方面有了较大的进展，基于网络药理学对大黄黄连泻心汤治疗非胰岛素依赖型糖尿病的分析，大黄黄连泻心汤可减轻炎症反应，调节糖脂代谢，降低血糖，保护胰岛细胞等。

5. 增液汤[52]

本方出自《温病条辨》，由玄参、麦冬、生地黄组成，有养阴清热、增水行舟之功，主治温热病津亏肠燥之便秘及消渴、燥证、牙痛等证属阴津不足者。临床研究发现，增液汤加减及联合常规西医治疗有良好的降糖降脂效果，可以提高胰岛素敏感性，改善胰岛素抵抗，抑制炎症反应，能够有效缓解临床症状和降低中医证候积分，改善患者的生活质量，预防和治疗糖尿病并发症，且不良反应小。现代研究表明，增液汤亦可通过改善“脂肪－胰岛轴”，调节肠道菌群，改善慢性炎症等机制发挥降糖作用，改善胰岛素抵抗；此外，还可能与氨基酸代谢、能量代谢、糖代谢等途径有关。

6. 大柴胡汤[53]

原方出自《伤寒杂病论》，由柴胡、黄芩、芍药、半夏、生姜、枳实、大枣、大黄组成，后经加味后成经验方。方剂中黄芩、柴胡、枳实、黄连等诸药配伍能够起到清热降火、疏肝清胃、化痰降浊的功效。现代研究表明，大柴胡汤联合二甲双胍协同治疗能够减少氧自由基产生，增强抗氧化能力，可有效保护胰岛B细胞，改善IR。现代药理学研究表示，黄芩中所含有的黄芩素、黄芩苷能抑制细胞因子活性来增强机体抗氧化能力；柴胡中的柴胡皂苷对多种炎性反应具有明显的抑制作用，且还能提高超氧化歧化酶（SOD）水平、降低丙二醛（malondialdehyde）水平；半夏含有生物碱、氨基酸及多种微量元素等化学成分，能够通过调节前列腺素的代谢来降低组织细胞内酶的活性，增强细胞抗氧化功能，减轻细胞氧化应激；白芍具有调血脂、改善血液黏稠度、抑制自由基产生等作用，能够避免对胰岛B细胞结构产生损伤，降低血清抵抗素含量，改善IR状态，能促使丙二醛、活性氧（ROS）水平降低；枳实水提液有抗氧化作用，可通过体内的主要代谢产物包括柚皮素、金圣草黄素、黄芩素等发挥抗炎、抗氧化作用，进而预防和减轻IR。

7. 白虎肾气汤[54]

本方为中医比较常用的治疗方剂，其中知母是清热、祛火的良药，对于口渴、多饮和多尿的患者有重要的调节作用，可以帮助患者生津止渴，对患者的肾脏和肺脏都有良好的滋养作用；石膏能够清热解毒，缓解患者烦躁情绪，同时可以退水肿，对脾胃有良好的滋补作用，能够生津止渴；鬼箭羽可以活血化瘀，帮助患者改善其血液循环的状态，除此之外，该药物还能清火退热，对血糖和尿糖也有非常重要的调节作用；西洋参可以滋阴、益气、缓解疲劳，对提高患者的机体抵抗力有促进作用，并且该药物可以调节胰岛素的分泌情况，对糖分和脂肪的代谢有促进作用，还能够抑制血小板聚集；葛根能够改善机体的新陈代谢，对血糖和脂肪有良好的调节作用，并且可以促进血液循环，在治疗消渴方面也有良好的作用；丹参能够活气血、祛瘀阻，同时能够降低血液黏稠度，改善患者炎性症状；山楂可以调节脾胃，消除血瘀，同时改善患者的血脂水平；生黄芪能够调节患者的气血虚弱现象，有补气功效，可以治疗患者的水肿情况；山药是健脾补气的良药，可以调节患者的肾气不足，同时对肺脏也有一定的滋养作用，其中的山药多糖能够帮助患者降糖、降血脂；全蝎能够帮助患者排除体内毒素；甘草有调和诸药的作用，使全方更加高效地发挥药效。诸药合用，可改善患者的血糖以及血脂水平，对机体免疫力提升有非常重要的意义，降糖、降脂的同时还能调节患者的健康水平，以延缓其疾病的发展，降低并发症的发生率。

8. 柴胡温胆汤[55]

本方由小柴胡汤和温胆汤合并加减而成，其适应证更广、使用更灵活，对枢机不利、痰湿内阻、痰热上扰清窍具有较好效果。方中陈皮、法半夏具有燥湿祛痰、消痞散结功效；郁金具有行气解郁、凉血破瘀功效；枳壳具有止痛消积功效；竹茹具有涤痰开郁、清热除湿功效；柴胡具有柔肝清热、和解表里、升提中气功效；黄芩具有清热燥湿、泻火解毒功效；茯苓具有静心宁神、利水消肿功效；佩兰具有芳香化湿、醒脾开胃功效；石菖蒲具有化湿开胃、开窍豁痰功效。诸药合用，全方共奏清热燥湿、降逆和胃、行气疏肝之功。现代药理学研究发现，柴胡温胆汤中诸药合用具有清热、抗炎、抗菌、抗病毒、保肝和增强免疫功能等多种作用，可与西药起到协同增效作用，提高治疗效果，更好地改善机体炎性反应。柴胡温胆汤有助于改善糖代谢，恢复脂代谢平衡，促进机体分泌胰岛素，减轻胰岛素抵抗，提高胰岛素敏感性，进而发挥持续有效的降糖作用，增强胰岛细胞功能。除此之外，中医药治疗非胰岛素依赖型糖尿病的历史悠久，且柴胡温胆汤多成分、多靶点及潜在多种中药活性成分和作用多通路等多种特点，可起到整体调理效果，并能有效防治慢性并发症，甚至对某些早期并发症产生逆转作用。

9. 消渴健脾汤[56]

组方内药物均以生津、止渴、健脾为主。方剂中党参生津止渴、补中益气，沙参清热生津，麦冬养阴生津、润肺清心、消炎抗菌，葛根生津止渴、升阳；运用中药材中主生津、止渴的药材，以达到补中益气、生津止渴的效果。另方剂中还注重健脾，药材选用重用山药健脾益胃、补肾、滑润滋润、生精、降血糖，白术补气健脾、燥湿利水，焦山楂消食健胃、降血压、降血脂，甘松醒脾、鸡内金消食，通达健胃之功效；同时加用百合养阴润肺、清心安神，陈皮燥湿、健脾，玉竹更具养阴润燥、生津除烦、止渴的功效，可安神强心，滋补镇静神经，且可降血糖，改善人体的糖耐量。诸药合用，既生津、止渴，同时醒脾健胃，且组方中药材均有降血糖、稳固血脂的作用。

10. 三黄降糖汤[57]

本方由三黄降糖汤由黄芪、地黄、枸杞子、女贞子、太子参、北沙参、黄连、丹参、广山药、酒川芎、桂枝、酒黄精、蒸五味子等药味组成。方中黄芪益气固表、敛汗固脱、利水消肿，地黄滋阴补肾、养血补血，枸杞子滋肾润肺、补肝明目，女贞子滋补肝肾、明目乌发，太子参益气健脾、生津润肺，北沙参清肺化痰、养阴润燥、益胃生津，黄连清热燥湿、泻火解毒，丹参活血止痛、养血安神、凉血消痈，广山药补脾益胃、补肾涩精，酒川芎活血通经、散瘀止痛，桂枝温通经脉、助阳化气，酒黄精补中益气、润心肺、强筋骨，蒸五味子益气生津、补肾固涩。诸药合用，共奏活血化瘀、益肾固本、豁痰祛湿之功效。三黄降糖汤有助于非胰岛素依赖型糖尿病患者稳定血糖和血脂水平，提升临床治疗效果，从而改善患者生活质量，值得临床应用。

三、临床经验

1. 非胰岛素依赖型糖尿病

张某，男，55 岁。2020 年 5 月 10 日初诊。

主诉：发现血糖升高 7 年，伴口干口渴 2 个月。

现病史：患者 7 年前行痔疮切除术时，查体发现血糖升高，时测空腹血糖 8.1 mmol/L，皮下注射诺和灵 30R（精蛋白生物合成人胰岛素注射液），2 年前因血糖控制不佳，加用二甲双胍、消渴丸控制血糖，2 个月前停用口服药、诺和灵 30R 后出现口干口渴，平素空腹血糖在 13 ~ 15 mmol/L。入院症见口干口渴，多饮，腰膝酸软，近 2 个月体重下降 10 kg，瞤目，双眼干涩，视物模糊，手足麻木，乏力，自觉身热，背部可见少量红色皮疹，瘙痒，时有腰酸，耳鸣，纳眠可，二便调。舌暗红少津，苔少，脉弦。

既往史：既往有颈椎病史，2007 年于本院行痔疮切除术，否认高血压等慢性病史，否认传染病史，否认重大外伤史，否认输血史。否认药物及食物过敏史，否认其他接触物过敏史。

体格检查：患者中年男性，神志清楚，无病容，查体合作。全身皮肤及黏膜无溃疡、瘀斑，背部可见少量红色皮疹，未见皮下出血，无水肿，全身浅表淋巴结未及肿大。巩膜无黄染，双侧瞳孔等大等圆，对光反射灵敏。口唇无发绀，咽无充血，双侧扁桃体无肿大；颈软，无抵抗感，双侧颈静脉无怒张，甲状腺无肿大、未闻及血管杂音。心肺（-），腹部平坦，未见胃肠型及蠕动波，腹部触诊（-），腹部叩诊（-），肠鸣音正常，脊柱生理弯曲存在，四肢无畸形，双下肢无水肿，生理反射存在，病理反射未引出。

中医诊断：消渴（肝肾阴虚兼湿热证）；西医诊断：非胰岛素依赖型糖尿病。

治法：滋补肝肾，兼以清热。

处方：六味地黄汤加减。熟地黄 15 g，炒山药 30 g，山萸肉 20 g，泽泻 30 g，牡丹皮 20 g，薏苡仁 30 g，佩兰 15 g，滑石 20 g，知母 20 g，黄柏 9 g，生地黄 15 g，黄精 20 g，石斛 30 g，茯苓 30 g，车前子 30 g，蒲公英 30 g，天花粉 20 g，石膏 20 g，淡竹叶 15 g。14 剂，每日 1 剂，水煎 400 mL，早晚

餐后半小时温服。

二诊：2 周后患者口干口渴、多饮较前减轻，乏力有所好转，双眼干涩，视物模糊，手足麻木，自觉身热，时有腰酸，耳鸣纳眠可，二便调。舌暗红少津，苔黄厚，脉弦。中药上方去滑石、车前子、蒲公英、淡竹叶，改泽泻 15 g，加黄连 12 g、肉桂 20 g、葛根 20 g、五味子 12 g。

按语：钱秋海教授认为消渴病日久，肝肾阴虚，内热自生。本患者在脾肾两虚的基础上夹杂有湿热。整方熟地黄、山萸肉滋补肝肾之阴；山药、黄精健脾益气；茯苓、薏苡仁、滑石、车前子、泽泻健脾利湿；黄柏、蒲公英、知母、天花粉、石膏、石斛清热养阴；淡竹叶清热利小便；生地黄、牡丹皮清热凉血；佩兰芳香化湿；全方既健脾补肾固其本，又清热利湿治其标。二诊患者仍双眼干涩，减轻清热利湿的效力，加葛根升脾胃之清，五味子收敛固涩。综上所述，钱秋海教授认为消渴日久患者，多为肝肾阴虚内热，兼有脾肾两虚及湿热夹杂。治疗上应以滋补肝肾，健脾清热，即在固本治本的基础上，注重清热利湿，标本同治。

2. 糖尿病眼底出血

患者，女，67 岁，退休。2014 年 1 月 3 日初诊。

主诉：发现血糖升高 10 年，伴视物模糊 1 年，加重 1 个月。

现病史：患有糖尿病 10 年，近 1 年出现视物模糊，近 1 个月加重，平时空腹血糖控制在 10 mmol/L，HbA1c7.8%，随机血糖 16.8 mmol/L，眼底镜检查可见点状出血甚至成片。患者现口服二甲双胍片、降糖灵、消渴丸，皮下注射胰岛素（重和林 28IU，每日 1 次），血糖控制不佳，并且近期出现视物模糊加重，遂来我科门诊就诊。检查发现血糖高，时测空腹血糖 11.2 mmol/L，HbA1c 复查为 8.0%。现症见视物模糊，头痛，眩晕，耳鸣，眼花，消瘦，口干口苦，胁肋胀满，乏力，纳眠差，大便稀。舌质暗红，苔黄腻，脉弦涩。

体格检查：患者神志清，精神可。颈软，甲状腺无肿大、未闻及血管杂音。心肺（–），腹部平坦，腹部触诊（–），腹部叩诊（–），肠鸣音正常，双下肢无水肿，生理反射存在，病理反射未引出。

中医诊断：消渴（肝阳上亢证）；西医诊断：糖尿病眼底出血。

治法：滋肾平肝，清肝明目，健脾利湿。

处方：天麻钩藤饮和龙胆泻肝汤加减。天麻 30 g，钩藤 20 g，石决明 20 g，夏枯草 15 g，龙胆 9 g，炒栀子 12 g，柴胡 9 g，黄芩 9 g，生石膏 20 g，白芷 15 g，菊花 15 g，炒酸枣仁 30 g，石斛 20 g，白茅根 15 g，蜜蒙花 20 g，酒大黄（后下）9 g，蒲公英 20 g，金银花 20 g。7 剂，每日 1 剂，水煎，分 2 次服。

二诊：治疗 1 周后上述症状减轻，上方又取 7 剂。

三诊：服后效可，但眼部症状控制一般，在原方基础上加入三七粉（冲服）6 g、丹参 30 g，服药 20 剂后以上症状明显减轻。眼底镜检查示出血面积明显减少，出血点消失。HbA1c 下降至 6.6%，空腹血糖控制在 8.6 mmol/L 左右，钱秋海教授嘱咐患者不要将血糖降得太低，要继服中药，空腹血糖控制在 7 ~ 8 mmol/L 为宜，以防眼底出血加重。

按语：糖尿病眼底出血属于“视瞻昏渺”“暴盲”“消渴盲目”的范畴，中医学对瘀热出血早有论述，《黄帝内经》记载“血气相溢，络有留瘀”。糖尿病是一种内分泌代谢疾病，可影响全身各器官，尤其是眼睛，可引起白内障、视网膜病变、暂时性屈光不正、眼外肌麻痹等。眼底主要表现为视网膜微血管瘤、出血、渗出与静脉的特殊改变等。非胰岛素依赖型糖尿病肥胖患者常伴有脂质代谢紊乱、高胰岛素血症，均有加重心血管疾病发生的危险性，而糖尿病眼底出血造成的昏渺，活血化瘀之药可扩张血管，改善微循环，提高组织缺氧耐力和改善高糖、高脂、血液高黏状态。钱秋海教授认为糖尿病眼底出血的发生，本虚在肝肾阴虚，痰湿瘀阻为其标实，而瘀血贯穿于病情发展过程。治疗上应以滋肾平肝，清肝明目，健脾化痰，活血化瘀，化瘀之法应贯穿于始终，兼以调补阴阳平衡。因此，糖尿病眼底出血的治疗应因人而异，随证加减，方可达到理想效果。

3. 胰岛素依赖型糖尿病

刘某，男，25 岁，职员。

主诉：发现血糖升高 3 年，伴口干 1 个月。

现病史：患者 3 年前因白内障于当地医院查体发现空腹血糖升高，时测血糖 17 mmol/L，入院后诊为“胰岛素依赖型糖尿病”，予二甲双胍片、长秀霖、甘舒霖笔芯治疗，空腹血糖控制在 6 ~ 7 mmol/L，后自行停胰岛素。1 年前因爬山后出现乏力、不欲饮食，后出现胸闷、晕倒送于医院，查血糖 23 mmol/L，以糖尿病酮症酸中毒收入院，好转后应用甘舒霖 50R 笔芯早午晚各 17U，空腹血糖控制在 17 ~ 20 mmol/L，近 1 个月患者出现口干口渴。现症见口干多饮，夜尿多，每夜 3 ~ 4 次，腹泻，每日 2 ~ 4 次，时有胸闷，全身乏力、发凉、怕冷，右眼视物模糊，纳眠可，大便稀不成形，舌红，苔白，脉细弱。

体格检查：患者神志清，精神可。颈软，甲状腺无肿大、未闻及血管杂音。心肺（－），腹部平坦，腹部触诊（－），腹部叩诊（－），肠鸣音正常，双下肢无水肿，生理反射存在，病理反射未引出。

中医诊断：消渴（脾肾阳虚证）；西医诊断：胰岛素依赖型糖尿病。

治法：温补脾肾，益气养阴。

处方：金匮肾气丸合理中汤加减。制附子 9 g，肉桂 15 g，熟地黄 15 g，炒山药 30 g，山萸肉 20 g，泽泻 20 g，牡丹皮 15 g，茯苓 30 g，淫羊藿 45 g，巴戟天 45 g，补骨脂 20 g，乌药 40 g，干姜 20 g，炒白术 60 g，黄芪 30 g，鹿角胶 11 g，佩兰 15 g，白芍 30 g，炙甘草 9 g。7 剂，水煎 300 mL，分早晚 2 次温服。

二诊：口服中药 1 周后，口干、尿频及全身发凉等症状减轻，仍腹泻，在上方基础上加减，改肉桂 20 g，去白芍、炙甘草，加肉豆蔻 15 g，五倍子 9 g，石榴皮 30 g。

三诊：继服中药 2 周后，腹泻止，大便成形，每日 2 次，小便利，每夜 2 次，口干、乏力、怕冷症状明显减轻，空腹血糖控制在 8 ~ 9 mmol/L。中药上方继服。

按语：钱秋海教授认为，该 25 岁胰岛素依赖型糖尿病患者发病年龄早，多与先天禀赋不足，肾虚有关。肾为先天之本，内含元阴元阳。肾阳不足则气化无权，故小便频数，夜尿尤多；津液不能正常输布，不能上承于口，则口渴甚；肾阳不足，温煦体表无力，则易怕冷；肾阳虚日久火不暖土，终致脾阳虚，故进食凉食后易腹泻，脾失温煦，运化失职，不能运化水谷精微，故大便稀，不易成形。肾阴不足，肝失濡养，肝肾精血不能上承于目，目失滋养，故并发白内障，右眼视物模糊。患者证属脾肾阳虚证，在配合胰岛素强化方案治疗的同时，采用温肾健脾之法为主，兼以益气养阴。方中附子、肉桂、淫羊藿、巴戟天、补骨脂、乌药温肾助阳，鼓舞肾气，山萸肉、熟地黄、牡丹皮、鹿角胶填补肾精，滋阴养血，两组药对共补肾之元阴元阳，茯苓、干姜、炒白术、黄芪温中补虚，益气健脾，白芍、炙甘草温中补虚，缓急止痛。诸药合用，共奏固肾温阳、补肾填精、益气健脾温中之效。

4. 糖尿病神经源性膀胱

患者，女，67 岁，退休。

主诉：发现血糖升高 18 年，伴排尿困难 1 个月。

现病史：患者 18 年前查体发现血糖升高，现应用胰岛素控制血糖，血糖控制可。1 个月前患者出现排尿困难，3 天前患者出现高热，伴恶心呕吐、汗多，双下肢轻度水肿，排尿困难，偶有尿失禁，舌淡暗，舌体胖大，苔黄腻，脉弦滑等。血生化检查未见异常。

体格检查：患者神志清，精神可。颈软，甲状腺无肿大、未闻及血管杂音。心肺（–），腹部平坦，腹部触诊（–），腹部叩诊（–），肠鸣音正常，双下肢无水肿，生理反射存在，病理反射未引出。

中医诊断：癃闭（寒热错杂证）；西医诊断：糖尿病神经源性膀胱，泌尿系感染。

处方：茅根车前饮合半夏泻心汤加减。白茅根、鱼腥草各 40 g，车前子 30 g，黄连 9 g，吴茱萸 3 g，海螵蛸 20 g，半夏、黄芩各 9 g，干姜、鸡内金各 15 g，黄芪 30 g，生白术 45 g，葛根、柴胡各 9 g，蒲公英 40 g，酒大黄 12 g，玄参、麦冬、生地黄各 30 g，肉桂 20 g。7 剂，每日 1 剂，水煎 300 mL，分 2 次服。

二诊：1 周后，排尿明显好转，上方继服。

三诊：3 周后，排尿正常，彩超残余尿量 50 mL。上方继服。

按语：钱秋海教授认为，糖尿病神经源性膀胱以肾气亏虚为本，肺胃失调，消渴日久导致水停、血瘀为标，老年人元阳不足，精气日衰，脾胃失调更应强调。本病发病与肺、脾、肾功能失调有关，根本在肾，肾阳亏虚，气化不及州都，气机升降失常，津液代谢异常，三焦水道阻滞，膀胱气化无权，渐至本病。治疗应从整体着眼，控制原发病，仔细辨别病机，虚实兼顾，肾与膀胱为中心，以脾胃为切点，兼顾肺，倡导三焦同调，标本同治，用药精当，配伍严谨，疗效显著，减少痛苦，保护肾功能，提高生活质量。白茅根、鱼腥草清热利尿通淋，车前子利水，半夏泻心汤中半夏、黄芩、黄连、干姜辛开苦降，寒热平调，调和脾胃，升降复常，中焦得运，万物生化有权；肉桂补下焦之肾阳，温养命门真阳，鼓舞肾气，元阳足，膀胱蒸腾气化有权；鸡内金消食，使生化有权；黄芪善补脾肺之气，益气固表，且张锡纯谓之“善利小便”；生白术益气健脾，补中气，运化水湿；柴胡、葛根入肝经，升举阳气，以升清气，脾肺同调，脾气健运则浊阴易降，肺主治节，则敷布有权，三焦通调；久病入络，血瘀下焦，用药还当配合活血通络，酒大黄入小便，活血祛瘀；蒲公英利湿通淋、清热解毒；生地黄、麦冬补肾滋阴，诸药滋肾利水，活血祛瘀，伴嗳气反酸加海螵蛸、吴茱萸；兼情志郁怒，口苦加郁金、龙胆疏肝清热；大便干加酒大黄通腑泄热；心烦失眠加炒酸枣仁、远志宁心安神。钱秋海教授强调以脾胃为切点，肯定了温补肾气、固护肺、兼顾三焦在治疗糖尿病神经源性膀胱中的重要地位。

5. 糖尿病肾病Ⅲ期

胥某，女，70 岁。

主诉：口干口渴 12 年，伴乏力、尿频 3 个月。

现病史：患者 12 年前出现口干口渴，遂于济南市某医院查体，发现血糖升高（具体不详），给予降糖药物治疗（具体不详），血糖控制欠佳。后于山东大学某医院就诊，改为皮下注射优泌乐，血糖控制欠佳，继用至今。3 个月前患者出现双下肢乏力、尿频，遂于我院就诊，查尿常规示酮体（+），生化示葡萄糖 24.13 mmol/L，为求进一步中西医结合治疗，特入住我科。入院症见口干口渴，多饮，双下肢乏力，视物模糊，四肢发凉、麻木，下肢及左手尤甚，头晕，无头痛，无恶心呕吐，纳差，眠可，外阴瘙痒，小便频、排尿不畅，夜尿每夜 7～8 次，大便干，每日 1 次。舌红少津，苔少，脉弦数。

既往史：高血压病史 10 余年，冠心病史 8 年余。9 年前因右眼底出血于山东大学某医院行手术治疗。半年前腰椎摔伤史。

体格检查：患者神志清，精神可。颈软，甲状腺无肿大、未闻及血管杂音。心肺（－），腹部平坦，腹部触诊（－），腹部叩诊（－），肠鸣音正常，双下肢无水肿，生理反射存在，病理反射未引出。

辅助检查：红细胞沉降率 42 mm/h；血生化：白蛋白 36.4 g/L，肌酐 28 μmol/L，葡萄糖 7.13 mmol/L，糖化白蛋白 50.4%；尿常规检查加沉渣：白细胞 21.78 p/μL；血常规：白细胞 11.16×10^9/L，单核细胞绝对值 0.79×10^9/L，中性粒细胞绝对值 7.62×10^9/L；尿微量白蛋白 175 mg/L。

中医诊断：消渴病（气阴两虚，脉络瘀阻证）；西医诊断：糖尿病肾病Ⅲ期，非胰岛素依赖型糖尿病，糖尿病神经源性膀胱，高血压病，冠状动脉粥样硬化性心脏病。

治法：益气养阴，活血通络。

处方：白虎汤合增液汤加减。石膏 20 g，知母 12 g，太子参 15 g，麦冬 20 g，生地黄 15 g，玄参 15 g，丹参 15 g，赤芍 15 g，白花蛇舌草 30 g，黄柏 9 g，薏苡仁 30 g，川牛膝 15 g，天麻 12 g，麸神曲 15 g，连翘 12 g，土茯苓 30 g。7 剂，每日 1 剂，水煎 400 mL，分早晚 2 次温服。

二诊：服药 1 周后，患者口干口渴，多饮，双下肢乏力等症状明显减轻，现患者仍有视物模糊，四肢发凉、麻木，小便频数，夜间尤甚等症状。故中药改用乌梅丸合桑螵蛸散加减以平调寒热、固精缩尿。

处方：乌梅 30 g，黄连 6 g，黄柏 9 g，附子 9 g，肉桂 15 g，桑螵蛸 12 g，黄芪 20 g，赤芍 15 g，川芎 12 g，当归 15 g，酒萸肉 20 g，玄参 30 g，牡丹皮 30 g，决明子 20 g，麦冬 30 g，生地黄 30 g，酒大黄 9 g，沙参 30 g。7 剂，每日 1 剂，水煎 400 mL，分早晚 2 次温服。

三诊：经治疗后，患者小便频数症状明显好转。

按语：钱秋海教授提出在治疗糖尿病肾病时，应突出两点。一是早期治疗：早期糖尿病肾病即微量蛋白尿阶段，是可以逆转的，早期诊断糖尿病肾病并采取积极的防治措施，对于延缓糖尿病肾病的进展、改善糖尿病患者的预后转归具有重要的意义；二是注重温肾：强调肾中阳气的强弱是糖尿病肾病发生发展的关键因素，并与糖尿病肾病的转归密切相关。钱秋海教授认为，糖尿病肾病的发生与糖尿病患者先天禀赋不足，肾中元阳薄弱有关；糖尿病肾病的进展，与肾阳进一步亏虚密切相关，其原因为糖尿病产生的湿瘀痰浊，侵袭肾脏，因阳虚而寒化，导致寒湿瘀毒凝滞肾络，戕伐肾阳；失治误治，过用寒凉、攻下之法，损及脾阳，后天之本虚弱，气血化生乏源，无以濡养先天。要降低糖尿病肾病的发病率，延缓病程进展，就应该温肾扶阳，扶正祛邪，截断疾病的传播途径。根据本患者的症状体征及舌苔脉象辨证施治，以温补肾阳、固精缩尿为主要原则，使肾气充、膀胱气化有序，则小便频数渐愈。糖尿病肾脏疾病属中医学“消渴肾病”范畴，为本虚标实证，虚证多为阴虚或气阴两虚，属气阴两虚兼夹血瘀证，病机错综复杂。消渴日久，耗气伤阴，气阴两虚，五脏受损，兼夹痰、热等致病。该患者久病消渴，损伤肾络，湿、瘀、毒等虚实并存，据《圣济总录》记载，肾气损伤，水液聚集则水肿。肾为先天之本，脾为后天之本，肾损伤则会导致气血衰竭，久则气血瘀滞。因此消渴肾病以气血损伤为病机，脾肾两虚为根本，临床治疗多以养阴益气、活络通血为原则。

6. 非胰岛素依赖型糖尿病伴荨麻疹

患者，女，54 岁。2020 年 11 月初诊。

主诉：发现血糖升高 5 年，伴口干口渴 1 个月。

现病史：患者 5 年前查体发现血糖升高，现血糖控制可。1 个月前患者出现口干口渴。现症见口干口渴，自汗，前胸后背汗出尤甚，全身皮肤瘙痒，夜间加重，右胁肋部疼痛，纳可眠一般，夜尿频，4 ~ 5 次，大便质可，每日 2 ~ 3 次。舌红苔白腻，边有齿痕，脉沉弦。

体格检查：患者神志清，精神可。颈软，甲状腺无肿大、未闻及血管杂音。心肺（–），腹部平坦，腹部触诊（–），腹部叩诊（–），肠鸣音正常，双下肢无水肿，生理反射存在，病理反射未引出。

辅助检查：空腹血糖 6.4 mmol/L，餐后 2 小时血糖 7.4 mmol/L

中医诊断：消渴（湿热蕴结证）；西医诊断：非胰岛素依赖型糖尿病，荨麻疹。

治法：清热利湿，透疹止痒。

处方：越婢汤合麻黄连翘赤小豆汤加减。麻黄 6 g，石膏 30 g，干姜 6 g，甘草 6 g，荆芥 15 g，防风 15 g，薏苡仁 30 g，炒苍术 15 g，炒山药 30 g，柴胡 24 g，黄芩 12 g，连翘 15 g，炒苦杏仁 9 g，赤小豆 15 g，当归 15 g。7 剂，每日 1 剂，水煎服，早晚餐后半小时温服。

二诊：再诊诸症缓，荨麻疹基本痊愈，不痒，予上方继服，再 7 剂。

三诊：荨麻疹愈。

按语：湿热之邪阻于肌肤，气血不得宣畅，邪气不能外达，故见皮肤瘙痒，好发于下身。热蕴于内则见舌红；湿热邪气内蕴，上蒸于舌可见苔腻，湿邪偏重可见白腻苔，热邪偏重则见黄腻苔。脉弦为湿热内蕴之象。此病例方选越婢汤合麻黄连翘赤小豆汤，麻黄走表透疹止痒，石膏清热，连翘、赤小豆排疮脓，虽患者病程长，但仅 7 剂，效如神，故继服，患者荨麻疹愈。本患者治疗策略为清热利湿，透疹止痒，通过越婢汤合麻黄连翘赤小豆汤加减进行调治。该方药充分展示了中医药治疗复杂内外合症的独到之处。通过连续 2 次疗程的治疗，患者的主要症状得到显著缓解，荨麻疹得以痊愈。

7. 糖尿病性胃轻瘫

单某，女，56 岁。2018 年 10 月 28 日初诊。

主诉：血糖升高 5 年余，伴胃脘部不适 1 个月余。

现病史：患者 5 年前因眼部不适于当地卫生院就诊时发现血糖升高，时测空腹血糖 13 mmol/L，未予重视，未规律服药。2 个月前患者无明显诱因出现视物模糊，遂于 2018 年 10 月 24 日于菏泽市某医院住院治疗，给予口服维格列汀片 50 mg、每日 1 次，皮下注射甘精胰岛素 8U、每日 1 次控制血糖，血糖控制可，后因恶心干呕，胃脘部不适，于山东省某医院内分泌科就诊。现症见恶心干呕，腹胀，口干口苦，视物模糊，全身乏力、瘙痒，双下肢麻木发凉，时有疼痛，烦躁，纳呆，眠差，小便频，大便干，需服药物辅助排便，舌红苔黄，脉弦细。

体格检查：患者神志清，精神可。颈软，甲状腺无肿大、未闻及血管杂音。心肺（–），腹部平坦，腹部触诊（–），腹部叩诊（–），肠鸣音正常，双下肢无水肿，生理反射存在，病理反射未引出。

辅助检查：HbA1c6.6%；电子肠镜示“结肠黑变病（轻度）”。

中医诊断：胃痞病（肝胃郁热证）；西医诊断：糖尿病性胃轻瘫。

治法：疏肝理气，通腑泄热。

处方：大柴胡汤加减。柴胡 24 g，清半夏 12 g，黄芩 12 g，枳壳 30 g，赤芍 15 g，酒大黄 9 g，竹茹 9 g，陈皮 12 g，厚朴 15 g，芒硝 6 g。每日 1 剂，水煎 400 mL，少量频服。

二诊：服用 3 剂以后，腹胀明显减轻，余症状仍存在，原方加减。柴胡 20 g，清半夏 15 g，黄芩 9 g，枳实 15 g，枳壳 15 g，赤芍 20 g，酒大黄 9 g，桂枝 15 g，干姜 6 g，厚朴 15 g，炙甘草 9 g，炒山药 30 g。每日 1 剂，水煎 400 mL，少量频服。

三诊：服用 2 剂以后，恶心干呕缓解，食欲增加，口干口苦减轻，中药以理气和胃为原则，方选大柴胡汤合平胃散加减。柴胡 12 g，清半夏 9 g，黄芩 9 g，枳实 15 g，枳壳 15 g，赤芍 20 g，大黄 15 g，干姜 9 g，芒硝 6 g，炒山药 30 g，黄连 9 g，麸神曲 15 g，鸡内金 12 g，炒谷芽 30 g，炒稻芽 30 g，竹茹 9 g，砂仁 9 g，苍术 30 g，白术 30 g，厚朴 30 g，木香 9 g，紫苏子 15 g，紫苏梗 12 g，瓜蒌 30 g，天麻 15 g，龙骨 15 g，牡蛎 15 g，炒酸枣仁 30 g。每日 1 剂，水煎 400 mL，早晚餐后半小时温服，每次 200 mL。

四诊：服用 3 剂以后，患者未再出现恶心干呕的症状，全身乏力、瘙痒缓解，纳眠可，小便调，大便干，上方继服。同时加用枸橼酸莫沙必利片 5 mg，每日 3 次，口服，以增加胃肠动力。此外，可在餐后顺时针按揉腹部 30 次，走动 10 分钟，反复 3 ~ 5 个循环。定期随诊。

按语：《医方集解》云：“少阳固不可下，然兼阳明腑实则当下。”钱秋海教授在临证治疗时多重视畅达气机，以疏肝理气、健脾和胃为基础，同时注重攻补兼施。钱秋海教授常强调病证结合、方证相应，对于糖尿病性胃轻瘫，喜用大柴胡汤加减，疗效甚好。《伤寒杂病论》中论及大柴胡汤的条文主要有四条,《伤寒论》第 103 条:“太阳病，过经十余日，反二三下之，后四五日，柴胡证仍在者，先与小柴胡。呕不止，心下急，郁郁微烦者，为未解也，与大柴胡汤，下之则愈。”《伤寒论》第 136 条:“伤寒十余日，热结在里，复往来寒热者，与大柴胡汤，但结胸，无大热者，此为水结在胸胁也。但头微汗出者，大陷胸汤主之。”《伤寒论》第 165 条:“伤寒发汗，汗出不解，心中痞硬，呕吐而下利者，大柴胡汤主之。”《金匮要略·腹满寒疝宿食病脉证治》:“按之心下满痛者，此为实也，当下之，宜大柴胡汤。”主治少阳阳明合病。在临床应用过程中，要把握“恶心、呕吐”“心下急、心下满痛、心下痞硬”等特点。方中重用柴胡为君药，配臣药黄芩和解清热，以除少阳之邪；轻用大黄配枳壳以内泻阳明热结，行气消痞，亦为臣药。赤芍清热凉血，散瘀止痛，与枳壳相伍可以理气和血，以除心下满痛；半夏和胃降逆，共为佐药。竹茹与半夏、厚朴相配可除烦止呕，下气宽中。方中又加入少许芒硝可起到泻下通便的作用。后方加减时枳实与枳壳同用,《本草纲目》言“枳实利胸膈，枳壳利肠胃。然张仲景治胸痹、痞满，以枳实为要药，诸方治下血痔痢大便秘塞，里急后重，又以枳壳为通用，则枳实不独治下，而枳壳不独治高也”，加用炒山药防寒凉太过以顾护脾胃，所以在遣方用药时，钱秋海教授也强调理法方药相统一，师古而不泥古。此外在服药方法上，钱秋海教授强调因人而异，在患者恶心、干呕症状严重时，强调少量频服，以减轻患者的胃肠负担，加强对药物的吸收，在患者恶心、干呕的症状改善以后，即可改为早、晚餐后服。

第二节　甲状腺疾病

甲状腺疾病属中医学“瘿病”的范畴。中医治疗瘿病已有久远的历史，也积累了丰富的经验。纵观各家对本病的研究，每从肝郁、痰凝立论，多以疏肝解郁化痰为法。钱秋海教授在临床实践中对甲状腺疾病提出治疗上应“中医辨证与西医辨病相结合、全身辨证与微观辨证相结合、整体调控与靶向治疗相结合”的新模式，确立了“功能调控、抗体抑制、消瘿散结、防止传变”四位一体的综合防治方案。他认为“化痰消瘿”法应贯穿甲状腺疾病治疗的始终。本着中西并重的治疗方针，充分发挥中医药优势，从改善甲状腺疾病症状为治疗切入点。

一、甲状腺功能亢进症

根据甲状腺功能亢进症的临床表现，可将其归属于“瘿病”“心悸”“虚劳”“汗证”等范畴，现多从“瘿病”论治，《说文解字》注曰：“瘿，颈瘤也。”说明瘿的特点是甲状腺肿大；沈金鳌在《杂病源流犀烛》曰：“其皮宽，有似樱桃，故名瘿。”瘿病是指气郁、血瘀、痰结于颈前而成瘿肿，继而气郁化火，或未成瘿肿，而为肝胃郁热，伤阴耗气，阴虚火旺，气阴两虚导致的以烦躁易怒、心悸、汗出、突眼或大便次数增多等为典型表现的病证。

（一）学术思想

1. 辨病因

甲状腺功能亢进症的病因以情志内伤、饮食水土失宜及体质因素为主。

（1）情志内伤：自古以来，多数医家皆认为七情是瘿气发病的首要原因，是其发展的重要影响因素。中医理论指出，七情过极会导致相应的脏腑出现病变，如过怒损肝、过思损脾。肝主疏泄，喜条达而恶抑郁，肝伤则肝气郁滞，肝气失条达故不能输布、运行津液，不能推动和调畅气血；脾主运化，喜燥而恶湿，脾虚则易生痰湿，痰气交结，血行不畅。故情志不遂均可使痰凝实邪壅结于颈前而发病。《古今医统大全》云：“郁为七情不舒，遂成郁结，即郁之久，变病多端。”这说明情志不舒可引起多种疾病。情志与人体脏腑功能及生理功能有密切的关系，情志不畅，致使气机紊乱，脏腑阴阳气血失调，可导致疾病的发生。《诸病源候论·瘿候》曰：“瘿者，由忧恚气结所生。”《类经》载：“一者始因气动而内有所成……瘤气瘿气。”《本草汇言》言：“随忧愁消长者，名曰气瘿。”《临证指南医案》曰：“躁急善怒，气火结瘿。”《济生方·瘿瘤论治》曰：“夫瘿瘤者，多由喜怒不节，忧思过度，而成斯疾焉……气凝血滞，为瘿为瘤。”钱秋海教授认为，情志因素与瘿病发生密切相关，尤其是情绪过怒、多思多虑，肝失疏泄条达，脾失健运，皆会导致瘿病的发生。

（2）饮食水土失宜：《灵枢·岁露》曰："人与天地相参也。"钱秋海教授认为，水土环境对人体有直接影响，饮食失节或水土失宜损伤脾胃，脾失健运，水湿聚而成痰，搏结颈前发为瘿；同时气血运行不畅，气、痰、瘀阻滞颈部发为瘿。《诸病源候论》提到："诸山水黑土中，出泉流者，不可久居，常食令人作瘿病，动气增患。"《吕氏春秋》言："轻水所，多秃与瘿人。"《名医类案》载："汝人多病瘿，地饶风沙，沙入井中，饮其水则生瘿。"《杂病源流犀烛》载："然西北方依山聚涧之民，食溪谷之水，受冷毒之气，其间妇女，往往生结囊如瘿。"以上内容均体现出瘿病的发生发展与饮食、地理环境密切相关。

（3）体质因素："体质"一词最早出现于《灵枢·论痛》，"筋骨之强弱，肌肉之坚脆，皮肤之厚薄，腠理之疏密，各不同……肠胃之厚薄坚脆亦不等。"体质可影响疾病的传变与病机的从化。先天禀赋不足使个体体质存在着一定差异，且对同一疾病有着不同的易感性。瘿病之人常忧思易怒，情志失常。女子以肝为先天，以血为本，月经、妊娠、哺乳等生理活动均与肝经气血有紧密关系，肝主疏泄，有调节情志活动的功能，肝主疏泄功能正常，则精神愉悦，反之则容易性情急躁或抑郁。又因女性易受情志、饮食等因素影响，易引起痰气郁结、气滞血瘀壅结于颈，故钱秋海教授认为，甲状腺功能亢进症女性患者居多，中医体质以气郁质最为常见。《医学入门》记载："原因七情劳役，复被外邪，……故生瘤赘。"女性情绪容易受外界影响，常出现气滞、血瘀等病理变化。《圣济总录》"妇人多有之，缘忧恚有甚于男子也"，指出瘿病多见于女性。

母有瘿疾，子女亦常罹患瘿病。《柳州医话》云："禀乎母气者为多。"古代已认识到瘿病"禀乎母气"，这与现代医学认识到的甲状腺疾病与遗传因素有关相一致。古语有云"小儿阴虚，此先天禀赋使然"，指出先天禀赋不足，素体阴虚或久病伤及肾，肾阴不足，阴不制阳，阴虚火旺致虚火炼液成痰，气滞痰凝壅结于颈前而发此病。

2. 辨病机

《本草汇言》云："瘿气瘤气，乃气血凝滞也。"《外科正宗·瘿瘤论》言："夫人生瘿瘤之症，非阴阳正气结肿，乃五脏瘀血、浊气、痰滞而成。"钱秋海教授认为，本病病变脏腑主要涉及心、肝、脾、肾，病机关键在肝，属于本虚标实之证，主要病机为气阴两虚，肝失条达，痰瘀互结。素体阴虚，又因劳欲过度、肾精亏耗，饮食不节、脾胃受损，情志失调、肝失疏泄，气血运行和津液输布障碍，形成痰、瘀、湿热阻滞于颈部，从而发病。多表现为肝郁日久化火、上扰清窍和阴虚火旺、上扰心神。后期临床症状多表现为甲状腺呈弥漫性肿大，伴急躁易怒、乏力、汗出、心悸怔忡、体瘦、怕热等症状，气阴两虚是甲状腺功能亢进症发病的基础，肝失条达是其发生发展的重要环节，痰浊、瘀血、湿热互结是重要病理变化。辨证为气阴两虚，肝失条达，痰瘀湿热内阻。

3. 辨治则

治疗上应益气养阴、化痰活血、消瘿散结，以益气养阴为主治本，调肝活血、清热化痰治标。倡导清心调肝兼顾五脏平衡，治疗甲状腺功能亢进症。本病的发病与痰浊、湿热、瘀血密切相关，多见虚实夹杂之证，治疗要注重加减化裁。

（二）方药心法

1. 辨证论治

（1）气郁痰阻证：症见颈前正中肿大，质软不痛；颈部觉胀，胸闷，喜太息，或兼胸胁窜痛，病情的波动常与情志因素有关。苔薄白，脉弦。

治法：理气舒郁，化痰消瘿。

推荐方药：柴胡疏肝散加减。陈皮、柴胡、川芎、香附、枳壳、芍药、甘草等。

（2）肝火旺盛证：症见颈前轻度或中度肿大，一般柔软、光滑，烦热，容易出汗，性情急躁易怒，眼球突出，手指颤抖，面部烘热，口苦。舌质红，苔薄黄，脉弦数。

治法：清肝泻火。

推荐方药：栀子清肝汤合消瘰丸加减。柴胡、芍药、茯苓、甘草、当归、川芎、栀子、牡丹皮、牛蒡子、龙胆、夏枯草、石决明、钩藤、白蒺藜、牡蛎、生石膏、知母等。

（3）心肝阴虚证：症见瘿肿或大或小，质软，病起缓慢，心悸不宁，心烦少寐，易出汗，手指颤动，眼干，目眩，倦怠乏力。舌质红，舌体颤动，脉弦细数。

治法：滋养阴精，宁心柔肝。

推荐方药：天王补心丹加减。生地黄、玄参、麦冬、天冬、人参、茯苓、五味子、当归、丹参、酸枣仁、柏子仁、远志、枸杞子、川楝子、钩藤、白蒺藜、白芍、白术、薏苡仁、淮山药、麦芽、龟甲、桑寄生、牛膝、菟丝子、黄芪、山萸肉、熟地黄、枸杞子、制何首乌等。

（4）痰结血瘀证：症见颈前出现肿块，按之较硬或有结节，肿块经久未消，胸闷，纳差，苔薄白或白腻，脉弦或涩。

治法：理气活血，化痰消瘿。

推荐方药：海藻玉壶汤加减。海藻、昆布、海带、青皮、陈皮、半夏、贝母、连翘、甘草、当归、川芎、黄药子、三棱、莪术、露蜂房、丹参、郁金、香附、夏枯草、牡丹皮、玄参、白术、茯苓、淮山药等。

（5）气阴两虚证：症见颈前包块，神疲乏力，潮热盗汗，口干咽燥，气促汗多，五心烦热，肢软身重，头晕失眠，心悸善忘。舌红苔少，脉细无力。

治法：益气养阴，软坚散结。

推荐方药：生脉散合海藻玉壶汤加减。太子参、麦冬、五味子、海藻、昆布、海带、青皮、陈皮、半夏、贝母、连翘、甘草、当归、川芎等。

（6）阴虚火旺证：症见颈前肿块，腰膝酸软，颈前肿大，手足心热，烦躁易怒；兼心悸，多食消瘦，恶热多汗，手指震颤。舌红，脉细数。

治法：滋阴清热。

推荐方药：当归六黄汤加减。黄连、黄芩、黄柏、当归、熟地黄、生地黄、黄芪等。

（7）肝经湿热证：症见颈前肿块，头痛目赤，胁痛，口苦。舌红苔黄，脉弦细有力。

治法：清利肝经湿热。

推荐方药：龙胆泻肝汤加减。龙胆、黄芩、栀子、泽泻、木通、车前子、当归、生地黄、柴胡、甘草等。

2. 单味药

（1）夏枯草：味苦、辛，性寒，可清火明目、散结消肿，清代汪昂《本草备要》："夏枯草补阳，散结，消瘿，辛苦微寒，气禀纯阳。补肝血，缓肝火，解内热，散结气。治瘰疬湿痹，目珠夜痛。"现代研究中，赵红梅等[58]观察夏枯草颗粒治疗甲状腺功能亢进症时发现，夏枯草能显著提高促甲状腺素水平，降低游离三碘甲状腺原氨酸（FT3）、游离四碘甲状腺原氨酸（FT4）水平，且不良反应显著低于甲巯咪唑治疗的患者。

（2）白芍：《名医别录》言白芍："通顺血脉，缓中，散恶血，逐贼血，去水气，利膀胱与大小肠，消痈肿。"本品偏清补，常用于益阴养血，滋润肝肾。现代药理学研究发现，白芍主要成分为挥发油类、单萜类、三萜类及黄酮类化合物，具有抗炎镇痛、保肝、抗血栓、调节机体免疫等作用[59]。

（3）牡蛎：味咸、涩，性微寒，归肝、肾经，可平肝潜阳、软坚散结、收敛固涩。现代药理研究显示，牡蛎多糖、牡蛎糖胺聚糖可改善机体的免疫功能，有一定的镇静功能，临床上可用于治疗甲状腺功能亢进症导致的失眠。此外，现代医学认为免疫因素是甲状腺功能亢进症的重要发病机制，研究表明牡蛎可改善机体的免疫能力，促进甲状腺激素水平恢复正常，缩短疗程，降低复发率[60]。

（4）柴胡：苦、辛，微寒。《雷公炮制药性解》记载柴胡入肝、胆、心包络、三焦、胃、大肠经，"主伤寒心中烦热痰实，肠胃中结气积聚，寒热邪气，两胁下痛，疏通肝木，推陈致新"。柴胡具有和解退热、疏肝解郁、升举阳气的作用。现代药理研究表明，柴胡皂苷具有抗肝纤维化、保护肝细胞等作用[61]。

（5）黄芪：味甘，性微温，是益气类中药的代表之一。黄芪能提高机体的特异及非特异性免疫功能，促进免疫细胞因子的产生，被认为是一种免疫调节剂[62]。黄芪对机体免疫功能具有调节、改善的作用，能明显改善因甲状腺功能亢进症产生的临床症状，对降低血清三碘甲状腺原氨酸（T3）、四碘甲状腺原氨酸（T4）含量，改善甲状腺功能有较好的远期疗效。同时，在甲状腺功能亢进症治疗过程中联合应用黄芪可治疗白细胞减少，其机制可能是通过降低抗甲状腺药物的不良反应、促进骨髓细胞造血功能[63]及调节自由基[64]等提高疗效。

（6）浙贝母：味苦，性寒，善于开泄，功能清热化痰止咳、散结解毒、消肿消痈。浙贝母提取物可抑制体外培养甲状腺相关眼病眼眶成纤维细胞的增生，抑制重组人干扰素 -γ（IFN-γ）诱导下眼眶成纤维细胞对透明质酸合成、分泌及对黏附分子 -1（ICAM-1）表达，阻止 T 淋巴细胞的活化，减轻局部免疫反应[65]。研究表明[66]，浙贝母能降低模型大鼠体内 T3、T4、环磷酸腺苷（cAMP）水平，抑制模型大鼠基础代谢率的增加，使其饮水及饮食趋于正常，亦能明显提高模型小鼠耐缺氧能力，具有较好的对抗甲状腺功能亢进症作用。

（7）玄参：苦咸，归肺、胃、肾经，具有凉血滋阴、泻火解毒的功效，临床上用于热病伤阴、目赤、咽痛、瘰疬、白喉、痈肿疮毒等病症的治疗，对热入营血、阴虚内热具有较好的治疗作用，中医上多用其治疗咽喉肿痛等症。《本草正义》有记载其可“清膀胱肝肾热结……泄肝阳之目赤”，主要成分有哈巴苷、苯丙素苷等，对血压血脂具有良好的降低作用。有实验表明，其具有较为明显的抗疲劳作用，同时对心肌缺血也有一定的改善作用。

（8）麦冬：味微苦且甘，性微寒，功能清心润肺、生津养阴，麦冬多糖具有抗心肌缺血、免疫调节、耐缺氧等作用[67]。实验研究显示[68]，以麦冬、生地黄、太子参组方中药组甲状腺功能亢进症大鼠肛温、耗氧率及行为等多项指标均较甲状腺功能亢进症模型组大鼠明显改善，提示养阴益气中药能降低甲状腺功能亢进症大鼠基础代谢率、对抗过量甲状腺素对机体的不良效应。

（9）珍珠母：味甘、咸，性寒，归肝、心经，属重镇安神药，因其具有质重沉降之性。重则能镇，重可祛怯，故珍珠母有镇心安神、平惊定志、平肝潜阳等作用，用于心悸失眠、惊痫发狂、烦躁易怒等心神不安的实证。珍珠母的药理作用主要有镇静、抗氧化、抗急性肝损伤、中和胃酸、调节免疫力、抑菌、降血糖、抗肿瘤、利尿、抑制离体肠壁和子宫收缩、降低缺血脑组织的单个细胞趋化蛋白含量等。

（10）山慈菇：味甘、微辛，性凉，归肝、脾经，《滇南本草》指出山慈菇可“消阴分之痰，止咳嗽，治喉痹，止咽喉痛”，由此可见山慈菇为消痰之药，善消皮里膜外之坚积。现代研究表明，山慈菇富含多种活性成分，具有抗肿瘤、神经保护、降压、抗痛风及抗氧化等药理学作用。

（11）五味子：味酸，性温。《本草经解》记载其禀春天之木气，入足少阳胆经；味酸无毒，得东方之木味，入足厥阴肝经。五味子具有敛肺滋肾、生津敛汗、涩精止泻、宁心安神之效。现代药理学研究表明，五味子具有抗炎、抗氧化、抗癌、调控核受体、抗病毒、调节细胞色素 P450、抑制肝细胞凋亡、促进肝再生等多种药理作用。王晓丽等[69]探讨五味子不同组分对卡介苗联合脂多糖导致的小鼠免疫性肝损伤的保护作用，结果显示五味子木脂素和多糖成分对卡介苗加脂多糖诱导的小鼠免疫性肝损伤均具有保护作用。

（12）太子参：味甘、微苦，药性平和，归脾、肺经，具有益气健脾、生津润肺的功效，临床上主要用于治疗脾虚体倦、食欲不振、病后虚弱、气阴不足、自汗口渴、肺燥干咳等症状。大量研究表明太子参含有糖类、苷类、氨基酸类、环肽类、甾醇类、挥发油类、脂肪酸类、油脂类、磷脂类和微量元素等化学成分，具有降血糖、调血脂、心肌保护、免疫调节、抗氧化、抗应激、抗疲劳、抗肿瘤等药理作用。

（13）生地黄：李东垣谓生地黄“能益肾水而治血”。本品养阴生津，常用于治疗甲状腺功能亢进症气阴两虚证或阴虚内热证。生地黄具有双向调节作用，能降低耗氧量，增加体重，使脑 β- 肾上腺素受体的最大结合容量趋于正常。甲状腺功能亢进症患者多存在急躁易怒、焦虑等表现，地黄多糖对左旋谷氨酸钠（MSG）大鼠有抗焦虑作用，其作用机制可能与逆转 MSG 致大鼠海马 β- 突触核蛋白（β-synuclein）、蛋白 DJ-1、过氧化物酶 2（peroxidase2）、peroxidase6、二甲基精氨酸二甲胺水解酶 1（DDAH1）和铁硫蛋白（Fe−S protein）8 蛋白表达降低有关[70]。

（14）栀子：性味苦，寒，归心、肺、三焦经，具有泻火除烦、清热利湿、凉血解毒的功效，国内外研究表明栀子具有解热、抗炎、降压调脂、降血糖等功效，且对肝脏、血管、神经等都具有保护作用。

（15）龙骨：味涩，主镇静，既可镇心神、安神志，又能平肝火、以潜阳。能有效治疗心悸不安、失眠惊痫、癫狂等症；龙骨含有多种氨基酸，其有效成分可增加戊巴比妥钠催眠率。

（16）海藻：为富碘中药，现代研究表明碘不仅可以抑制甲状腺素的合成，还能抑制甲状腺素的释放，使血中甲状腺素迅速下降，促使甲状腺功能亢进症症状缓解[71]。专家共识表明含碘中药并不是甲状腺功能亢进症的禁忌证，危象时给予碘突击治疗、术前用碘等，大量西医临床实践也可佐证含碘中药并不是甲状腺功能亢进症的禁忌证[72]。

（17）昆布：味咸，性寒，归肝、胃、肾经，具有软坚散结、消痰、利水之功效，主治瘿瘤、瘰疬、睾丸肿痛、痰饮水肿。昆布中含有很多活性成分，它们具有多种药理作用如降血压、调节血脂、降血糖、抗凝血、抗菌、抗病毒、免疫调节、抗肿瘤、抗放射、抗氧化、抗疲劳、耐缺氧等。

3. 对药

（1）昆布 – 海藻：昆布与海藻同归肝经、胃经、肾经，都以软坚散结、消痰利水见长。《本草备药》曾言："昆布功同海藻而少滑，性雄。"临床上二者常相须为用，昆布、海藻作为治疗格雷夫斯病的代表性富碘中药，现已有专家共识对其进行规范化应用[72]。曹拥军等[73]应用昆布、海藻药对联合甲巯咪唑治疗初发格雷夫斯病，发现可以快速改善甲状腺功能，减轻患者症状，增强患者免疫调节能力。

（2）浙贝母 – 连翘：为常用药对之一。连翘可清热解毒、消肿散结，李东垣谓连翘"散诸经血结气聚，消肿"，现代药理研究表明连翘主要具有抗炎、抑菌、抗病毒、抗氧化、保肝、抗肿瘤等活性[74–76]。浙贝母清热化痰、散结解毒，《本草正》言其"最降痰气，善开郁结，止疼痛，消胀满，清肝火，明耳目，除时气烦热……较之川贝母，清降之功，不啻数倍"。

（3）夏枯草－海藻：夏枯草性寒，味苦、辛，归肝、胆经，主清肝火、散肝郁、理肝气、养肝血、明目、消肿散结。清代汪昂《本草易读》载夏枯草："散瘿破癥，平瘰治。"海藻具有软坚散结、消痰、利水之功效。夏枯草、海藻同用可软坚消肿散结。

（4）山慈菇－猫爪草：山慈菇、猫爪草同用可散结消肿，山慈菇味甘、微辛，性凉，辛能发散，善消肿散结，凉能清热解毒。山慈菇为消痰之药，善消皮里膜外之坚积。猫爪草具有化痰散结、解毒消肿之功效。药理研究表明猫爪草具有抗肿瘤、抗结核、调节免疫功能、减少氧化损伤、保护肝脏等作用，起到软坚散结之功效，可治疗结节类、肿瘤类疾病[77，78]。

（5）夏枯草－玄参：夏枯草味苦、辛，性寒，可清火明目、散结消肿。清代汪昂《本草备要》："夏枯草补阳，散结，消瘿，辛苦微寒，气禀纯阳。补肝血，缓肝火，解内热，散结气。治瘰疬湿痹，目珠夜痛。"玄参滋阴清热，二药合用共奏养阴清热散结之效。

（6）生地黄－玄参：玄参性微寒，归肺、胃、肾经，具有养阴润肺、清热解毒、降火生津的功效，而生地黄为凉血药，具有清热凉血、养阴生津的功效。玄参、生地黄合用具有滋阴、清热、凉血的功效，有助于改善热病津伤、咽痛、咳嗽、骨蒸劳热等病症。

4. 角药

（1）昆布－浙贝母－牡蛎：昆布性寒，味咸，归于肝、胃、肾三经，有消痰软坚散结、利水消肿之功。《本草经疏》言昆布"咸能软坚，具性润下，寒能除热散结"，故主治"水肿、瘿瘤聚结气、瘘疮"。浙贝母性苦寒，善于开泄，功能清热化痰止咳、散结解毒、消肿消痈。牡蛎味咸、涩，性微寒，归肝、肾经，可平肝潜阳、软坚散结、收敛固涩。三药同用共奏疏肝理气、化痰消瘿之功，治疗甲状腺功能亢进症之气郁痰阻证。

（2）生地黄－麦冬－白芍：生地黄滋阴清热生津，麦冬补阴，白芍补血，重在益气养阴，适用于甲状腺功能亢进症气阴两虚、燥热偏盛之症。

（3）夏枯草－牡蛎－白芍：白芍补血柔肝养阴；牡蛎味咸、性微寒，平肝潜阳，软坚散结，收敛固涩；夏枯草性寒，味苦、辛，归肝、胆经，主清肝火，散肝郁，理肝气，养肝血，明目，消肿散结。三药合用共奏软坚散结、清热柔肝之意。

（4）牡蛎－生地黄－玄参：玄参性微寒，归肺、胃、肾经，具有养阴润肺、清热解毒、降火生津的功效，而生地黄为凉血药，具有清热凉血、养阴生津的功效，加牡蛎平肝潜阳、软坚散结、收敛固涩。三药合用共奏滋阴降火、软坚散结之效。

5. 经方验方

（1）生脉散：具有益气生津，敛阴止汗之功效。人参皂苷和多糖不仅可以作为一种免疫调节剂提高机体的免疫功能和抗病能力，它还是一种物质代谢调节剂，能使紊乱的代谢过程得以正常进行，同时可抗氧化，促进学习和记忆功能。甲状腺功能亢进症时机体高代谢，使糖元分解加速，而麦冬水煎剂可升高血糖，提高心脏耐缺氧能力，还具有免疫促进作用；五味子可以增强免疫，抗氧化、抗衰老，有收敛固涩、补肾宁心、益气生津之功。人参补气生津为主药，配麦冬益阴清热、五味子补心敛肺而止汗为辅，共奏大补气阴、敛汗生脉之功。

（2）海藻玉壶汤：海藻玉壶汤出自《医宗金鉴》和《外科正宗》，是治疗瘿瘤初起的代表方剂，具有化痰软坚、消瘿散结的作用，方中以海藻、昆布、海带为主药，化痰软坚散结，半夏、贝母化痰散结，连翘清热散结，青皮、陈皮行气理气，当归、川芎、独活活血调营，甘草调和诸药，诸药合用使气顺则痰消，血行则结散。

（3）当归六黄汤：当归六黄汤出自《兰室秘藏》，主治阴虚火旺盗汗。方中黄连、黄芩清热燥湿，黄柏清解湿热，三黄清热则火不内扰，三焦火得平；当归养血荣心，血充则心火可制；熟地黄、生地黄滋阴补血，充五脏之真阴；黄芪益气固表。上述诸药共同发挥滋阴清热之效，与甲状腺功能亢进症阴虚火旺证病机相契合，可达到治病求本的目的，从而有效地改善患者的临床症状。现代药理研究显示[79, 80]，当归六黄汤可调节机体下丘脑－垂体－甲状腺轴，改善甲状腺激素失调状态，从而缓解患者临床症状，达到治疗目的。

（4）天王补心丹：天王补心丹是传统中医药的经典方剂，来源于《校注妇人良方》卷六方之天王补心丹，具有滋阴养血、补也安神之功效。主治阴虚血少，神志不安证。症见心悸失眠，虚烦神疲，梦遗健忘，手足也热，口舌生疮，舌红少苔，脉细数。方中重用甘寒之生地黄，入也能养血，入肾能滋阴，故能滋阴养血，壮水以制虚火，为君药。天冬、麦冬滋阴清热，酸枣仁、柏子仁养心安神，当归补血润燥，共助生地黄滋阴补血，并养心安神，俱为臣药。玄参滋阴降火；茯苓、远志养心安神；党参补气生血；五味子酸收敛心气，安心神；丹参清心活血，合补血药使补而不滞，则心血易生，以上共为佐药，标本兼治。桔梗为舟楫，载药上行以使药力缓留于上部，为使药。临床上可根据具体病症表现，随证加减。全方共奏滋阴清热、养血安神之功，临床效果显著。

（5）栀子清肝汤：栀子清肝汤清肝泻火、化痰散结。方中柴胡疏肝解郁，栀子、牡丹皮清肝泻火，当归养血活血，白芍滋阴养肝，牛蒡子散热利咽消肿，生牡蛎、浙贝母化痰软坚散结，玄参滋阴降火，诸药合用，共奏清肝泻火之效。

（6）柴胡疏肝散：肝主疏泄，性喜条达，其经脉布胁肋循少腹。若情志不遂，木失条达，则致肝气郁结，经气不利，故见胁肋疼痛、胸闷、脘腹胀满；肝失疏泄，则情志抑郁易怒、善太息；脉弦为肝郁不舒之征。遵《黄帝内经》“木郁达之”之旨，治宜疏肝理气之法。方中以柴胡功善疏肝解郁，用以为君。香附理气疏肝而止痛，川芎活血行气以止痛，二药相合，助柴胡以解肝经之郁滞，并增行气活血止痛之效，共为臣药。陈皮、枳壳理气行滞，芍药、甘草养血柔肝，缓急止痛，均为佐药。甘草调和诸药，为使药。诸药相合，共奏疏肝行气、活血止痛之功。

（三）临床经验

1. 甲状腺功能亢进症

丁某，女，24 岁。2014 年 3 月初诊。

主诉：发现甲状腺功能亢进症 1 年余。

现病史：2013 年 11 月因生活琐事情志抑郁，开始出现乏力、心慌、多汗，医院检查 T3、T4 升高，促甲状腺激素（TSH）降低，诊断为甲状腺功能亢进症，服用赛治（甲巯咪唑）治疗，诸症无明显缓解。现症见心慌，手抖，胸闷气短，心烦易怒，怕热多汗，乏力，口舌干燥，夜寐欠安，消谷善饥，消瘦 5 kg，月经量少，甲状腺肿大，舌质红中有裂纹苔薄黄，脉细数。

既往史：否认药物及食物过敏史，否认其他接触物过敏史。

体格检查：心率 90 次 / 分，甲状腺Ⅱ度肿大，无压痛。双手细震颤。

辅助检查：甲状腺功能检查 FT3 9.87 pmol/L（正常值 2.8 ~ 7.1 pmol/L），FT4 30.72 pmol/L（正常值 12 ~ 22 pmol/L），TSH 0.02 mIU/L（正常值 0.35 ~ 4.94 mIU/L）。

中医诊断：瘿病（阴虚火旺证）；西医诊断：甲状腺功能亢进症。

治法：益气养阴，清热散结。

处方：当归六黄汤加减。当归 15 g，黄芪 30 g，黄连 9 g，黄芩 9 g，黄柏 9 g，生地黄 30 g，金银花 45 g，蒲公英 45 g，升麻 9 g，牡丹皮 30 g，石膏 20 g，竹叶 15 g，白茅根 30 g，羚羊角粉 2 g，连翘 20 g，柴胡 9 g，焦栀子 9 g，浙贝母 20 g，大青叶 30 g，板蓝根 30 g。7 剂，每日 1 剂，水煎 300 mL，早晚分 2 次温服。

二诊：服药 1 周后心烦口干、自汗均减，夜寐欠安，心慌气短好转，但甲状腺肿大未消，胃纳欠香，餐后腹胀。前方去黄柏、焦栀子、牡丹皮、羚羊角粉，加半夏 9 g、陈皮 12 g、鸡内金 15 g、夏枯草 15 g。

三诊：服药 2 个月，诸症消失，复查甲状腺功能 FT3 6.32 pmol/L，FT4 13.37 pmol/L，TSH 1.32 mIU/L。嘱注意休息，坚持服药，定期复诊。

按语：钱秋海教授认为，气阴两虚是甲状腺功能亢进症发病的基础，肝失条达是其发生发展的重要环节，痰浊、瘀血、湿热互结是重要病理变化。辨证为气阴两虚，肝失条达。痰瘀湿热内阻以益气养阴为主治本，调肝活血，清热化痰治标。用当归六黄汤为基础方随症加减，取得较好疗效。当归六黄汤出自李东垣所著《兰室秘藏》，主要用于治疗阴虚火旺之盗汗，即肝气有余，而致肺虚盗汗者。方中当归养血活血，生地黄、熟地黄滋阴凉血，黄连、黄芩、黄柏泻火除烦、清热坚阴，黄芪益气固表止汗。

2. 甲状腺功能亢进症

王某，女，21 岁。2011 年 3 月 21 日初诊。

主诉：突发颈前闷胀不适 1 个月，心慌手抖 1 周。

现病史：患者 1 个月前突发颈前闷胀不适，未予重视，1 周前出现心慌、易怒、乏力、怕热汗多、消瘦明显、手抖等故来诊。痛苦面容，大便不畅，苔薄黄，脉弦数。

既往史：否认药物及食物过敏史，否认其他接触物过敏史。

体格检查：心率 98 次 / 分，甲状腺Ⅱ度肿大，无压痛。

辅助检查：甲状腺功能检查：血清 FT3 21.99 pmol/L，FT4 46.83 pmol/L，TSH 0.03 μIU/L；甲状腺彩超示：甲状腺切面形态正常，两侧叶呈弥漫性、对称性肿大，颈总动脉及颈内静脉被挤向外侧移位，表面光滑，包膜完整，内部回声普遍增密增强，弥漫性紊乱，可见丰富的血流信号，小血管增多扩张，血流显著加速似“甲状腺火海样”改变。

中医诊断：瘿病（气阴两虚证）；西医诊断：甲状腺功能亢进症。

治法：益气养阴，消瘿散结，清心调肝。

处方：生脉散合百合知母汤。黄芪 30 g，麦冬 20 g，五味子 9 g，夏枯草 20 g，炙鳖甲 9，百合 15 g，知母 9 g，柴胡 9 g，黄芩 9 g，香附 9 g，炒酸枣仁 30 g，生地黄 15 g，青蒿 15 g，半枝莲 15 g，羚羊角粉（冲服）1 g。7 剂，每日 1 剂，水煎，分 2 次服。

并口服甲巯咪唑片 20 mg，每日 1 次。

二诊：治疗 1 周后心慌出汗缓解，颈前闷胀不适逐渐消除。

三诊：服药 4 个月后颈前闷胀不适、心慌乏力等症状明显改善，甲状腺功能检查指标恢复正常；甲状腺超声示：甲状腺切面形态正常，两侧叶呈弥漫性损伤，表面光滑，包膜完整，内部回声普遍增强，弥漫性紊乱，可见丰富的血流信号。

按语：钱秋海教授总结多年临床经验认为，甲状腺功能亢进症的病机关键在肝，属于本虚标实之证，多表现为肝郁日久化火、上扰清窍和阴虚火旺、上扰心神。后者临床症状多表现为甲状腺呈弥漫性肿大，伴急躁易怒、乏力、汗出、心悸怔忡、体瘦、怕热等症状。经多年来的临床验证，肯定了益气养阴、消瘿散结、清心调肝兼顾五脏平衡在本病治疗中的重要地位。以此理论为指导，根据生脉散合百合知母汤为主方加减，方中取黄芪、麦冬、五味子，有生脉散之意，配合百合、知母益气养阴，清热除烦，使津液得以自复；取夏枯草、炙鳖甲软坚散结，缓解局部闷胀不适症状，配合柴胡、黄芩、香附疏肝散结，行气解郁，调畅气机的升降；取酸枣仁、生地黄滋阴安神，舒缓紧张。诸药合用，共同起到益气养阴、疏肝散结的作用，大大缓解了甲状腺功能亢进患者的临床症状。生脉散，费伯雄在《医方论》中云："肺主气，心主血，生脉散养心肺之阴，使气血得以荣养一身。"宋金时期张元素的《珍珠囊》言："黄芪，甘温纯阳，其用有五：补诸虚不足，一也；益元气，二也；壮脾胃，三也；长肌肉，四也；排脓止痛，活血生血，内托阴疽，为疮家圣药，五也。"百合知母汤，张仲景在《金匮要略》中云："百合病，发汗后者，百合知母汤主之。"《金匮玉函经二注》曰："百合安心定胆，益志养五脏，为能补阴也……而上焦阳也，阳宜体轻之药，故用知母佐以救之，知母泻火，生津液，润心肺。"

诸药合用，共奏益气养阴、消瘿散结、清心调肝之效。

3. 甲状腺功能亢进症

郭某，女，15 岁，学生。2020 年 9 月 20 日初诊。

主诉：发现甲状腺功能亢进症 1 年。

现病史：患者自诉患有甲状腺功能亢进症 1 年余，现规律口服甲巯咪唑片早晚 5 mg、中午 2.5 mg。精神抑郁，颈部觉胀，胸部胀痛感，胸闷，喜太息，不思饮食，时胸胁窜痛，病情的波动常与情志因素有关，月经延期，大小便可，舌苔薄腻，脉弦。

体格检查：甲状腺 I 度肿大。

辅助检查：甲状腺功能检查示 FT3 2.82 pmol/L，FT4 0.9 pmol/L TSH 1.13 mIU/L，甲状腺功能指标正常，但临床症状未见好转。

中医诊断：瘿病（肝气郁结证）；西医诊断：甲状腺功能亢进症。

治法：疏肝解郁，化痰软坚。

处方：柴胡疏肝散加减。柴胡 15 g，香附 12 g，陈皮 15 g，川芎 15 g，芍药 12 g，夏枯草 15 g，甘草 6 g，郁金 15 g，焦山楂 15 g，六神曲 15 g，炒麦芽 15 g。7 剂，每日 1 剂，水煎，早晚服。

二诊：患者精神状态好转，饮食尚可，仍月经推迟，在原方中加用益母草 15 g，当归 15 g 活血调经，14 剂。

三诊：上述症状均好转，甲状腺已无肿大，月经正常，复查甲状腺功能示：FT3 2.91 pmol/L，FT4 0.72 pmol/L，TSH 14.54 mIU/L，嘱甲巯咪唑片改为早晚 5 mg，效不更方，继服 14 剂。

按语：钱秋海教授认为患者学习压力大，导致肝气郁滞，故见精神抑郁，胸部胀痛；肝气郁结，横逆犯脾，出现肝脾不和之证，故见不思饮食；肝气郁滞，导致血行不畅，冲任受阻，血海不能如期满溢，故见月经推迟；气郁日久，积聚成形，故见甲状腺肿大。治疗以疏肝解郁、化痰软坚为原则，方中柴胡、香附、陈皮疏肝解郁，理气畅中；川芎理气活血；芍药、甘草柔肝缓急；夏枯草化痰软坚；益母草、当归活血调经。诸药合用，患者症状可除。《素问·六元正纪大论》云："木郁达之。"木郁应疏肝解郁，调畅气机。疏肝行气为甲状腺功能亢进症的治疗大法，方选柴胡疏肝散。柴胡疏肝散出自《景岳全书》，是疏肝行气的代表方，具有疏肝理气、活血止痛的功效。由柴胡、香附、川芎、枳壳、芍药、甘草组成。

4. 甲状腺功能亢进症

刘某，女，32 岁。

主诉：发现颈前肿大半年余。

现病史：患者半年前发现颈前肿大，至当地医院查甲状腺功能示 TSH < 0.005 μIU/L、FT4 3.41 pmol/L、FT3 0.68 pmol/L，甲状腺彩超示甲状腺弥漫性肿大并血流信号丰富，双侧颈部淋巴结显示。给予口服甲巯咪唑片治疗，之后甲功指标有所好转，但仍颈前肿大，并乏力、心慌、汗出、消瘦等，遂来诊。患者平素工作劳累，现颈前肿大，情绪波动时感颈前憋闷，肢倦乏力，心慌阵作，潮热，纳可眠差，小便调，大便不成形，每日 3 ~ 4 行。体重近半年来下降约 5 kg。

体格检查：体温 36.9℃，脉搏 108 次 / 分，呼吸 19 次 / 分，血压 130/80 mmHg。甲状腺触诊 II 度肿大，质稍韧，无压痛，活动度可，与周围组织无粘连，未闻及血管杂音。双手震颤征（+），双肺呼吸音清，未闻及干湿性啰音，心音亢进，心律齐，各瓣膜听诊区未闻及病理性杂音，胫前无黏液性水肿。舌红，舌体瘦小，苔少，脉濡细。

中医诊断：瘿病（气阴两虚、痰瘀互结证）；西医诊断：甲状腺功能亢进症。

治法：益气养阴，化痰散结。

处方：生脉散合二陈汤加减。黄芪 50 g，党参 15 g，麦冬 15 g，五味子 9 g，浮小麦 30 g，柴胡 9 g，浙贝母 20 g，苍术 15 g，玄参 6 g，丹参 20 g，桔梗 6 g，龙骨 30 g，当归 9 g，清半夏 9 g，陈皮 6 g，茯苓 10 g。7 剂，每日 1 剂，水煎服。

按语：钱秋海教授认为患者甲状腺功能亢进症诊断明确，西医首选抗甲药物治疗，但患者自觉症状明显，此时在口服抗甲状腺功能亢进症药物的同时，配合应用中药调理，效果更佳。患者长期工作劳累，体质虚弱，故钱秋海教授处方以扶助正气为主，并兼以行气化痰活血。方中重用黄芪、党参等补气药物健脾益气，麦冬、五味子、浮小麦益气养阴固表止汗，益气时不忘补阴以培土宁风，柴胡辛行苦泄，疏肝解郁；一补一行，气旺则行，行而不滞，进而使气血津液畅达周身；苍术芳香猛烈，燥湿健脾，开郁散结，疏通气机，玄参滋阴清热凉血，苍术与玄参配伍，一燥一润，相互制约，相互促进，健脾益气、理气、燥湿、化痰，浙贝母化痰开郁散结，丹参活血祛瘀，龙骨入心、肝经，重镇安神并敛汗，桔梗祛痰利咽载诸药上行。诸药合用，益气与行气并重，化痰与活血兼顾，患者用药后，症状改善明显。

5. 甲状腺功能亢进症

张某，女，35 岁。2021 年 12 月 26 日初诊。

主诉：乏力、心慌 1 个月。

现病史：患者自述 1 个月前因大怒出现间断乏力、心慌，就诊于当地医院，确诊为甲状腺功能亢进症，未诊治。现症见乏力、心慌，颈部肿大，手抖，性急易怒，纳可，失眠，小便可，便溏，每日 1～3 次。舌暗红苔黄略腻，脉弦滑略数。

既往史：否认药物及食物过敏史，否认其他接触物过敏史。

体格检查：心率 97 次 / 分，血压 107/59 mmHg，甲状腺Ⅱ度肿大，无压痛。双手细震颤。

辅助检查：甲状腺彩超见甲状腺弥漫性改变。彩超描述：双叶甲状腺增大，峡部厚 0.4 cm，甲状腺内部回声不均。彩色多普勒血流显像：甲状腺内血流信号增多。甲状腺功能五项检查：TSH 0.13 μIU/mL，FT3 8.35 pmol/L，FT4 23.35 pmol/L，抗甲状腺过氧化物酶抗体（anti-TPOAb）166.5 IU/mL，抗甲状腺球蛋白抗体（TGAb）118 IU/mL；促甲状腺激素受体抗体（TRAb）1.81 IU/L。肝功能、血常规未见异常。

中医诊断：瘿病（心肝火旺，痰瘀互结证）；西医诊断：甲状腺功能亢进症。

治法：疏郁散火，消痰祛瘀。

处方：丹栀逍遥散合消瘰丸加减。柴胡 15 g，牡丹皮 15 g，栀子 9 g，薄荷 9 g，当归 9 g，白术 15 g，香附 25 g，茯苓 15 g，枳壳 15 g，丹参 30 g，浙贝母 20 g，白芍 20 g，炒僵蚕 15 g，连翘 20 g，玄参 20 g，夏枯草 30 g，生地黄 20 g，天竺黄 30 g，珍珠母 30 g，蒲公英 30 g，白花蛇舌草 30 g。15 剂，水煎取汁 400 mL，每次 200 mL，每日 2 次，口服。

二诊：2 周后该患者自述诸症较前明显缓解，一般状态转佳，偶眠差易醒，舌质暗红，苔白腻，脉沉弦。心率 82 次 / 分。上方加郁金 15 g，继服 15 剂。

三诊：患者复查甲状腺功能较前改善。自述心慌、乏力消失，颈粗变细，诸症较前大有好转，眠转佳，纳眠可，便溏，每日 2～3 次，舌质暗红，苔白，脉弦。心率 75 次 / 分。上方加黄连 15 g、黄芩 15 g、葛根 30 g，继服 15 剂。此后 3 个月持续服用中药汤剂，病情逐渐好转，颈部肿胀感逐渐消失。嘱患者忌碘饮食，调情志，忌食辛辣油腻。后续近 1 年随访，病情稳定。

按语：患者为青年女性，自述因情志致病。钱秋海教授认为妇女以肝为先天，肝主疏泄，以调畅气机之升降。该患者因忿郁恼怒，使肝气失于条达，肝气不畅，脏腑之气郁滞经脉，阻于颈前，故可见颈部肿大。肝气有余、升发太过，肝郁化火，故可见性急易怒。母病及子，木旺引起火亢，肝火引动心火，火盛伤阴，心肝阴虚，故可见失眠、乏力、手抖、心慌。肝木横逆克脾土，肝郁脾虚以致便溏。辨证要点在于素体阴虚，又遇情志刺激，而使诸脏之气有余化火。理应以疏肝火、清心火，兼以消痰祛瘀为治则。方用丹栀逍遥散合消瘰丸加减以疏郁散火，消痰祛瘀。初诊以疏郁开散之品柴胡，既可以加强疏肝散火之功效，条达肝气，使郁火得以发散，又可以引药入肝经，使药物直达病所。天竺黄、珍珠母、生地黄、枳壳、丹参、玄参、浙贝母。天竺黄、珍珠母二药清心平肝，防止肝火扰心。生地黄滋心肝之阴，在疏肝降火时给予益气养阴之品以防壮火食气。白芍调养心肝脾经血，疏经降气。七味药泄肝火，清心火。连翘、蒲公英、白花蛇舌草，三药清热解毒，苦寒直折，清胃火，消炎散结。夏枯草清肝泻火，消肿散结，尤善解肝气，养肝血。与白芍配伍敛阴柔肝。僵蚕祛风解痉。香附能够理气疏肝，引药入肝经，助柴胡以解肝经气郁。同时现代药理研究表明浙贝母、连翘、夏枯草均有降低 TRAb 浓度的功效。蒲公英、白花蛇舌草能够抑制免疫。天竺黄、珍珠母以及玄参、浙贝母作为对药能够抑制甲状腺激素的合成与释放。当归甘辛苦温，养血和血；白术、茯苓健脾去湿，使运化有权，气血有源，用法中加入薄荷少许，疏散郁遏之气，透达肝经郁热。二诊疗效颇显，故效不更方。偶眠差易醒，在原方基础上加郁金以清心解郁，疏肝行气，以加强柴胡疏散肝郁之火的功效。三诊给予葛根芩连汤加味，葛根升发脾胃清阳而止泻升津，黄连、黄芩苦寒清热，厚肠止泻。全方紧扣“火郁发之”，从疏散、清泻两个方面将火邪发之、泻之，同时滋养心肝之阴，标本兼治。

二、甲状腺功能减退症

在古代医学中无甲状腺功能减退症专属对应病名。基于临床表现，本病当归属于中医学“虚劳”“虚损”范畴。根据心脾肾阳受损的证候，将其归属为“虚劳”“水肿”“痰饮”等范畴，阳虚为其共同的病理基础。中医学最早在《黄帝内经》中对甲状腺肿物统称为“瘿”。故由桥本甲状腺炎等所致的甲状腺功能减退症，可称为“瘿病·虚损证”；由痛性亚急性甲状腺炎所致者，可称为“瘿痛·虚损证”；由甲状腺癌所致者，可称为“石瘿·虚损证”。

（一）学术思想

1. 辨病因

宋代陈言曾道“千般疢难，不越三条”，钱秋海教授认为，在究疾病发病之因时不外乎是察其外因、内因、不内外因，即可从“六淫”“七情”“饮食饥饱”“疰忤附着”等方向着手。从整体看来，甲状腺功能减退症的发生多与先天禀赋不足、情志不畅、饮食失宜、水土、外邪侵袭等因素有关。

（1）先天禀赋不足：“夫人之生也，秉两大以成形……斯赋禀由之分厚薄……因以察其胎元之受于父母者之盛衰坚脆。”（《幼幼集成》）因先天之精（元）气秉受于父母，钱秋海教授认为，先天之气不足即正气亏虚疾病由此而生，母有瘿疾，子女亦常罹患瘿病。这与现代医学认识到的甲状腺疾病与遗传因素有关相一致。

（2）情志不畅：“百病皆生于郁”（《医碥》），长久的情志不抒，忧思郁怒，焦躁烦扰等很容易导致疾病的发生。“瘿者，由忧恚气结所生”（《诸病源候论》），“五瘿……忧、劳、气则本于七情”（《圣济总录》），“夫瘿瘤者，多由喜怒不节，忧思过度，而成斯疾焉”（《严氏济生方》）。钱秋海教授认为，该病的产生与人的情志变化密切相关，长期的情志不畅皆会导致肝气郁结、痰凝血瘀，发为本病。

（3）饮食失宜：“夫胃为水谷之海，饮食入胃，游溢精气，上输于脾……合于四时五脏阴阳，揆度以为常也”（《脾胃论》）。水谷为人生存之本，钱秋海教授认为，若饮食不司节制，寒温难以适宜，则会伤及脾胃，脾胃为养生之本，其气充则先天之元气得以滋养，其气弱使先天之元气亦难充，故此诸病由生。

（4）水土、地质因素：“若山居人，溪涧中，有姜理石，饮其水，令人生瘿瘤”（《扁鹊心书》），“诸山水黑土中出泉流者……常食令人作瘿病”（《养生方》），“长安及襄阳蛮人，其饮沙水，喜瘿”（《小品方》），“颈如险而瘿，水土之使然也”（《养生论》）。钱秋海教授认为，水土、地质因素与此病的发生有关，过食或少食含碘的食物均会导致疾病的发生。

（5）外邪侵袭：“正气存内，邪不可干；邪之所凑，其气必虚。”（《素问遗篇·刺法论》）素体卫虚，逢外邪内侵，闭束皮毛气机，若邪留而不去，入络、入经、甚则内及五脏，则病生焉。《医宗金鉴》亦有六邪侵袭机体致体内荣卫气血凝郁后成瘿病的记载，是以外感六淫乘虚而入亦可发为甲状腺功能减退症。

2. 辨病机

中医认为“肾为先天之本”，而肾中精气包括肾阴、肾阳，二者相互制约、相互依存，是各脏腑阴阳相对平衡的基础。肾对气、血、津液等构成人体的基本物质的生成、运动等方面的作用也是肾为先天之本的体现。故甲状腺的发育与功能活动亦有赖于肾阳的推动和促进功能。此外，甲状腺的循行部位与足少阴肾经“入肺，沿喉咙，到舌根两旁”相关。钱秋海教授认为甲状腺与肾的关系密切相关，而元气亏虚、肾阳不足，命门火衰久及脾阳，则导致脾阳虚损，“脾为后天之本”，脾具有把饮食水谷转化为水谷精微和津液，并把水谷精微和津液吸收、转输到全身各脏腑的生理功能。故肾阳衰微，阳气不运，气化失司，开阖不利，以致水湿、痰浊和瘀血等阴邪滞留而出现全身功能低下的寒象贯穿整个病理过程中；脾阳不足失于温煦，健运失司，气血生化无源；故钱秋海教授认为甲状腺功能减退症与脾肾的关系比较密切，病机重点在脾，关键在肾，多由先天禀赋不足，胞胎失养，或后天积劳内伤，久病失调等所致，以脾肾阳虚为主要病机。并据多年临床经验，将甲状腺功能减退症辨证分型为肾阳虚、脾肾阳虚、心肾阳虚证、阴阳两虚。

3. 辨治则

治疗上应健脾补肾、化痰活血、温通泻浊，倡导健脾温肾兼顾五脏平衡。钱秋海教授治疗甲状腺功能减退症以治病必求于本的学术思想为指导，不拘泥于古方，根据甲状腺功能减退症以脾肾阳虚为主要病机，认为病位主要在脾、肾、心。根据“益火之源，以培右肾之元阳”，故在临床上以温补肾阳、补脾益气为主，同时在温补肾阳的基础上，加入填精、滋养肾阴的药物，阴中求阳。

（二）方药心法

1. 辨证论治

（1）脾肾阳虚证：症见畏寒肢冷，周身水肿，关节疼痛，神疲气短乏力，心悸胸痛，食少，面色苍白，记忆力明显减退，反应迟钝，男子阳痿，女子闭经或不孕，脱发明显，皮肤干燥，唇厚舌大，甲状腺肿大，无汗，小便清长，大便或溏或秘等一系列表现。舌淡胖，可伴齿痕、脉细弱、沉迟。

治法：温补脾肾。

推荐方药：四君子汤合济生肾气丸加减。人参、白术、茯苓、甘草、熟地黄、肉桂、附子、牛膝、车前子、山萸肉、泽泻、山药、牡丹皮等。

（2）心肾阳虚证：症见乏力，畏寒肢冷，倦怠嗜卧，面色晦暗，肢体水肿，神志不清，心悸，怔忡，胸闷。舌质淡暗，苔白滑，脉缓。

治法：温补心肾。

推荐方药：济生肾气丸合真武汤加减。附子、茯苓、白术、生姜、白芍、熟地黄、肉桂、牛膝、车前子、山萸肉、泽泻、山药、牡丹皮等。

（3）阴阳两虚证：症见肢体畏寒，面色白，口苦咽干，头晕目眩，耳鸣，心烦喜呕，腰膝酸冷，小便清长或遗尿，或肢体水肿，腰以下为甚，男子阳痿滑精，女子带下清冷，宫寒不孕，兼见口干欲饮、皮肤干燥。舌淡或淡红苔白或薄黄，脉沉弦细或沉弦而迟。

治法：补肾阳滋肾阴。

推荐方药：金匮肾气丸加减。附子、桂枝、熟地黄、山萸肉、山药、茯苓、牡丹皮等。

（4）肝郁脾虚证：症见胸胁或脘腹胀满，疲乏，情志不畅，善太息，经前乳胀，烦躁易怒，大便时干时稀，便溏。齿痕舌，脉弦。

治法：疏肝解郁。

推荐方药：柴胡疏肝散加减。陈皮、柴胡、川芎、香附、枳壳、芍药、甘草、白术、薄荷、茯苓等。

（5）痰瘀互结证：症见肢体麻木，痛经，颈部疼痛，甲状腺肿大，咽部异物感。舌暗红，脉涩。

治法：化痰祛瘀。

推荐方药：血府逐瘀汤加减。桃仁、红花、当归、生地黄、牛膝、川芎、桔梗、赤芍、枳壳、甘草、柴胡等。

2. 单味药

（1）黄芪：味甘，性微温，归脾、肺经，可健脾补中、升阳举陷、益气固表、托毒生肌、利水消肿。现代药理学研究表明，黄芪能够通过提高 T 淋巴细胞亚群水平而增强机体免疫功能，还能够调节辅助性 T 细胞水平，促进机体免疫平衡。此外，黄芪对肾、肝、肺等脏腑功能也具有较好的调节作用[81]。研究发现黄芪注射液可干预因 ^{131}I 照射后受损甲状腺组织细胞的增殖，明显改善血清中异常 FT3、FT4 水平，减少甲状腺细胞凋亡[82]。

（2）柴胡：性微寒，味苦、辛，归肝经、胆经，具疏肝利胆、疏气解郁、散火之功效。柴胡的主要化学成分为多糖、皂苷类、黄酮类、挥发油等，具有调节免疫、抗炎、抗抑郁、抗肿瘤、护肝等药理作用，主要通过影响细胞凋亡、炎症、纤维化等信号通路及神经内分泌系统而实现[83]。柴胡皂苷可对抗炎症反应，柴胡多糖能改善 Th1/Th2 失衡状态、增强巨噬细胞功能。柴胡提取物及柴胡类方可减少甲状腺细胞异常凋亡，恢复甲状腺抗体水平，调节淋巴细胞及其亚群以及细胞因子，调控其相关信号通路，维护机体免疫平衡[84]。

（3）白术：具有健脾益气，燥湿利水，止汗，安胎的功能。白术的生物活性广泛，具有免疫调节、抗炎、抗氧化、改善肠胃功能、抗肿瘤、保护肝脏等药理作用，其主要通过自身含有的多糖、挥发油、内酯类等成分发挥作用[85]。研究显示，白术多糖可通过产生特异性 IgG 类抗体来提高机体免疫反应能力[86]。

（4）当归：味甘、辛，性温，归肝、心、脾经；功可补血活血，调经止痛，润肠通便。当归除了主要的活性成分当归多糖、黄酮类、微量元素，还富含挥发油等化学成分，在调节免疫、抗炎、保肝、抗肿瘤、改善贫血等方面发挥功效[87]。目前认为当归多糖富有免疫调节活性，可以促进 T 细胞增殖，调节 Th1、Th2 相关细胞因子的表达。实验证实，当归多糖能显著刺激巨噬细胞增殖，抑制体液免疫，增强非特异性免疫功能[88]。有学者进一步研究发现，当归多糖主要通过调节 Th1 型细胞免疫来影响巨噬细胞免疫功能的发挥[89]。

（5）白芍：具有养血调经，敛阴止汗，柔肝止痛，平抑肝阳的功效。白芍主要化学成分含有黄酮类、三萜类、单萜苷类等，具有保肝、抗炎镇痛、护心、抗血栓等多种药理作用。白芍总苷能够显著降低自身免疫性甲状腺炎大鼠血清中 TNF-α、TPOAb、TGAb 水平，升高 IL-10，减轻甲状腺滤泡损伤，通过调节模型大鼠肠道菌群，改善肠黏膜屏障损伤，从而发挥治疗自身免疫性甲状腺炎的作用[90]。亦有研究发现白芍总苷胶囊可以明显降低自身免疫性甲状腺炎大鼠的 TGAb、TPOAb、TSH 水平，改善甲状腺功能减退症症状，证实白芍总苷能改善免疫失衡状态[91]。

（6）茯苓：具有利水渗湿，健脾，宁心安神的功效。多糖及三萜类化合物是茯苓中最主要的有效成分，具有调节免疫、保肝、抗炎、降血脂、抗肿瘤、利尿等多种生物活性，研究发现其在免疫、消化、中枢神经系统等都有疗效[92]。茯苓多糖可以通过调节 IL-2、TNF-α 等相关炎症细胞因子，进而改善机体免疫作用[93]。实验研究显示，茯苓总三萜体内、体外都可抑制小鼠的免疫反应[94]。

（7）浙贝母：具有清热化痰止咳，解毒散结消痈的功效。浙贝母主要化学成分是多糖、生物碱、总皂苷、黄酮类等[95]，具有抗肿瘤、抗氧化、抗炎镇痛、止咳祛痰等药理作用。浙贝母多糖的抗氧化能力强，能激化体内抗氧化剂，亦有较好清除体外自由基的作用[96]。

（8）淫羊藿：味辛、甘，性温，入肝、肾经，具有补肾阳、强筋骨、祛风湿功效，常用于治疗阳痿遗精、风湿痹痛等。淫羊藿在《名医别录》中记载“无毒。主坚筋骨，消瘰疬”，具有补肾阳、强筋骨、祛风湿的功效。淫羊藿可以促进机体全身组织细胞的代谢功能，还能促进甲状腺自身的分泌[97]。

（9）巴戟天：味甘、辛，性温，归肾、肝经，具有补肾阳、强筋骨、祛风湿的功效，常用于治疗遗精早泄、少腹冷痛等。巴戟天在《名医别录》中记载“味甘，无毒……补五劳，益精，利男子”。巴戟天可以使TSH水平降低，使FT3、FT4、一氧化氮（NO）、促甲状腺激素释放激素（TRH）、环磷酸腺苷/环磷酸鸟苷（cAMP/cGMP）水平升高。

（10）仙茅：味辛，性温，有毒，入肝、肾经，具有温肾阳、祛寒湿的功效，常用于治疗阳痿肾虚、腰膝酸痛、更年期综合征等。《本草纲目》中记载：“仙茅，性热。补三焦，命门之药也。”仙茅中的仙茅苷可对神经系统起到保护作用；仙茅多糖能改善人体免疫功能[98]。

3. 对药

（1）白术－茯苓：甲状腺功能减退症患者常伴有下肢水肿、乏力等临床症状，故以茯苓利水化湿，白术补脾燥湿，二者配伍，相须为用，可补脾益气、助运祛湿。药理研究认为，茯苓具有利水消肿、免疫、延缓衰老等作用[99]。

（2）酒萸肉－山药：山萸肉既归肾经又属肝经，能大补精血，补肾而不伤阴，与山药配伍，平补阴阳。

（3）黄芪－淫羊藿：黄芪归脾经，有补气升阳、利水退肿的功效。研究发现，黄芪含有多糖、皂苷、黄酮等多种成分，具有改善心肌活力、扩张血管、调节免疫等作用[100]。淫羊藿具有补肾阳，强筋骨，祛风湿的功效。二药联用共奏补气温阳之效。

（4）茯苓－附子：茯苓健脾利湿，附子为阳中之阳，其性浮而不沉，其用走而不息。辛甘大热，能补命门衰败之火以生脾土，主要有效成分是乌头类生物碱、多糖、皂苷等，具有强心、保护心肌细胞、抗心律失常、抗炎和镇痛、抗肿瘤等药理作用[101]。二药合用，共奏温经助阳、利水化湿之功。

（5）夏枯草－浙贝母：夏枯草与浙贝母合用，具有化痰散结、清肝降火的功效。夏枯草辛、苦、寒，归肝、胆经，能清热泻火、明目散结消肿，可治肝阴不足之目赤肿痛。浙贝母苦、寒，归肺、心经，具有清热化痰、散结消肿的作用。夏枯草以清热为主，浙贝母以祛痰为要，两药合用，消肿散结之功倍增。

（6）三棱－莪术：临床常见的甲状腺肿块较硬的患者，由于气滞痰阻日久，进而血行不畅，终致痰结血瘀。痰的生成与肺、脾、肾、肝关系密切，脾为生痰之源，肺为贮痰之器，肾为生痰之本，肝主气机条畅行津液，气滞津聚为痰且多为无形之痰。气能行津，“治痰先治气”，行气为化痰的主要治法。血瘀可贯穿于甲状腺功能减退病程始终，而各期程度不同，瘀血阻于颈前，则颈前肿块较硬，日久不消；瘀血阻于头面，则面色晦暗，眼眶黧黑，口唇紫暗。莪术与三棱均味辛、苦，性温，入肝、脾经，有破血行气、消积止痛之效。张锡纯在《医学衷中参西录》中曰：“三棱气味俱淡，微有辛意；莪术味微苦，气微香，亦微有辛意，性皆微温，为化瘀血之要药。”故二者合用治疗痰结血瘀之证疗效倍增，两药苦泄辛散温通，既入血分，又入气分，相辅相成，相须为用。

（7）柴胡－白芍：柴胡、白芍伍用，出自《太平惠民和剂局方》的逍遥散。白芍酸寒收敛，能敛津液而护营血，收阳气而泄邪热，养血以柔肝，缓急而止痛，泄肝之邪热以补脾阴；柴胡轻清辛散，透表泄热，疏肝解郁，又能引清阳之气上升，以疏调少阳之气而理肝脾。柴、芍同用，补肝体而助肝用，使血和则肝和，血充则肝柔，二药一气一血，一散一收，相互依赖，相互促进。

4. 角药

（1）黄芪－酒萸肉－山药：甲状腺功能减退症后期因患病日久，阳气消耗，脾阳失运，水湿内生，经久不愈，可发展至肾水泛滥，最终出现四肢水肿、畏寒肢冷、腰膝酸软、食少便溏等脾肾阳虚之症。黄芪甘温补气升阳，山药甘平补脾阴、益肾固精，二者合用，一阴一阳，阴阳相合，强脾胃，健运化。山萸肉酸涩微温，入肝、肾二经，酸涩主收，温能助阳，故有温补肾阳，温精缩尿之功。三药合用，共补脾肾。

（2）酒萸肉－山药－熟地黄：酒萸肉补益肝肾，涩精固脱；山药益气养阴，补脾肺肾；熟地黄具有补血滋阴，益精填髓的功效。三药合用，补肾填精。

（3）黄芪－淫羊藿－补骨脂：黄芪补气升阳，固表止汗，利水消肿，生津养血，行滞通痹；淫羊藿补肾阳，强筋骨，祛风湿；补骨脂温肾助阳，固精缩尿，纳气平喘，温脾止泻。三药合用，健脾补肾，温阳固摄。

（4）熟地黄－山药－茯苓：熟地黄补血滋阴，益精填髓；山药益气养阴、补脾肺肾；茯苓利水渗湿，健脾，宁心安神。三药合用，肺、脾、肾同补。

（5）黄芪－白术－肉桂：黄芪补气升阳，固表止汗，利水消肿，生津养血，行滞通痹；白术健脾益气，燥湿利水，止汗；肉桂温中散寒，理气止痛。三药合用，共奏健脾益气、温阳利水之功效。

5. 经方验方

（1）二仙汤：本方由仙茅、淫羊藿、当归、知母、巴戟天、黄柏组成，有助阳益精、补益肝肾等功效。方中仙茅、淫羊藿为君药，仙茅味辛、性热，归肾、肝、脾经，淫羊藿味辛、甘，性温，两药均可温肾壮阳、祛寒湿、强壮筋骨。巴戟天为臣药，可补肾阳、祛风湿、强筋骨。三药均性温，归肝肾经。知母、黄柏为佐使药，滋阴润燥、清热泻火，减缓淫羊藿、仙茅的辛热燥烈之性。当归为使药，养血活血补血。全方配伍充分体现了阴中求阳、阳中求阴的思想。相关研究表明[102]，二仙汤在抑制机体免疫损伤及阻止机体炎性反应上均有一定的优势。王震等[103]研究也证实，应用二仙汤能够有效调节甲状腺功能减退症患者的血清促炎性细胞因子，增强患者免疫功能，抑制炎性反应。另外，二仙汤中诸药也均能发挥免疫调节作用。二仙汤中的巴戟天、仙茅和淫羊藿可对内分泌系统的分泌功能产生调节作用，对延缓垂体老化以及促进腺激素合成与释放起到积极作用。淫羊藿、仙茅可以促进机体全身组织细胞的代谢功能，还能促进甲状腺自身的分泌[97]。翟旭峰等[104]研究显示，巴戟天可以使 TSH 水平降低，使 FT3、FT4、NO、TRH、cAMP/cGMP 水平升高。药理研究证实，当归、仙茅、知母能够使机体所释放的促炎性细胞因子起到抑制作用[105]。仙茅中的仙茅苷可对神经系统起到保护作用；仙茅多糖能改善人体免疫功能[98]。当归提取物对机体免疫系统也有双向调节作用[106]。知母可以通过抑制细胞免疫应答来调节机体细胞免疫活性[107]。综合各项研究，二仙汤具有明显的免疫调节功能及调节内分泌作用。方中诸药联合使用，既有效地作用于甲状腺功能减退病理机制，还能有效改善机体炎性反应的内环境[108]。

（2）济生肾气丸：本方为补益剂，由熟地黄、肉桂、附子、山萸肉、山药、牛膝、泽泻、茯苓、牡丹皮、车前子组成，具有温肾化气、利水消肿之功效，主治肾阳不足、水湿内停所致的肾虚水肿、腰膝酸重、小便不利、痰饮咳喘。方中熟地黄滋补肾阴，少加肉桂、附子助命门之火以温阳化气，乃“阴中求阳”之意；山萸肉、山药补肝益脾，化生精血；牛膝滋阴益肾；泽泻、茯苓利水渗湿，并可防地黄之滋腻；牡丹皮清肝泄热，车前子清热利湿。四药补中寓泻，诸药共奏温肾化气，利水消肿之功。

（3）柴胡疏肝散：本方由柴胡、香附、川芎、陈皮、枳壳、芍药、甘草组成，有疏肝理气、活血止痛的功效。方中以柴胡功善疏肝解郁，用以为君。香附理气疏肝而止痛，川芎活血行气以止痛，二药相合，助柴胡以解肝经之郁滞，并增行气活血止痛之效，共为臣药。陈皮、枳壳理气行滞，芍药、甘草养血柔肝，缓急止痛，均为佐药。甘草调和诸药，为使药。诸药相合，共奏疏肝行气、活血止痛之功。

（4）补中益气汤：作为补气健脾的经典名方，补中益气汤出自金元四大家李东垣之《脾胃论》，有升阳举陷、补中益气之功效。原方由黄芪、人参、当归、白术、升麻、柴胡、橘皮、甘草组方，以黄芪为君，补益上焦之肺气，健运中焦之脾气，脾胃之气得充，中焦元气得以上输于肺，卫表元气得护。多项研究结果表明[109，110]，黄芪中所含的黄酮类、多糖类等多种活性成分，可提高机体的免疫功能，促进脾脏浆细胞的增殖，加速抗体的合成，提高免疫调节。人参、甘草为臣药，辛甘气味，补益中气、健脾益肺，二者均有抗炎、抗氧化及抗调节免疫之功能[85，111]，更佐以当归助诸药以和血脉，血脉和则脾胃健。升麻、柴胡共为佐使，补气升阳，引诸药上行，助胃气升腾又促脾胃化生元气，为本方之关键。研究发现[85]，白术多糖可以作用于免疫系统的各个环节，增加动物机体脾脏质量，拮抗免疫器官损伤，这可能是白术治疗自身免疫性疾病的机制之一。橘皮、白术益气健脾，除脾虚之湿浊，同补脾气以资气血化生之源，诸药合用共奏健脾益气之功效。有文献报道[112]，补中益气汤具有补气健脾、调节机体免疫等功能，对于临床治疗免疫性甲状腺炎具备独特优势。

（5）逍遥散：本方最早出现于北宋时期，载于《太平惠民和剂局方》中，曾被誉为中医药史上十大名方之一。本方由柴胡、当归、白芍、白术、茯苓、生姜、薄荷、炙甘草组成，有疏肝解郁、健脾和营的功效。柴胡为君，主入肝经，《药性解》提出“疏通肝木，推陈致新”，可见柴胡可疏肝解郁，调达肝气，是疏理肝气、调畅气机之重点。当归、白芍为臣，其中当归性温、味甘，有“血中之气药”之称，主要因其气轻而辛，善于行血，补中有动，行中有补，补而不滞；白芍性味酸苦，酸可养血柔肝，敛阴止痛，一方面配伍当归养血行气，另一方面助柴胡行气理气，当归、白芍和柴胡同用，补肝体也能为肝所用，达到血和肝顺，使肝气调畅，恢复疏泄之功。白术、茯苓、甘草为佐，白术因其守而不走的特点，善于补益，脾虚则易生湿，以健脾益气祛湿；茯苓健脾祛湿，使运化有权，气血有源；甘草可和中缓急，调和诸药，可助药效通达全身。用法中加入薄荷少许，疏散郁遏之气，透达肝经郁热；烧生姜温中和胃，共为使药。

（6）金匮肾气丸：甲状腺功能减退症虽为本虚标实之证，其实质为因虚致实，因虚留滞。肾精不足为发病根本，“无阴则阳无以生”引起命门火衰的关键病机，继而可兼及三焦气化不利，水湿、痰浊、瘀血等阴邪留滞的标实象。因此治疗甲状腺功能减退症时当宗张景岳“善补阳者，必于阴中求阳，则阳得阴助而生化无穷”。《难经·十四难》中“损其肾者，益其精”之旨，以补肾填精以复其阳为治疗本病的基本治则，贯穿于本病治疗始终。而金匮肾气丸首见《金匮要略·血痹虚劳病脉让并治》，又称八味肾气丸，为“阴中求阳”之始方，可发挥阴阳双补之效，对于治疗甲状腺功能减退症尤为合拍，全方共八味药物，分别为熟地黄、山萸肉、山药、泽泻、茯苓、牡丹皮、桂枝、附子，其中熟地黄、山萸肉、山药为三补药，泽泻、茯苓、牡丹皮为三泻之药，纵观整方，于补、泻为一体，标本兼治。《素问·阴阳应象大论》云：“精不足者，补之以味。”金匮肾气丸以熟地黄为君药，其色黑如漆、味甘如饴、质重气沉、味厚性温，张景岳在《景岳全书》中言其可“滋培肾水，填骨髓，益真阴……禀至阴之德，气味纯静，故能补五脏之真阴”，故熟地黄为滋肾填精之要药。金匮肾气丸熟地黄用量达八两，开启熟地黄重用之先河。《景岳全书》云：“阴性缓，熟地非多难以奏效。”《本草新编》亦云：“熟地系君药，可由一两以用至八两。盖补阴之药与补阳之药，用之实有不同。补阳之药，可少用以奏功，而补阴之药，必多用以取效。以阳主升而阴主降。阳升，少用阳药而气易上腾。阴降，少用阴药而味难下达。熟地至阴之药，尤与他阴药有殊，非多用之，奚以取胜。”故临证取其量大力沉之功，借其静重之妙，直达入肾，充盈精源；山萸肉酸温，主入肝经，可滋补肝肾，秘涩精气，益肝血以生肾精；而山药甘淡而涩，主入脾经，可“健脾补虚，涩精固肾”（《景岳全书》），能补后天以充养先天，有助于肾精之复。因此，三补药中以大剂熟地黄直接补益肾精为主，再以山萸肉、山药二药间接补益协助，使补益肾精之力相得益彰，且亦有养肝血益脾气之效。古人用补多兼以泻药，邪祛则补药得力，肾气丸中三补之药重于泽泻、茯苓、牡丹皮三泻药，补重于泻，寓泻于补，俾湿、浊、瘀等邪得祛，以利于肾精的填充，诚如王子接在《绛雪园古方选注》中云：“地黄、萸肉、山药补足三阴经；泽泻、丹皮、茯苓补足三阳经。脏者，藏精气而不泄，以填塞浊阴为补，腑者，如府库之出入，以通利清阳为补。”故三泻药在金匮肾气丸中可发挥着以通为补，补而不滞的作用。《素问·脏气法时论》言“肾苦燥，急食辛以润之”，此“肾燥”为阴精亏损，脏体失濡而致燥象，此时若仅用味厚质沉的滋阴填精之品以滋补，恐壅滞难化。因此，在熟地黄、山萸肉、山药三药滋补阴精的同时配伍少许桂枝、炮附子的辛温之品，“以辛散结”“令郁结开通，气液宣行”，可助滋补之阴精得以布散，使干者得润，着者得行。因此，桂附与三补药同用，即为辛润生精之法。金匮肾气丸中附子为辛、甘、大热纯阳之品，可补命门之火，其性走而不守，通行十二经脉，上可补心阳，中能温脾阳，下能助肾阳；肉桂味甘、性大热，善走肝肾之血分，亦为培补命门火之要药；二药合用，能补肾阳之虚，壮命门之火，但甲状腺功能减退症以肾精不足为发病之机，命门之火源于肾精，故治必求本，当培补阴精，阴中求阳，以生真阳。金匮肾气丸将桂附加入大剂滋阴填精品之中，育阴以涵阳，则肾水得滋，火生有根，终使命门火气复燃。命门之火得复则五脏六腑、形体官窍诸阳得充，则诸证自除。

（7）右归丸：本方出自明代张景岳《景岳全书》，书中提出“阴根于阳，阳根于阴”的论述，《类经附翼》论述“阴以阳为主，阳以阴为根”，即培补肾中元阳，必须“阴中求阳”，在补肾阳药物中配伍滋阴，填精之品，方可达到培补元阳之效。因此，右归丸为“阴中求阳”的代表方剂由熟地黄、山药、山萸肉、枸杞子、鹿角胶、菟丝子、杜仲、当归、肉桂、制附子组成，有温补肾阳、填精补血的功效，用于肾阳不足，命门火衰证。方中肉桂、附子与鹿角胶合用，具有温补肾阳、填精补髓之功；熟地黄、山萸肉、山药，合菟丝子、枸杞子、杜仲，滋阴益肾，养肝补脾，当归补血养肝，诸药合用，共奏温阳补肾、填精补血之功。全方肝脾肾阴阳兼顾，仍以温肾阳为主，妙在阴中求阳，使元阳得以归原，是中医治疗肾虚精亏的经典名方。右归丸对下丘脑－垂体－肾上腺轴和下丘脑－垂体－甲状腺轴有调控作用，这可能是右归丸补肾的关键机制之一。研究发现，右归丸对肾阳虚大鼠下丘脑－垂体－肾上腺轴有显著影响，不但能改善大鼠“肾阳虚”症状，并能提高肾上腺、下丘脑、垂体的脏器指数，促进促肾上腺皮质释放激素、促肾上腺皮质激素和皮质酮的分泌[113, 114]。甲状腺功能与人体生长、发育、代谢和生殖关系密切，其功能紊乱会影响甲状腺垂体激素的分泌，导致甲状腺功能亢进或甲状腺功能减退发生。研究表明，右归丸可显著调节 TSH、T3、T4 水平，促进三大营养物质代谢，调节生长发育，提高组织耗氧量，促进能量代谢，增加产热和提高基础代谢[115]。

（8）真武汤：《伤寒论》对真武汤有论述两则，太阳病篇第 82 条“太阳病发汗，汗出不解，其人仍发热，心下悸，头眩，身瞤动，振振欲擗地者，真武汤主之”与少阴病篇第 316 条“少阴病，二三日不已，至四五日，腹痛，小便不利，四肢沉重疼痛，自下利者，此为有水气。其人或咳，或小便利，或下利，或呕者，真武汤主之”。前者为太阳汗之太过伤及肾阳，致肾阳不足无以行气利水；后者为少阴邪气日渐，肾阳虚衰，水气不化，上述两则条目真武汤证的病因症状虽异，但病机均为少阴肾阳虚衰，气机不畅，水行不利，致水湿内停泛滥全身，故治法同为温补肾阳、利水渗湿。真武汤为温阳利水之基础方，由炮附子、生姜、白术、茯苓、白芍组成，具有温补阳气、利水消肿之效，主治肾阳虚衰、水气不化之证。本方附子大辛大热之品为君，通行十二经，上助心阳，中温脾阳，下壮肾阳，补命门之火，使水有所主。张锡纯在《中药亲试记》中记载附子“能升能降能内达能外散”，补阳气之不足，起少阴之沉寒，复气机之畅行，为治里、扶正、祛寒之要药，实可谓“开辟群阴，迎阳归舍”“果有真寒，无所不治”的强势之药。白术甘苦而温，健脾燥湿，茯苓甘淡而平，利水渗湿，二者配伍增强健脾祛湿之效，共为臣药。佐以生姜辛温，走而不守，宣肺理气，并助附子温阳祛寒，与白术、茯苓共温散水湿。配伍酸收之白芍，敛阴柔肝以舒筋，走三焦利水行气，并制约附子温燥之性，诸药配伍达到温补肾阳，利水化湿之效。国医大师唐祖宣教授认为真武汤主要针对肾阳虚弱、水气为患的症状，其中水湿是肾阳虚不能温化，肝虚疏泄所致，并认为当疾病出现肾阳虚衰，水湿不化的病机，可用此方治疗，做到异病同治[116]。

（三）临床经验

1. 桥本甲状腺炎（甲状腺功能减退症期）

李某，女，41 岁。2011 年 10 月 26 日初诊。

现病史：患者工作于某航空公司，有桥本甲状腺炎病史 8 年，1 个月前自觉乏力，倦怠嗜睡，健忘，头晕，心烦易怒，颈部疼痛，畏寒，月经失调已有2年，月经提前1周，量少，色淡。现服用优甲乐每日 75 μg 替代治疗中。现症见乏力、倦怠嗜睡，健忘，头晕，心烦易怒，颈部疼痛，畏寒，月经失调。舌淡苔少，脉弦细。

体格检查：血压 120/75 mmHg，心率 80 次 / 分，双侧甲状腺不大，局部未闻及血管杂音，心肺腹无异常。

辅助检查：血常规、尿常规、电解质均正常。甲状腺功能示：FT4 7.98 pmol/L，TSH 35.3 mIU/L，anti-TGAb 297 IU/L，anti-TPOAb 68.8 IU/L。甲状腺彩超示桥本氏甲状腺炎。

中医诊断：虚劳（脾肾阳虚证）；西医诊断：桥本氏甲状腺炎（甲状腺

功能减退症期）。

治法：健脾补肾。

处方：四君子汤加减。生黄芪 30 g，炙黄芪 30 g，炒白术 30 g，茯苓 30 g，干姜 30 g，木香 12 g，高良姜 12 g，香附 20 g，砂仁 9 g，肉桂 20 g，制附子 20 g，淫羊藿 30 g，巴戟天 30 g，柴胡 9 g，黄芩 9 g，蒲公英 30 g，金银花 30 g，麦冬 20 g，五味子 9 g，白芍 30 g。

二诊：服药后症状改善，乏力、头晕、畏寒症状明显减轻，经期如期而至，但仍感颈部不适，有胀感，月经仍提前，在上方基础上加夏枯草 20 g，制鳖甲 9 g，百合 9 g，知母 9 g，生地黄 20 g，郁金 15 g，木瓜 30 g。

三诊：症状平稳，偶有倦怠乏力，纳食正常，夜寐尚可，二便调，舌红、苔白，脉滑。仍予原方治疗。查甲状腺功能示：FT4 14.12 pmol/L，TSH 3.550 mIU/L，anti-TGAb 90.89 IU/L ↑，anti-TPOAb 1.23 IU/L，中药上方继服。

四诊：症状好转，无乏力、倦怠、水肿等不适，情绪正常，夜寐佳，纳可，二便调。查体：甲状腺（-），手颤（-），眼颤（-）。甲状腺功能复查：FT 413.38 pmol /L，TSH 4.0 mIU/L，anti-TGAb 70.67 IU/L，anti-TPOAb 1.60 IU/L，已恢复正常。患者坚持服药治疗 1 年，无复发而获痊愈。

按语：甲状腺功能减退症属于中医学“虚劳”范畴。此患者的病因主要与情志内伤、饮食有关，病变部位主要在肝脾肾，与心有关。钱秋海教授考虑患者有桥本甲状腺炎病史 8 年，工作压力较大，饮食失调。瘿病的形成主要是肝郁则气滞，脾伤则气结，气滞则津停，脾虚则酿痰生痰湿，痰气交阻，血行不畅，而瘿病后期以阴虚为主，日久由实致虚，阴损及阳，虚实夹杂，现患者出现乏力，倦怠嗜睡，健忘，头晕，心烦易怒，颈部疼痛，畏寒，月经紊乱，考虑为元气亏虚、肾阳不足，命门火衰久及脾阳，导致脾阳虚损，脾肾阳虚，肾阳衰微，阳气不运，气化失司，开阖不利，以致水湿、痰浊和瘀血等阴邪滞留而出现全身功能低下的寒象症状；脾阳不足失于温煦，健运失司，气血生化无源；脾气主升，脾主升清，脾气虚弱而不能升清，不能濡养全身肌肤及四肢，气虚则上不得精微之滋养而见头目眩晕、精神疲惫；又因甲状腺功能亢进症患者的主要病因为肝郁气滞，而后期的病理变化为阴虚，故在治则上在温阳补气基础上，兼以滋阴疏肝为原则。故在用药上以补气温阳，寒热并投。中药方以理中汤方加减。方用大量补气药生炙黄芪、炒白术；因患者有畏寒，考虑为瘿病日久，阴损及阳，故用温阳药，故用附子、肉桂、巴戟天、淫羊藿补火助阳散寒，用木香、高良姜、香附、柴胡疏肝理气，用麦冬、五味子、白芍以滋阴，一是滋其不足，二是以求阴中求阳。根据其不同的症状，辨证论治。

2. 甲状腺功能减退症

刘某，女，44岁。2020年11月5日初诊。

主诉：乏力、畏寒、面色少华1年余，加重1个月。

现病史：患者1年前无明显诱因下自觉全身倦怠乏力，畏寒，少汗，1个月前上述症状加重明显，且纳差腹胀。现症见乏力，畏寒，头晕，纳差，腰膝酸软，夜尿频多，夜寐差。月经周期延迟，量少，色淡，无痛经。

体格检查：甲状腺I度肿大，质软，触痛阴性。心率65次/分，律齐，未闻及杂音，双肺正常，肝脾不大，双眼睑轻度水肿，晨起明显，舌质淡白，舌体胖大，边有齿痕，舌苔薄，脉沉细。

辅助检查：甲状腺功能查见FT3 0.18 pmol/L，FT4 5.73 pmol/L，TSH 35.48 μIU/L。甲状腺彩超查见甲状腺弥漫性病变。心电图示窦性心律。

中医诊断：虚劳（肾阳亏虚证）；西医诊断：甲状腺功能减退症。

治法：温补肾阳。

处方：济生肾气丸加减。山药20 g，山萸肉10 g，茯苓15 g，牡丹皮15 g，桂枝8 g，熟地黄15 g，白术10 g，附子9 g，莲子心12 g，当归10 g，黄芪20 g，砂仁6 g，天麻9 g，杜仲15 g，炙甘草8 g。21剂，每日1剂，水煎400 mL，每次200 mL，每日2次。

二诊：患者服用上方3周后，乏力、畏寒症状明显减轻，眼睑水肿好转，诉仍有腰膝酸软，夜寐欠佳。舌淡苔薄白，脉沉细。处方：上方去牡丹皮，加茯神15 g、仙茅10 g。14剂，每日1剂，水煎300 mL，每次150 mL，每日2次。

三诊：患者乏力、畏寒等症状基本缓解。血压100/80 mmHg，心率

65 次 / 分，律齐，舌质淡白，苔薄，脉沉细。甲状腺功能查见 FT3 3.88 pmol/L、FT4 10.53 pmol/L、TSH 4.45 μIU/L。守方微调，半年后上述症状基本缓解。

按语：肾为先天之本，内藏元阳真火，五脏六腑之阳气，非此不能发。肾阳虚则机体失去温煦而表现一派寒象，是甲状腺功能减退症之病本。治疗遵循《黄帝内经》中“寒者热之”的治疗原则，选用金匮肾气丸温补肾阳为其正治之法。方中附子为温阳诸药之首，桂枝辛甘温，为温通阳气之要药，且附子、桂枝用量轻，微微生火，鼓舞肾阳，体现少火生气之旨。两药配伍缓解患者畏寒、纳差、夜尿频多、腰膝酸软、舌体胖大，边有齿痕等。善补阳者，必于阴中求阳，且肾阳虚可能会累及肾阴，乃用滋阴之熟地黄、山萸肉、山药，则阳得阴助，生化无穷，肾阴足则月经如期而至。山药、茯苓合用补肾健脾，先天、后天互得给养，有利于机体脏腑功能趋于平衡，可使疲乏无力的感觉得到缓解。再以茯苓、泽泻渗湿，可减轻晨起双眼睑轻度水肿。甲状腺的肿大多由痰瘀互结而成，牡丹皮入血调血，与茯苓、山药相伍，活血祛痰、散结消肿。牡丹皮之活血，促进血行则水去，进一步缓解水肿。牡丹皮的应用对于缓解痛经也可起到一定的作用。同时，针对兼症化裁，症见月经延期、量少，加当归补血、活血而调经；头晕加天麻平肝息风；乏力加补气之黄芪，兼利水消肿；纳差加白术健脾，砂仁醒脾；腰膝酸软加杜仲以温肾阳、补肝肾、强腰脊；夜寐差加莲子心清心安神，交通心肾。二诊时患者述畏寒症状明显减轻、眼睑水肿的减轻，牡丹皮性微寒，为避免其寒性加重病证而去之。同时，患者腰膝酸软改善不明显，故加辛热之品仙茅，加强补肾阳之力。又夜寐欠佳，加茯神宁心安神，且对记忆力的减退也有一定的防治作用。三诊时症状得到进一步的改善。然本病病情顽固，不易痊愈且容易复发，治疗须持之以恒，故守方服药半年，以防加重或复发。

3. 甲状腺功能减退症

刘某，女，37 岁。2020 年 10 月 6 日初诊。

主诉：颈部不适，肢体水肿，困倦 2 个月余。

现病史：患者 2009 年 12 月发现肢体水肿，困倦乏力，遂就诊于某医院，甲状腺功能查见 FT3 1.50 pmol/L，FT4 0.47 ng/dl，TSH > 150 μIU/mL。超声示甲状腺弥漫性肿大，左侧甲状腺结节。予优甲乐渐加量至每日 75 μg，2010 年 1 月中旬复查甲状腺功能 FT3、FT4 均正常，TSH 18.97 μIU/mL。现症见双下肢水肿，困倦乏力，皮肤干燥、瘙痒，咽部有异物感，怕冷。舌淡暗，边齿痕，苔薄白，脉弦细。

体格检查：甲状腺 I 度肿大，质软，触痛阴性。心率 70 次 / 分，律齐，未闻及杂音，双肺正常，肝脾不大，双下肢水肿。

中医诊断：虚劳（脾肾阳虚证）；西医诊断：甲状腺功能减退症。

治法：温补脾肾。

处方：四君子汤合二仙汤加减。党参 15 g，炒苍术 15 g，炒白术 15 g，补骨脂 15 g，猪苓 30 g，茯苓 30 g，泽兰 10 g，泽泻 10 g，狗脊 10 g，杜仲 15 g，川牛膝 10 g，车前子（包煎）30 g，仙茅 6 g，淫羊藿 6 g，浙贝母 15 g，冬瓜皮、冬瓜仁各 30 g。14 剂，每日 1 剂，水煎 300 mL，每次 150 mL，每日 2 次。同时优甲乐加量至每日 100μg。

二诊：患者服用上方 2 周后，复查甲状腺功能 FT3、FT4 均正常，TSH 0.08 μIU/mL。患者诉怕冷，乏力，颜面水肿，二便调，舌淡暗，苔薄白，脉沉细数。予优甲乐减量至每日 75μg，调整中药汤药：党参 15 g，炒苍术 15 g，炒白术 15 g，补骨脂 15 g，猪苓 30 g，茯苓 30 g，泽兰 10 g，泽泻 10 g，狗脊 10 g，杜仲 15 g，川牛膝 10 g，车前子（包）30 g，仙茅 6 g，淫羊藿 6 g，浙贝母 15 g，鸡内金 15 g，7 剂，每日 1 剂，水煎服。

三诊：自觉怕冷，颈部异物感，乏力及颜面水肿减轻，复查甲状腺功能 FT3 2.29 pg/mol，FT4 1.35 ng/dL，TSH 0.7 μIU/mL。优甲乐减至每日 50μg，仍以温阳健脾利水方加大补肾之力，中药组成：党参 15 g，炒苍术 15 g，炒白术 15 g，补骨脂 15 g，猪苓 30 g，茯苓 30 g，泽兰 10 g，泽泻 10 g，狗脊 10 g，杜仲 15 g，川牛膝 10 g，车前子（包煎）30 g，砂仁（后下）10 g，香附 15 g，乌药 10 g，桑寄生 30 g，生薏苡仁 30 g，锁阳 15 g,14 剂，每日 1 剂，水煎服。

按语：甲状腺功能减退症多属于中医学“虚劳”的范畴，常有肢体或颜面水肿、困倦乏力、肢凉畏寒等脾肾阳虚症状，肾主水液，脾主运化，脾肾两脏与水液运行关系密切，两脏阳气不足，水液运行缓慢，阻滞体内，痰湿内阻。钱秋海教授常采用温阳健脾利水法正中病机，贯穿治疗始终，温阳健脾不忘行气，以防补益滋腻之弊，化湿利水宜健脾渗湿，防峻伤正气阴液。再根据患者具体情况，随“症”加减，该患者初诊时畏寒、水肿为阳虚水停的表现，肢冷畏寒提示阳虚较显，加用二仙汤补肾温阳，肢体水肿、水湿停滞，合用冬瓜皮、冬瓜仁对药健脾利水，同时患者还有颈部肿大不适的表现，超声提示甲状腺结节，故联用浙贝母化痰散结。同时重视中焦脾胃运化，二诊加用鸡内金助脾胃运化。三诊患者诸症减轻，但此时已病程较久，后期治疗在逐步减少利水药物的同时，逐步加大温补肾气，遂加用桑寄生、乌药等温补下焦的药物，同时注意砂仁、香附等行气药物的配用，助气机畅达，恐滋补碍腻。其采用中西医结合的治疗方式，对于改善指标，稳定甲状腺功能，消除患者症状更具有优势。

4. 甲状腺功能减退症

李某，女，45 岁。2019 年 9 月 24 日初诊。

主诉：颜面部水肿 1 年余。

现病史：患者从去年开始，自觉面部及肢体水肿，于某医院查 FT3、FT4 均低于正常，TSH 高于正常，甲状腺抗体升高，诊断为桥本甲状腺炎合并甲状腺功能减退症，服用左甲状腺素（L-T4）后，病情好转，FT3、FT4、TSH 已正常，TGAb、TPOAb 仍高于正常，现感乏力、头晕，纳食尚可，睡眠差，大便每 2 ~ 3 日 1 次，小便可。舌苔淡黄，脉细缓。

既往史：有慢性萎缩性胃炎，肾结石等病史。

体格检查：神志清楚，语声较低，面部稍有水肿，眼突（-），甲状腺不肿大，未扪及结节，心律齐，心率 72 次 / 分。

辅助检查：2019 年 6 月查甲状腺功能，FT3 2.1 pmoL/mL，FT4 2.2 pmoL/mL，TSH 129 μIU/mL。2019 年 9 月 24 日查甲状腺功能，FT3 4.58 pmoL/mL，FT4 14.5 pmoL/mL，TSH 4.88 μIU/mL，TGAb 157 U/mL，TPOAb > 1300 U/mL。

中医诊断：虚劳（脾肾阳虚证）；西医诊断：甲状腺功能减退症。

治法：温补脾肾。

处方：四君子汤加减。淫羊藿 20 g，补骨脂 15 g，枸杞子 15 g，益智仁 10 g，茯苓 15 g，菊花 12 g，天麻 10 g，炒白术 12 g，生黄芪 30 g，党参 15 g，郁金 10 g，首乌藤 24 g。14 剂，每日 1 剂，水煎 300 mL，每次 150 mL，每日 2 次。

二诊：患者来院复诊，自述头晕、乏力、睡眠好转，晨起仍有轻度水肿，复查 FT3、FT4、TSH 均正常，TGAb、TPOAb 略高于正常，脉细缓，舌苔薄黄。予初诊方去首乌藤、天麻，加生山楂 15 g、泽泻 15 g、太子参 10 g、沙苑子 15 g。14 剂，每日 1 剂，水煎，分 2 次服。

三诊：患者诉头晕、乏力、水肿明显好转，余无明显不适，脉细缓，舌苔薄黄。

按语：钱秋海教授认为，虚劳病程久，临床上往往虚实夹杂，辨证论治可分为多型，此案例患者面部及肢体水肿，属于脾肾阳虚型，并伴有水肿，以本虚为主，兼有标实，治当温肾健脾、行气利水。处方中淫羊藿辛温燥烈，具有补肾壮阳之效；补骨脂、益智仁苦辛温燥，既能壮肾阳，又能暖脾阳；白术、黄芪、党参补脾胃之阳气，复养脾肾之阳气。多项研究表明，补气药主要含有多糖、皂苷等具有调节免疫功能的化学成分。黄芪不仅具有双向免疫调节作用，还可补气升肝阳，缓解头晕、乏力等肝阳虚的症状。茯苓行健脾利水之效；菊花、郁金入肝经，可疏肝行气解郁；天麻、首乌藤祛风通络，首乌藤还可养心安神。张景岳曰："善补阳者，必于阴中求阳，则阳得阴助而生化无穷"，故方中又配伍枸杞子等滋阴之品，使得阴阳得以互根，以达到更好的补阳之效，还能制约诸温药之燥性。二诊时，加入生山楂，其意在于山楂入肝经血分，既能通行气血，又有活血化瘀之效，加之患者有慢性萎缩性胃炎，脾胃虚弱，山楂可以更好地帮助消食健胃，防止滋补碍腻。复诊时患者仍有水肿气虚之症，气虚无力水液运行，故加入泽泻助行气利水；根据其舌苔薄黄，推测阳损及阴，加入太子参气阴双补，防止利水伤阴；为增强补肝益肾助阳之效，又加入沙苑子。该方从肝脾肾三脏论治，诸药合用，既有温肾健脾，补气升肝之用，又能行气利水，活血消肿，标本兼治，取得良好效果。

5. 甲状腺功能减退症

王某，女，49 岁。2023 年 3 月 10 日初诊。

主诉：间断神疲乏力伴腹胀数月，加重 2 周。

现病史：患者数月前无明显诱因出现神疲乏力欲眠，睁眼费力，闭眼则舒，伴腹胀食后尤显，无反酸，纳食不馨，二便调。患者近 2 周上述症状加重，现症见乏力，神疲，嗜睡，食后腹胀。舌淡，苔薄白，脉弦缓。

体格检查：甲状腺无肿大，质软，未及明显结节，双下肢不肿。

辅助检查：TSH 8.56 μIU/mL，FT3 1 pmol/L，FT4 16.86 pmol/L。

中医诊断：虚劳（脾肾阳虚证）；西医诊断：甲状腺功能减退症。

治法：温补脾肾。

处方：四君子汤加减。淫羊藿 20 g，补骨脂 15 g，黄芪 20 g，炒白术 15 g，陈皮 10 g，升麻 5 g，柴胡 9 g，党参 10 g，炙甘草 6 g，当归 10 g，白芍 10 g，茯苓 15 g，枳壳 10 g，厚朴 15 g，法半夏 6 g，生姜 5 g。14 剂，每日 1 剂，水煎 300 mL，每次 150 mL，每日 2 次。

二诊：患者诉神疲乏力欲眠改善，睁眼费力明显缓解，规律饮食时食后腹胀不显，食欲好转，二便调。舌淡，苔薄白，脉弦缓。原方 21 剂，优甲乐每日 25 μg 维持原剂量，继续巩固疗效。

三诊：患者诉劳累后仍感疲乏，睁眼费力不明显，食后腹胀消失，纳可，二便调。舌淡，苔薄白，脉沉弦。辅助检查：TSH 3.52 μIU/mL，FT3 4.72 pmol/L，FT4 18.62 pmol/L。

处方：黄芪 24 g，炒白术 15 g，陈皮 10 g，升麻 5 g，柴胡 6 g，党参 10 g，炙甘草 6 g，当归 10 g，白芍 10 g，枳壳 6 g。28 剂，每日 1 剂，水煎，分 2 次服。优甲乐每日 25 μg 维持原剂量。

按语：钱秋海教授认为，本例虚劳患者因肝之疏泄无力，影响脾土，致脾失运化，终致脾肾功能失调，进而发生诸症。肝者，罢极之本，肝主疏泄，肝气郁滞，疏泄无力，故神疲乏力欲眠；脾主四肢肌肉，眼睑亦是脾之所主，脾虚故睁眼费力；脾之运化失常故腹胀食后尤显，纳食不馨。方用补中益气汤、四逆散合厚朴生姜半夏甘草人参汤加淫羊藿、补骨脂温补肾阳。补中益气汤益气健脾，促使脾复健运；四逆散疏肝解郁，土得木疏进而恢复脾之运化有常。发汗后，腹胀满者，厚朴生姜半夏甘草人参汤，取其健运脾气，消除食后腹胀。全方肝脾同调，恢复肝之疏泄，脾之运化之功而奏效。医案最后以补中益气汤为主纠正其脾胃虚弱之本虚，配以小量的四逆散祛除其气机郁滞之病理产物，巩固疗效收功。

第三节　高尿酸和痛风

高尿酸血症是嘌呤代谢紊乱引起的代谢异常综合征，指成人在正常嘌呤饮食情况下，不分性别，非同日 2 次空腹血尿酸水平超过 420 μmol/L。高尿酸血症患者出现尿酸盐晶体沉积，导致痛风性关节炎、尿酸盐性肾病和肾结石，称为痛风。研究表明，高尿酸血症和痛风是慢性肾病、高血压、心脑血管疾病及糖尿病等疾病的独立危险因素，是过早死亡的独立预测因子。高尿酸血症和痛风是多系统受累的全身性疾病，已受到多学科的高度关注，其诊治也需要多学科共同参与。

痛风的诊断标准采用 2019 年《中国高尿酸血症与痛风诊疗指南》分类标准。痛风分类标准如下。

第一步纳入标准（只在符合本条件情况下，采用下列的评分体系）：至少 1 次外周关节或滑囊发作性肿胀、疼痛或压痛。

第二步充分标准（如果具备，则可直接分类为痛风而无须下列其他要素）：有症状的关节或滑囊中存在单钠尿酸盐晶体（如在滑液中）或痛风石。

第三步评分标准（不符合充分标准情况下使用），见表 1。

表1　痛风评分标准

项目	分类	评分
临床		
症状发作曾累及的关节（滑囊）[1]	踝关节或中足（作为单关节或寡关节的一部分发作而没有累及第一跖趾关节）	1
	累及第一跖趾关节（作为单关节或寡关节发作的一部分）	2
关节炎发作特点（包括以往的发作）		
受累关节发红（患者自述或医生观察到）	符合左栏1个特点	1
受累关节不能忍受触摸、按压	符合左栏2个特点	2
受累关节严重影响行走或无法活动	符合左栏3个特点	3
发作或者曾经发作的时间特征（无论是否抗炎治疗，符合下列>2项为1次典型发作）		
到达疼痛高峰的时间<24小时	1次典型的发作	1
症状在≤14天内缓解	典型症状复发（即≥2次）	2
发作间期症状完全消退（恢复至基线水平）		
痛风石的临床证据		
透明皮肤下的皮下结节有浆液或粉笔灰样物质，常伴有表面血管覆盖，存在位于典型的部位：关节、耳廓、鹰嘴黏液囊、指腹、肌腱（如跟腱）		4
实验室检查		
血尿酸（SUA）：通过尿酸氧化酶方法测定		
理想情况下，应该在患者未接受降尿酸治疗时和症状发生4周后进行评分（如发作间期），如果可行，在这些条件下进行复测，并以最高的数值为准	<240 μmolL 360 μmol/L ≤ SUA<480 μmol/L 480 μmol/L ≤ SUA<600 μmol/L >600 μmol/L	−4 2 3 4
有症状关节或滑囊进行滑液分析（需要由有经验的检查者进行检测）	单钠尿酸盐阴性	−2

续表

项目	分类	评分
影像学		
尿酸盐沉积在（曾）有症状的关节或滑囊中的影像学证据：超声中“双轨征”[2]或双能 CT 显示有尿酸盐沉积[3]	存在（任何 1 个）	4
痛风相关关节损伤的影像学证据：双手和（或）足在传统影像学表现有至少 1 处骨侵蚀[4]	存在	4
注：表中分值相加 ≥ 8 分即可分类为痛风；官方推荐计算器见 http://goutclasificationcalculator.auckland.ac.nz 或下载“痛风诊断”APP；①症状发作是指包括外周关节（或滑囊）的肿胀、疼痛和（或）压痛在内的有症状时期；②透明软骨表面不规则的回声增强，且与超声波束的声波作用角度相独立（注意：假阳性的“双轨征”可能出现在软骨表面，改变超声波束的声波作用角度时会消失）；③在关节或关节周围的位置存在颜色标记的尿酸盐，使用双能 CT 扫描获取影像，在 80 kV 和 140 kV 扫描能量下获取数据，使用痛风特异性软件应用 2 个材料分解算法分析颜色标记的尿酸盐，阳性结果被定义为在关节或关节周围的位置存在颜色标记的尿酸盐，应排除甲床、亚毫米波、皮肤、运动、射束硬化和血管伪影造成的假阳性；④侵蚀被定义为骨皮质的破坏伴边界硬化和边缘悬挂突出，不包括远端指间关节侵蚀性改变和鸥翼样表现。		

本病以中年人最为多见，40 ~ 50 岁是发病的高峰年龄。男性发病率多于女性，男女之比例约为 20∶1，高尿酸血症是造成痛风最主要的危险因子。高尿酸血症患者中有 5% ~ 12% 会得痛风，血尿酸水平越高、持续时间越长，发生痛风和尿路结石的机会越多。钱秋海教授认为针对西医治疗高尿酸血症和痛风主要采用降尿酸、止痛等对症治疗为主，患者停药后复发率高，而从中西医结合角度、中医治未病角度对高尿酸血症人群进行评估，可有效减少高尿酸血症及痛风的发生，还可明显改善痛风患者的症状体征，减轻患者痛苦，提高患者生活质量。

一、学术思想

（一）辨病因

1. 外感邪气

钱秋海教授认为高尿酸血症及痛风发生与先天禀赋、气候条件、生活环境及饮食等有密切关系。《素问·痹论》曰："风寒湿三气杂至，合而为痹也。"《济生方·痹》曰："皆因体虚，腠理空疏，受风寒湿气而成痹也。"古人已经认识到该病的发生与正虚不固，感受外邪有关。钱秋海教授认为痛风的发生以内因为主，外因为辅，先天禀赋不足，平素湿热潜伏体内，加之正气不足，腠理不密，卫气失固，湿热毒邪乘虚侵袭肢体、经络、肌肉，致筋骨、关节、经络痹阻，气血运行不畅，不通则痛，内外相引而发病。

2. 禀赋不足

钱秋海教授认为痛风患者多由先天禀赋不足，加之过食肥甘厚味酒醴，脾胃运化失司，升清降浊功能失调，致使湿浊内生，日久蕴而化热，湿热毒邪伏藏日久，痹阻经脉，复受风湿热邪或风寒湿邪侵袭，痹阻关节经络而为病。疾病日久伤及脾肾，属本虚标实，湿热毒邪为标，脾肾亏虚为本。由此可以看出，先天禀赋不足，脾胃功能失调，湿热内生，为发病的基础；而湿热毒邪既是病理产物，亦是致病因素，潜伏体内日久，痹阻关节经络成为发病关键。

3. 酒食不节

《素问·五脏生成》曰："多食甘，则骨痛而发落。"王冰注解："肾合骨，其荣发。甘益脾，胜于肾，肾不胜，故骨痛而发堕落。"钱秋海教授认为嗜食肥甘厚味，或酒热海腥发物，或多食乳酪，均可导致脾胃运化失常，损伤脾胃。脾失健运，运化水湿功能失常，湿邪内生，日久湿可化热，导致湿热毒邪内生，痹阻经脉气血，发为痹证。痛风是因为湿热毒邪滞留体内，不能排出体外，潜伏体内，初期可不发病，日久不愈，愈滞愈甚，或感受外邪，终成痹结为害，或闭阻经络而发骨节剧痛，或兼夹凝痰变生痛风结节。结合临床所见，不少痛风性关节炎患者因饮酒或进食肥甘厚味之品而发病。

4. 劳欲过度

钱秋海教授认为劳欲过度，将息失宜，精气亏损，卫外不固；或剧烈运动后体力下降，耗伤气血，卫气防御不足，功能降低，汗出肌疏，外邪乘袭；或劳欲过度，日久伤肾，肾脏亏虚，或饮食劳欲伤肾，肾之蒸化开阖功能障碍，不能胜任升清降浊之职，湿热滞留，郁而化热，湿热毒邪流窜于筋骨，注于关节，气血痹阻不通，故发为痛风。

（二）辨病机

1. 脾肾虚为发病之根本

钱秋海教授认为先天禀赋不足，或年老体衰，脾肾亏虚，精不化气，加之运化不利，终致湿浊内蕴，留于血管内则为高尿酸血症，若流注肌肉、筋骨、关节、经脉则会发为痛风。

2. 湿热内阻为发病之标

湿热内阻是高尿酸血症和痛风发病的重要机制。脾主运化水湿，脾运化水湿功能失常，导致水液停滞在体内，从而产生湿浊等病理产物；肾主水，主调节人体水液代谢的功能，一是将水谷精微中具有濡养滋润作用的津液输布全身，二是将各脏腑组织代谢后的浊液排出体外，上述两点均有赖于肾的气化功能。各种原因造成的肾气不足，均可导致气化失司，清浊不分，致使湿浊不能正常排出体外，日久湿热内蕴，化为热毒停聚体内，流注于关节便发为痛风性关节炎，湿凝肌腠则发为痛风石。

3. 湿热流注、痰浊凝聚、瘀血阻络是至关重要的环节

钱秋海教授认为，由于脾肾功能失调，导致水湿代谢障碍，湿浊内生，聚而成毒，若与血搏结转则为湿瘀滞留于经脉，湿瘀郁久亦可化热，导致湿热毒瘀互结，则出现关节肿痛、畸形。

（三）辨病位

1. 早中期病位在筋骨，涉及肝脾

钱秋海教授指出，痛风性关节炎急性发作时局部皮肤色红焮赤、灼热，疼痛剧烈，属阳证、热证；其关节高度肿胀，病势缠绵难愈多为湿邪作祟。因湿热之邪流注关节经络、阻滞气血而致关节红肿热痛。湿为阴邪，重着黏

腻，难以骤祛，缠绵不愈；湿为阴邪，其性下趋，故多发于下肢关节，临床上以足第一跖趾关节常见。而足之大趾外侧为足厥阴肝经所经过之处，足背第一跖趾关节外侧缘恰为行间穴之所在。足之大趾内侧为足太阴脾经所经过之处，其前缘恰为大都穴之所在，后缘为太白穴之所在。行间穴为足厥阴肝经之荥穴，大都穴为足太阴脾经之荥穴。从以上可以看出，急性痛风性关节炎发病规律符合足厥阴肝经和足太阴脾经的走行规律。

2. 后期病位在肾

高尿酸血症的生成原因主要包括尿酸生成过多或尿酸排泄减少。痛风最常见的并发症为肾结石，其结石性质多为尿酸盐结晶所致。结石较大者不易从尿道排出体外，易引起肾绞痛、血尿、肾积水，最终导致肾衰竭，进而危及患者的生命，中医称为石淋。《诸病源候论·诸淋病候》："石淋者，淋而出石也，肾主水，水结则化为石。"痛风石不仅见于肾，亦可见于体表，以耳郭为多见。肾开窍于耳及二阴，《灵枢·脉度》曰"肾气通于耳。肾和则耳能闻五音矣"，故可认为后期病位在肾。钱秋海教授指出痛风在肾脏上的临床表现，除尿酸性肾结石外，痛风性肾病亦常见，只因其早期没有明显不适，通常为夜尿增多，易被忽视，只有发展到晚期——慢性肾衰竭，才被重视，但此时已错失最佳治疗时机。痛风多见于肥胖之人，多为脾虚痰湿之体，加之本病中医病理病机为湿热痰瘀积聚于体内，停滞于关节经络所致，日久不愈，影响肾的气化功能，从而使湿热之邪不易从小便排出体外，引起痛风性肾病。

（四）辨治则

急性期多为实证，主要以痰、瘀、湿热病证为主；缓解期和慢性期多为虚证，主要以脾肾不足、湿困及气血亏虚病证为主。钱教授认为辨证应首辨阴阳，次辨寒热，再辨痰湿、瘀血。高尿酸血症临床上常无明显症状，其持续日久易致痛风，表现为急慢性关节炎及痛风石和肾脏病变，可根据体质辨证进行治疗，将高尿酸血症及痛风分为湿热蕴结型、瘀热阻滞型、痰浊阻滞型、肝肾阴虚型（表2）。

1. 辨阳证、阴证

（1）阳证：年龄较轻，精神状态佳，体型壮实，肌肉丰满，面有光泽，语声声高有力，严重者关节红肿热痛，舌色尚鲜活，脉大、浮、数、滑、洪。

（2）阴证：年龄较大，精神较差或很差，体型瘦弱或虚胖，肌肉松弛，面色萎黄或㿠白、晦暗，面色少华或无华，语声低微，关节麻木不仁，或疼痛不甚，舌色暗而不鲜活，脉象沉、涩、弱、弦、微无力。

2. 辨痰湿、瘀血

（1）湿热蕴结证。痛风发作时多见红肿热痛，以热象居多，多因患者过食肥甘滋腻，运化不利，内生湿浊，久郁化热，湿热留滞于筋脉肌肉之间。本证多见关节皮肤肿胀热痛，夜间加重，屈伸不利，因其脾胃受阻，亦可见口干、反酸烧心、恶心等症状。临床治疗以清热解毒、利湿化浊为原则。

（2）瘀热阻滞证。痛风患者湿热、火毒、血瘀内邪已生，阻碍气机，血脉不通。《格致余论·痛风》："大率因血受热已自沸腾，其后或涉冷水，或立湿地，或扇取凉，或卧当风，寒凉外搏，热血得寒，汗浊凝涩，所以作痛。"寒邪伤阳，湿性重浊，阻滞血脉运行，日久化热，导致瘀热阻滞。临床治疗以清热利湿、活血化瘀为原则。

（3）痰浊阻滞证。痰浊瘀滞证多见于痛风缓解期，其根本为脾胃受损，气化不利，痰湿内生，脾为后天之本，脾虚血无所生，筋脉不得养，痰、湿、血瘀易留滞于关节，可见关节肿大变形，酸痛，重着不移，痰湿蒙窍，则见疲倦困乏，痰湿碍于脾胃见腹胀，痰湿阻碍下焦可见小便不利、大便黏滞。治以化痰祛湿、活血通络。

（4）肝肾亏虚证。痛风病久损伤肝肾，肝主筋，肾主骨，湿浊与血瘀互结，内热煎灼，留于筋脉关节，生成痛风石。肝肾精血不足，骨髓不得养，可见骨节变形，痿废不用，病证缠绵难愈。临床治疗以滋补肝肾、活血化瘀为原则。

表2　痛风的中医辨证分型

分型	描述
湿热蕴结型	下肢小关节猝然红肿热痛、拒按，触之局部灼热，得凉则舒。伴发热口渴，心烦不安，溲黄。舌红，苔黄腻，脉滑数

续表

分型	描述
瘀热阻滞型	关节红肿刺痛，局部肿胀变形，屈伸不利，肌肤色紫暗，按之稍硬，病灶周围或有“块瘰”硬结，肌肤干燥，皮色暗黧。舌质紫暗或有瘀斑，苔薄黄，脉细涩或沉弦
痰浊阻滞型	关节肿胀，甚则关节周围漫肿，局部酸麻疼痛，或见“块瘰”硬结不红，伴有目眩，面浮足肿，胸脘痞闷。舌胖质暗，苔白腻，脉缓或弦滑
肝肾阴虚型	病久屡发，关节痛如被杖，局部关节变形，昼轻夜重，肌肤麻木不仁，步履艰难，筋脉拘急，屈伸不利，头晕耳鸣，颧红口干。舌红少苔，脉弦细或细数

二、方药心法

（一）辨证论治

1. 高尿酸血症

钱秋海教授认为高尿酸血症的治疗需从整体辨治，把握通腑泻浊大法，辨清虚实急缓加减用药，实则通腑祛滞，虚宜补脾益肾，急则清利湿热，缓则调理脾胃。高尿酸血症的治疗应主要针对肝、脾胃、肾等脏腑进行调理，宜广泛使用甘温、平补及利水渗湿药物，或兼苦寒、清热、泄利药物。

（1）脾肾两虚，湿浊瘀阻：症见腰膝酸软，神疲乏力，双下肢水肿，纳差腹胀，尿浊，大便溏。舌胖暗红，苔白厚，脉沉细。

治法：健脾益肾，利湿通络。

推荐方药：水陆二仙丹加减。金樱子、芡实、土茯苓、萆薢等。

（2）气阴两虚，痰瘀阻滞：症见形体较肥胖，神倦乏力，时伴心前区闷痛，气短，心悸，小便频数，色浊，大便不爽。舌胖质暗红，苔白或黄微腻，脉沉细滑。

治法：益气养阴，祛痰化瘀。

推荐方药：生脉散合瓜蒌薤白散加减。党参、麦冬、五味子、瓜蒌、薤白、枳实等。

（3）湿热内蕴，毒瘀阻络：症见症见关节红肿，皮温高，肢体困重，心烦口渴，小便黄，大便干。舌质红，苔黄腻或燥，脉滑数。

治法：清热利湿，解毒通络。

推荐方药：二妙散加减。黄柏、苍术、泽泻、威灵仙等。

（4）肝郁脾虚，痰湿阻络：症见胸胁苦满，口苦、口干欲饮，神疲乏力，形体肥胖，纳呆腹胀，嗜睡，但睡而不安，大便不调、腹泻便秘交替出现。舌胖暗红，苔白厚腻，脉沉弦滑。

治法：疏肝健脾，化痰除湿。

推荐方药：四逆散合二陈汤加减。柴胡、枳实、赤芍、苍术、炒白术、薏苡仁、陈皮、半夏、土茯苓等。

2. 痛风

痛风的中医治疗法则为以泻浊化瘀解毒为主，调益脾肾，正本清源。钱秋海教授认为应根据痛风的不同时期及证候特点，辨证论治。

（1）湿热蕴结：症见下肢关节猝然红肿热痛、拒按，触之局部灼热，得凉则舒。伴发热口渴，心烦不安，溲黄。舌红，苔黄腻，脉滑数。

治法：清热利湿，通络止痛。

推荐方药：四妙散加减。苍术、黄柏、牛膝、薏苡仁、黄柏、土茯苓、忍冬藤、山慈菇、薏苡仁、萆薢、泽泻、车前子、威灵仙、防己、秦艽等。

（2）瘀热阻滞：症见关节红肿刺痛，局部肿胀变形，屈伸不利，肌肤色紫暗，按之稍硬，病灶周围或有“块瘰”硬结，肌肤干燥，皮色暗黧。舌质紫暗或有瘀斑，苔薄黄，脉细涩或沉弦。

治法：活血化瘀，清热通络。

推荐方药：桃核承气汤加减。桃仁、桂枝、芒硝、酒大黄、红花、当归、丹参、川芎、牛膝、赤芍、地龙、三棱、莪术、鸡血藤等。

（3）痰浊阻滞：症见关节肿胀，甚则关节周围漫肿，局部酸麻疼痛，或见“块瘰”硬结不红。伴有目眩，面浮足肿，胸脘痞闷。舌胖质暗，苔白腻，脉缓或弦滑。

治法：化痰散结，活血化瘀。

推荐方药：二陈汤加减。清半夏、陈皮、茯苓、白芥子、桃仁等。

（4）肝肾阴虚：症见病久屡发，关节痛如被杖，局部关节变形，昼轻夜重，肌肤麻木不仁，步履艰难，筋脉拘急，屈伸不利，头晕耳鸣，颧红口干。舌红少苔，脉弦细或细数。

治法：补益肝肾，通络止痛。

推荐方药：六味地黄丸加减。生地黄、山药、山萸肉、茯苓、泽泻、牡丹皮、薏苡仁、枸杞子、怀牛膝、桑寄生等。

（二）单味药

1. 黄芪

黄芪味甘，性微温，归肺、脾经，有补气升阳、固表止汗、利水消肿、生津养血、行滞通痹、托毒排脓、敛疮生肌的功效，用于气虚乏力，食少便溏，中气下陷，久泻脱肛，便血崩漏，表虚自汗，气虚水肿，内热消渴，血虚萎黄，半身不遂，痹痛麻木，痈疽难溃，久溃不敛。黄芪的提取物黄芪皂苷被证明可下调糖尿病肾病大鼠的尿酸水平[117]。

2. 鸡血藤

鸡血藤味苦、甘，性温。归肝、肾经，有活血补血、调经止痛、舒筋活络的功效，用于月经不调，痛经，经闭，风湿痹痛，麻木瘫痪，血虚萎黄。鸡血藤是一种具有镇痛、抗炎作用的中药[118]，其提取物可通过作用于肠道发挥降尿酸及减重作用[119]。

3. 土茯苓

土茯苓味甘、淡，性平，归肝、胃经，有解毒、除湿、通利关节的功效，用于梅毒及汞中毒所致的肢体拘挛，筋骨疼痛；湿热淋浊，带下，痈肿，瘰疬，疥癣。土茯苓不仅可降低高尿酸血症小鼠的尿酸水平，还可抑制黄嘌呤氧化酶（XOD）活性，显著下调肾脏尿酸盐转动体（URAT1）、GLUT9 的 mRNA 和蛋白表达，抑制 IL−1β、TNF−α 表达[120]。

4. 泽泻

泽泻味甘、淡，性寒，归肾、膀胱经，有利水渗湿、泄热、化浊降脂的功效，用于小便不利，水肿胀满，泄泻尿少，痰饮眩晕，热淋涩痛，高脂血症。体外实验表明，泽泻可以通过抑制 XOD 活性，发挥降尿酸作用[121]。

5. 车前子

车前子味甘，性寒，归肝、肾、肺、小肠经，有清热利尿通淋、渗湿止泻、明目、祛痰的功效，用于热淋涩痛，水肿胀满，暑湿泄泻，目赤肿痛，痰热咳嗽。车前子的提取物毛蕊花糖苷可以抑制高尿酸血症小鼠肝脏 XOD 活性，发挥降尿酸作用，并下调肾脏尿酸转运体有机阴离子转运蛋白 1（OAT1）的 mRNA 表达，上调肾脏尿酸转运体 URAT1 及 GLUT9 的 mRNA 表达[122]。

6. 萆薢

萆薢味苦，性平，归肾、胃经，有利湿去浊、祛风除痹的功效，用于膏淋，白浊，白带过多，风湿痹痛，关节不利，腰膝疼痛。萆薢可抑制高尿酸血症大鼠的 XOD 水平，能剂量依赖性地降低高尿酸血症大鼠的血清尿酸水平，增加尿酸浓度和尿酸排泄量，降低肾脏 URAT1 mRNA 和 URAT1 蛋白的高表达[123]，其作用与苯溴马隆相近。

7. 虎杖

虎杖味微苦，性微寒，归肝、胆、肺经，有利湿退黄、清热解毒、散瘀止痛、止咳化痰的功效，用于湿热黄疸，淋浊，带下，风湿痹痛，痈肿疮毒，水火烫伤，经闭，癥瘕，跌打损伤，肺热咳嗽。虎杖醇提物能防治小鼠急性痛风性关节炎，其机制可能是调控 NLRP3/ASC/Caspase-1 轴在基因和蛋白水平上的表达[124]。

8. 金钱草

金钱草味甘、咸，性微寒，归肝、胆、肾、膀胱经，有利湿退黄、利尿通淋、解毒消肿的功效，用于湿热黄疸，胆胀胁痛，石淋，热淋，小便涩痛，痈肿疔疮，蛇虫咬伤。金钱草的提取物可降低高尿酸小鼠的尿酸水平。金钱草总黄酮提取液可能通过增加尿量，降低尿液中钙和草酸的含量，从而降低尿液饱和度，抑制尿液中结晶形成[125]。

9. 玄参

玄参味甘、苦、咸，性微寒，归肺、胃、肾经，有清热凉血、滋阴降火、解毒散结的功效，用于热入营血，温毒发斑，热病伤阴，舌绛烦渴，津伤便秘，骨蒸劳嗽，目赤，咽痛，白喉，瘰疬，痈肿疮毒。玄参的提取物苯丙苷被证明可以降低高尿酸血症小鼠肝脏黄嘌呤脱氢酶（XDH）和XOD活性，从而发挥降尿酸作用[126]。

10. 山慈菇

山慈菇味甘、微辛，性凉，归肝、脾经，有清热解毒、化痰散结的功效，用于痈肿疔毒，瘰疬痰核，蛇虫咬伤，癥瘕痞块。山慈菇所含的秋水仙碱能抑制粒细胞浸润和乳酸的生成，有抗炎、止痛作用，是治疗痛风急性发作的有效成分[127]。

11. 威灵仙

威灵仙味辛、咸，性温，归膀胱经，有祛风湿、通经络的功效，用于风湿痹痛，肢体麻木，筋脉拘挛，屈伸不利。威灵仙的乙醇提取物具有较强的抑制XOD的能力，其乙酸乙酯提取物具有较强的抗氧化能力。威灵仙还可以降低尿酸性肾病小鼠的尿酸和肌酐，减少肾脏组织中的尿酸盐结晶和炎性反应浸润[128]。

12. 秦皮

秦皮味苦、涩，性寒，归肝、胆、大肠经，有清热燥湿、收涩止痢、止带、明目的功效，用于湿热泻痢，赤白带下，目赤肿痛，目生翳膜。秦皮的乙醇提取物具有抑制XOD的能力。秦皮总香豆素能够改善痛风性关节炎，降低正常小鼠和高尿酸血症小鼠的尿酸水平[129]。

13. 海金沙

海金沙味甘、咸，性寒，归膀胱、小肠经，有清利湿热、通淋止痛的功效，用于热淋，石淋，血淋，膏淋，尿道涩痛。海金沙具有抗氧化、抗菌、防治结石等作用。海金沙黄酮具有清除氧自由基、抑制脂质过氧化的作用[130]。

14. 忍冬藤

忍冬藤味甘，性寒，归肺、胃经，有清热解毒、疏风通络的功效，用于温病发热，热毒血痢，痈肿疮疡，风湿热痹，关节红肿热痛。现代研究发现，忍冬藤不仅对脂质的氧化及代谢具有正向调控作用，还可通过调控RNA和细胞凋亡，调控免疫反应和炎性反应[131]，用于治疗痛风性关节炎。

15. 防风

防风味辛、甘，性微温，归膀胱、肝、脾经，有祛风解表、胜湿止痛、止痉的功效，用于感冒头痛，风湿痹痛，风疹瘙痒，破伤风。防风具有解热、镇痛、抗炎免疫、活血化瘀的作用。防风水煎液可通过降低毛细血管通透性发挥抗炎作用[132]，用于治疗痛风性关节炎。

16. 苍术

苍术味辛、苦，性温，归脾、胃、肝经，有燥湿健脾、祛风散寒、明目的功效，用于湿阻中焦，脘腹胀满，泄泻，水肿，脚气痿躄，风湿痹痛，风寒感冒，夜盲，眼目昏涩。现代药理学研究表明，黄柏苍术汤可能通过抑制炎性细胞释放炎性因子 TNF-α、IL-1β、IL-8、IL-6，明显改善急性痛风性关节炎的炎性反应[133]。

17. 白术

白术味苦、甘，性温，归脾、胃经，有健脾益气、燥湿利水、止汗、安胎的功效，用于脾虚食少，腹胀泄泻，痰饮眩悸，水肿，自汗，胎动不安。白术内酯具有抗炎、抗肿瘤、降尿酸、降糖等作用[134]。

（三）对药

1. 黄柏 - 苍术

黄柏苦寒之品，苦以燥湿，寒以清热，性沉降，专治湿热下注诸症。苍术，味辛、苦，性温，长于燥湿以祛湿浊，可升可降，走而不守。朱丹溪在《本草衍义补遗》中谓其“苍术，治上、中、下湿疾皆可用之”，又长于健脾以绝生湿，直达中州。黄柏苦寒燥湿，其性沉降，长于清下焦湿热。二药配伍即为二妙散，朱丹溪在《丹溪心法》载“二妙散，治筋骨疼痛因湿热者”。因此，对于痛风表现为湿热之象者，如关节红肿热痛、大便黏腻、小便黄赤、舌红苔黄腻、脉滑等。钱秋海教授临证常用二妙散（苍术 12 g、黄柏 9 g）作为基础方，燥湿清热，兼顾标本。苍术为苦温辛香燥烈之品，配以苦寒沉降之黄柏，可承黄柏下走之性，直清湿热。此外，其温燥之性亦可被黄柏兼制。二者寒温并用，黄柏祛热中之湿，苍术祛湿中之热，湿热郁蒸之邪尽除。

2. 泽泻 - 车前草

泽泻甘、寒，利水渗湿作用较强，且能泄热。《本草纲目·草部第十九卷》记载："泽泻性平味甘而淡，淡能渗利，故用它利水泄下以除脾胃之湿，湿去热随去，湿热既除，脾胃健运，精微上布。"车前草是植物车前的全草，甘，微寒，也善通利水道，还可清热解毒。钱秋海教授常用二者配伍，协同增效，共奏利水渗湿泄热的作用，助湿热从小便而去，给邪以出路，并能防止湿热邪气进一步蕴结成毒。此外，钱秋海教授还十分注重结合现代药理实验研究的结果，二者均具有较强的降尿酸作用，故而临床疗效显著。

3. 滑石 - 甘草

滑石味甘淡而寒，质滑腻，故而名之。其甘不伤脾，淡可渗湿，寒能清热，重能下降，滑可利窍，善清热解暑，收湿敛疮，通利水道。《本草纲目》载："滑石能利窍，不独利小便。上能利毛发腠理之孔窍，下能利精、尿之孔窍。其味甘淡，先入于胃，渗走经络，游溢津气，上输于肺，下通膀胱。肺主皮毛，为水之上源。膀胱主司津液，经气化可利出。所以滑石上能发表，下利水道，为荡热燥湿的药。"二药配伍即为六一散，甘寒生津，利小便而不伤津液。且滑石通利沉降，可制约甘草之滞；甘草和中益气，又可制约滑石之寒滑重坠伤胃。钱秋海教授运用六一散（滑石 30 g、甘草 12 g）使湿热从小便而去，清热而不留湿，利水而不伤阴，和中而不留邪。此外，对于夏季暑湿熏蒸，贪凉饮冷，恣食海鲜啤酒而痛风发作者，钱秋海教授常取六一散清暑利湿之用，收效甚佳。

4. 土茯苓 - 山慈菇

土茯苓性甘、淡，味平，具有解毒、除湿、通利关节的功效。《本经逢原》记载："清湿热，利关节，止拘挛，除骨痛，主杨梅疮，解汞粉毒。"山慈菇味辛能散，凉能清热，具有化痰消毒、消肿散节之功效。《本经逢原》曰："山慈菇攻坚解毒，治痈肿疮瘘，瘰疬结核等证""山慈菇正消痰之药，治痰而怪病自除也"，主治痰热郁结之疮痈肿毒等症。钱秋海教授常将其与土茯苓相伍，加强了清热解毒、消肿散结的作用。通常运用土茯苓 30 g 以上，山慈菇 15 g，一者清解热毒，防止其进一步深伏，二者缓解关节肿痛不适，三者还有助于痛风石的消散。

5. 赤芍 – 牡丹皮

赤芍味苦，性微寒，长于入血分，泻血分郁热，兼有活血散瘀止痛的作用。牡丹皮味苦，性微寒，具有清热凉血、活血化瘀作用。《本草经疏》曰牡丹皮“辛以散结聚，苦寒除血热”，乃和血、生血、凉血之要药也，也可入于血分清热泻火，活血散瘀。《本经疏证·第八卷》载：“大抵牡丹入心，通血脉中壅滞，与桂枝颇同……牡丹气寒，故所通者血脉中热结。”赤芍、牡丹皮均为凉血之品，性寒凝滞，通常认为有碍血行，但此二者，兼有活血之功，使热清血宁而无留瘀之弊。故二者相须为用，加强了清热凉血、活血祛瘀的功用，对于痛风后期热毒壅盛血脉，耗伤阴血、血行滞涩，渐聚成瘀之证尤为适用。二者配伍，颇有“入血就恐耗血动血，直须凉血散血”之意，直折血中之热，祛除血中之瘀。

6. 苍术 – 茯苓

苍术与茯苓配伍，见于《摄生众妙方》，名为“苍术丸”，具有健脾祛湿的功效。苍术味辛、苦，性温，具有燥湿健脾、祛风湿的功效，《本草纲目》载其“治湿痰留饮……脾湿下流……滑泻肠风”；茯苓味甘、淡，性平，具有利水渗湿、健脾安神的功效，《世补斋医书》云茯苓“为治痰主药。痰之本，水也，茯苓可以行水。痰之动，湿也，茯苓又可行湿”。二者配伍，补而不峻，利而不猛，相辅相成，使脾健湿祛、生化不息，有利于尿酸代谢和排出。

7. 白术 – 薏苡仁

白术与薏苡仁配伍，见于《不知医必要》，名为“白术汤”，具有健脾化湿之效。白术味甘、苦，性温，具有补气健脾、燥湿利水的功效，《本草汇言》载其“扶植脾胃，散湿除痹”；薏苡仁味甘、淡，性微寒，具有利水渗湿、健脾除痹的功效，《本草纲目》言其“能健脾益胃，胜水除湿”。二者配伍，健脾化湿之力甚强，使脾健湿除，尿酸得以及时排出。

8. 山楂 – 桂枝

山楂与桂枝配伍，见于《济众新编》，具有消食化滞、温阳行气的功效。

山楂味酸、甘，性微温，具有消食化积、行气散瘀的功效，《日用本草》载其“化食积，行结气，健胃，消血痞气块”；桂枝味辛、甘，性温，具有助阳化气、温通经脉的功效，《本经疏证》云其“通阳，利水，下气，行水，补中”。钱秋海教授认为二者配伍，一消食化滞、一温通阳气，使滞散瘀开、尿酸水平下降，又可促进血液循环，故效果显著。

9. 黄精 – 枸杞子

黄精与枸杞子配伍，见于《圣济总录》，名为“二精丸”，具有助气固精、滋阴活血的功效。黄精味甘，性平，具有滋肾润肺、补脾益气的功效，《本草正义》载其“补血、补阴而养脾胃是其专长”；枸杞子味甘，性平，具有补肝肾、明目的功效，《药性论》云其“补益精，诸不足”。钱秋海教授临床配伍用于高尿酸血症阴津受损者效果满意，二者甘平质润，相须为用，滋补之力更强。

10. 牛膝 – 何首乌

牛膝与何首乌配伍，见于《御药院方》，名为“二灵丹”，具有补肾活血的功效。牛膝味甘、苦、酸，性平，具有活血通经、补肝肾、利水的功效，《神农本草经》载其“主寒湿痿痹，四肢拘挛，逐血气”；何首乌味甘、苦，性平，具有补益精血、固肾的功效，《开宝本草》云其“益血气，长筋骨，益精髓”。二者配伍，相须为用，补而不滞，温而不燥，培元固本，补益肝肾，有利于逐邪外出。钱秋海教授临床常用此药对治疗高尿酸血症肾虚血瘀者，效果显著。

11. 熟地黄 – 大黄

熟地黄与大黄配伍，见于《郑氏家传女科万金方》，名为“二生丹”，具有滋阴养血、活血祛瘀的功效。熟地黄味甘，性微温，具有补血滋阴、益精填髓的功效，《珍珠囊》载其“主补血气，滋肾水，益真阴”；大黄味苦，性寒，具有泻下解毒、活血祛瘀的功效，《药品化义》言“大黄专攻腹胀满，积聚痰实，瘀血，便结”。二者配伍，一滋阴养血、一活血祛瘀，共成养血活血之剂，扶正为主，兼顾祛邪，使尿酸排出，又不伤正气。

12. 萆薢 – 川芎

萆薢与川芎配伍，见于《普济方》，名为“萆薢散”，具有利湿祛浊、行血祛瘀之功效。萆薢味苦，性微寒，具有利湿祛浊、祛风除湿之效，《神农本草经》载其“主腰背痛，风寒湿痹，热气”；川芎味辛，性温，具有活血行气、祛风止痛的功效，《本草汇言》云其“开郁结，血中气药”。二者配伍，一分别水道、利水祛湿，一行血祛瘀、以利水行，促进尿酸的排出和代谢。

（四）角药

1. 黄柏 – 苍术 – 牛膝

此组角药以黄柏为君，相配伍的苍术，可祛风散寒、健脾燥湿，《本草衍义补遗》记载苍术“治上、中、下湿疾皆可用之”。牛膝可补肝肾、强筋骨、引血下行。遂苍术、牛膝与黄柏相配伍既可清热利湿，又能引血下行。此三味药合用，黄柏善于苦寒燥湿，苍术长于燥湿健脾，牛膝善于引血下行，相须为用，各取所长，体现了“祛邪而不伤正、标本兼治”的思维，钱秋海教授临证多用于痛风急性期之湿热内蕴之证，如关节突发肿痛，肤温升高，小便黄赤，大便黏腻。钱秋海教授认为痛风的急性发作责之于湿热之邪太盛，用此三味药清热燥湿，以除湿热邪气。

2. 萆薢 – 土茯苓 – 山慈菇

萆薢主腰背痛，为此组角药之君药。对急性痛风性关节炎，萆薢总皂苷有着和秋水仙碱相似的疗效，可显著减少血清中多种炎症因子的表达，降低滑膜组织内嗜中性粒细胞碱性磷酸酶（NAP）和活性蛋白等的水平，使大鼠关节肿胀消退，改善关节病变[135]。土茯苓可利水泻湿，利关节消臃肿，《本草正义》记载“土茯苓，利湿去热，能入络，搜剔湿热之蕴毒……深入百络，关节疼痛，甚至腐烂”，对湿热之邪流注骨节效果甚佳。《精校本草新编》云“山慈菇正消痰之药，治痰而怪病自除也”，临床中山慈菇善治痰热互结之热毒等症。以上三味药合用，萆薢长于祛湿浊，土茯苓、山慈菇长于除热毒，三者相须为用，共奏清热祛湿解毒之功。钱秋海教授认为，痛风日久，且患者多为体格健硕之人，湿热邪气易从阳化热，酿生热毒湿浊。故临证应注重

“热毒、湿浊”病机，选用清热解毒、利湿祛浊的治法，常用萆薢祛浊除湿，山慈菇、土茯苓清热解毒。湿、热、毒三邪气常互相交缠，故不应只着眼于祛湿清热，还应结合祛毒治法，方可提高临床疗效。

3. 赤芍 – 丹参 – 薏苡仁

本组角药以赤芍为君，功能活血凉血、通络止痛。丹参性微寒，为活血凉血之良药，可用至 20 ~ 30 g 而无功过之虞。薏苡仁，可利水渗湿、健脾止泻，《本草经疏》言其“主筋急拘挛不可屈伸及风湿痹”。为清流必先洁其源，湿热邪气，多由脾胃始。此三味药合用，赤芍、丹参清血分之热且能活血散瘀，薏苡仁利水渗湿，该组角药是活血化瘀、利水渗湿的基本组合。痛风日久，气不畅则血滞，瘀留经络，痹阻不畅，发为关节肿痛，屈伸不利、僵硬畸形等。钱秋海教授常用该角药治疗痛风之血瘀湿热痹阻之证，临床可见关节疼痛，稍有变形，活动不利，肤色较暗或伴有瘀斑，肤温正常，舌紫暗，脉弦、细、涩等。水瘀胶着，水肿较甚者，可加用泽兰、郁金等水血同治之品，利水化瘀，增强疗效。

4. 秦艽 – 威灵仙 – 徐长卿

秦艽主寒湿风闭，肢节疼痛，为君药。威灵仙，主积湿停痰、血凝气滞，味微辛，可祛风，风寒湿三气留滞血络者，最宜用之，《药品化义》言“灵仙……主治风、湿、痰、壅滞经络中，致成痛风走注”，故本品既能祛风除湿，又通络止痛，对风湿痹阻经络所致的肢体疼痛、屈伸不利等有良效。徐长卿，可利水消肿、活血解毒。此三味药合用，秦艽、威灵仙均长于“走窜”，徐长卿活血止痛，秦艽为“风药中润剂”，威灵仙为“通络之要药”，徐长卿善“活血消肿”，三药合用，寒温并用，共奏祛风除湿、通络止痛之功，且无伤阴之碍。痛风日久不愈，邪气久羁络中，以通为用，此三药以走为用，善行，以行其经络。钱秋海教授强调运用通络之法，“络以通为用”，临证或加忍冬藤、大血藤、鸡血藤等藤类药物祛风通络，病重者喜用虫类药搜剔窜透，如全蝎、蜈蚣、地龙、乌梢蛇搜剔病邪，通达经络，活血化瘀。

5. 厚朴 – 佛手 – 白术

此组角药以固中焦为基调，遂以厚朴为君，再以佛手、白术二者为臣，共奏理气宽中、健脾和胃之功。其中，厚朴主温中、化痰、下气，佛手可疏肝理气、和胃止痛、健脾化痰。《滇南本草》写道佛手“补肝暖胃，止呕吐……治胃气疼痛，止面寒疼，和中行气”，临床上常用于治疗肝胃气滞、胃脘痞满、咳嗽痰多等诸症。白术主风寒湿痹，可补中焦，除脾胃湿，临床上用于脾虚厌食、便溏腹胀等。脾为阴土，所恶在湿，取资于胃，厚朴苦温入胃以降气理胃，白术甘苦入脾以燥湿温中。土虚则木必乘之，辅以佛手疏肝理气。三药合用，固护脾胃，健运水湿。钱秋海教授认为，治疗痛风的中药多为苦寒或通利走窜之品，易攻伐胃气。临证常佐以厚朴、佛手理气和胃，白术健脾和胃，时时兼顾后天之本。三者合用，理气和胃，醒脾燥湿化痰，具有多方面的功效，不仅能够制约一派苦寒清热药起到反佐作用，还能够防止活血化瘀药损伤脾胃，除此之外，还可助力醒脾化湿，固护中焦，增强药效。

6. 陈皮 – 茯苓 – 桂枝

陈皮有理气调中、燥湿化痰之效，行气以助湿邪外出，健脾而护中焦。茯苓有渗湿利水，健脾和胃，宁心安神之功效。与陈皮相配伍，一利一燥，使湿邪无所存，又可健脾，脾气得升，中焦气机和顺，湿邪亦无所生。桂枝可助阳化气。《本经疏注证》谓桂枝：“能利关节，温经通脉。”《金匮要略》道：“病痰饮者，当以温药和之。”钱秋海教授认为，痛风以湿邪为患，以桂枝温之而化。三者合用，或渗之，或行之，或温之，使湿有所出路，利湿而不伤正，药性平和而固护中土，常用于脾胃虚弱、湿浊内盛之人。

（五）经方验方

1. 桂枝芍药知母汤

本方出自《金匮要略·中风历节病脉证并治第五》，由桂枝、芍药、甘草、麻黄、知母、生姜、白术、防风、附子组成。书中曰：“诸肢节疼痛，身体尪羸，脚肿如脱，头眩短气，温温欲吐，桂枝芍药知母汤主之。”本条论述了风湿历节之证治。风湿流注于筋脉关节，气血通行不畅而致关节疼痛。痛久不解则邪气日盛，湿无出路则渐化热伤阴。桂枝芍药知母汤中既有桂枝、附子、麻黄、防风等通阳宣痹、温经散寒、祛风散湿之品，又有知母、芍药之清热养阴之类，再加甘草调和诸药，诸药相伍以表里兼顾，温阳与养阴并举，共奏痹宣经通、热去阴复之效。研究发现，桂枝芍药知母汤治疗尿酸钠致痛风性关节炎的作用机制可能与降低 Toll 样受体（TLR）2、TLR4 受体及 MyD88 蛋白表达，增加 PPARγ、IκB−α 表达，NF−κB 活化，降低 Toll−MyD88 信号通路炎性因子表达有关[136]。

2. 白虎加桂枝汤

本方出自《金匮要略·疟病脉证治第四》，由知母、炙甘草、石膏、粳米、桂枝组成。书中曰："温疟者，其脉如平，身无寒但热，骨节疼烦，时呕，白虎加桂枝汤主之。"本条虽为论述温疟之证治，但究其方药配伍，以清内热之白虎汤加发散表寒之桂枝而成，可知其病机为里热炽盛，表有寒邪，诸药配伍则有清热、通络、止痛之功，故临床亦广泛用于治疗痛风。钱秋海教授认为，白虎加桂枝汤治疗里热炽盛兼有表邪，加减此方治疗痛风，收效良好。研究表明，白虎加桂枝汤对大鼠痛风模型有较好的防治作用，其关节及周围组织的 K^+ 浓度降低，体征及病理方面均显示关节炎明显改善[137]。

3. 五苓散

本方出自《伤寒论》第 71 条，由猪苓、泽泻、白术、茯苓、桂枝组成。书中曰："太阳病，发汗后，大汗出、胃中干、烦躁不得眠、欲得饮水者，可少少与饮之，令胃气和则愈；若脉浮、小便不利、微热消渴者，五苓散主之。"本条论述了太阳病汗之太过而致膀胱气化不利之证治。《金匮要略》又用其来治疗痰饮之下焦饮逆证。虽主症不一，但究其方药配伍，猪苓、茯苓、泽泻淡渗利湿、通利小便，辅以白术健脾以杜绝生痰之源，外加桂枝通阳化气，故可知五苓散之病机为津液运化失常，水湿停聚。从病机出发，辨证运用此方治疗痛风，亦有显效。研究显示，茵陈五苓散中的 6,7− 二甲氧基香豆素有显著的镇痛作用[138]。

4. 肾气丸

本方出自《金匮要略·消渴小便不利淋病脉证并治》，由干地黄、山药、山茱萸、茯苓、泽泻、牡丹皮、桂枝、炮附子组成。书中曰："男子消渴，小便反多，以饮一斗，小便一斗，肾气丸主之。"本条虽是论治消渴之条文，究其根本，是为论述肾虚阳气衰微，上不能蒸腾津液，下不能化气摄水，以致津液运化失司而致诸多病变。肾气丸在干地黄、淮山药、山萸肉滋阴药基础上加附子、桂枝温阳，旨在阴中求阳，钱秋海教授认为慢性痛风性关节炎的病机是肝、脾、肾功能失调，其中以肾为关键，故加减肾气丸治疗慢性期痛风收效良好。

5. 四妙散

本方出自清朝张秉成《成方便读》一书，是在朱丹溪二妙散（黄柏、苍术）的基础上加牛膝、薏苡仁而成的。针对痛风湿热下注的证候有较好疗效。四妙散中黄柏味苦，苦寒作用于下焦，有燥湿之功；牛膝补肝肾，祛痹通络，强筋骨，通利血脉关节，入药下行，确保药效直抵病位；苍术苦温燥湿；薏苡仁利水排湿、泄浊清热；现代药理研究表明，黄柏本身可调节细胞免疫、保护肾脏、抗炎，对治疗痛风具有降低肌酐与尿酸水平的功效[139]。苍术含有糖苷类、氨基酸类、黄酮类等有效成分，研究发现，苍术具有抗炎、镇痛、镇静作用以及抗氧化、免疫调节等作用[140]。牛膝中具有多糖、皂苷等有效成分，可以抗炎镇痛、保护内皮细胞[141]。薏苡仁中含有醛酮类、醇类、酯类、不饱和脂肪酸类等多种有效成分，具有抗炎镇痛、提高机体免疫力、调节血脂代谢等作用[142]。

6. 当归拈痛汤

本方由金元医家张元素所创，由羌活、防风、升麻、葛根、苍术、白术、当归、人参、苦参、黄芩、知母、茵陈、猪苓、泽泻、甘草组成，具有通络止痛、调和气血、疏风清热利湿的作用，被称为治疗“湿热疼痛之圣方”。相关研究表明，当归拈痛汤及各拆方组可以同时促进 Fas/FasL-mRNA 的表达，促进滑膜细胞凋亡，削弱炎性滑膜的破坏作用，降低炎症因子 IL-1、IL-8、TNF-α 的水平，故治疗急性痛风性关节炎安全有效[143]。

7. 宣痹汤

本方出自清代吴瑭所著的《温病条辨》卷二，由防己、蚕沙、薏苡仁、栀子、连翘、滑石、赤小豆、杏仁、半夏九味中药组成，具清热祛湿、通络止痛之功效。方中防己祛风邪、止痹痛、利水湿，为主药；蚕沙和薏苡仁利湿通痹、健胃护脾，助防己通经止痛、行气通痹；栀子、连翘、滑石和赤小豆清热解毒、利水渗湿，并佐杏仁行气开肺；半夏味辛、温，消痞散结，宣通经络。宣痹汤可能通过调节机体免疫过程，达到抑制或控制急性炎症反应，减少血尿酸的生成，从而发挥抗痛风作用[144]。

8. 竹叶石膏汤

本方出自张仲景《伤寒论》，由竹叶、石膏、半夏、麦冬、甘草、粳米、人参组成，为清热药，治余热之缓剂。方中君药竹叶和石膏具有清热泻火、除烦功效；臣以麦冬、人参养阴生津；佐以半夏以增强健脾益气、渗湿利水之功；甘草、粳米和脾养胃、调和诸药为使。诸药配合有清热养阴之效。在临床运用中，竹叶石膏汤能有效改善急性痛风性关节炎临床症状，控制病情，竹叶石膏汤的抗痛风作用可能与其调控 IL-1 相关信号通路、TLR2、TLR4 蛋白表达有关[145]。

9. 萆薢渗湿汤

本方出自清朝医学家高秉钧所著的《疡科心得集》，由萆薢、黄柏、牡丹皮、薏苡仁、茯苓、泽泻、滑石和通草组成。全方以萆薢为君，泄浊解毒、通利关节，善治腰背酸痛，风湿痹痛；黄柏和牡丹皮共为臣药，前者清热燥湿、攻下焦相火，后者活血化瘀、治血闭经滞，两者相辅相成；研究发现，应用萆薢渗湿汤后关节局部促炎因子 IL-1β 和前列腺素 E_2（PGE2）的含量降低，炎症反应减轻[146]。

三、临床经验

1. 痛风性关节炎

刘某，男，55 岁。

主诉：右足第一跖趾关节反复肿胀热痛 4 年，加重 2 周。

现病史：患者平素喜饮酒，4 年前因进食海鲜后突发右足第一跖趾关节红肿疼痛，痛如刀绞，行走困难，每次发作自行使用“双氯芬酸钠”等药物后疼痛有所好转，近日多次复发。现症见右足第一跖趾关节红肿热痛，行走不利，口苦，食少纳差，恶心欲呕，全身乏力，下肢水肿，腰酸，大便干燥。

舌红，苔黄腻，脉弦滑。

既往史：既往高血压病史 10 年，现每日口服氯沙坦胶囊 50 mg，血压控制可。冠状动脉粥样硬化性心脏病病史，未予治疗。否认传染病史，否认重大外伤史，否认输血史。否认药物及食物过敏史，否认其他接触物过敏史。

体格检查：右足第一跖趾关节红肿热痛，VAS 疼痛评分 7 分，右踝关节、左足跖趾关节（−）。患者中年男性，神志清楚，痛苦病容，查体合作。全身皮肤及黏膜无溃疡、瘀斑，未见皮下出血，无水肿，全身表浅淋巴结未及肿大。巩膜无黄染，双侧瞳孔等大等圆，对光反射灵敏。口唇无发绀，咽无充血，双侧扁桃体无肿大；颈软，无抵抗感，双侧颈静脉无怒张，甲状腺无肿大、未闻及血管杂音。心肺（−），腹部平坦，未见胃肠型及蠕动波，腹部触诊（−），腹部叩诊（−），肠鸣音正常，脊柱生理弯曲存在，四肢无畸形，双下肢无水肿，生理反射存在，病理反射未引出。

辅助检查：血尿酸 608 μmol/L，尿常规示 pH 4.9。

中医诊断：痛风（湿热蕴结证）；西医诊断：痛风。

治法：清热除湿，通络止痛。

处方：四妙散为主方加减。黄柏 10 g，苍术 10 g，怀牛膝 15 g，薏苡仁 20 g，威灵仙 15 g，穿山龙 12 g，虎杖 15 g，土茯苓 15 g，忍冬藤 30 g，当归 15 g，大黄 10 g。7 剂，每日 1 剂，水煎服。

二诊：患者诉疼痛减轻，时有白痰，二便调，舌红，苔薄黄，脉滑数。查血尿酸 464 μmol/L。原方加茯苓 15 g、牡丹皮 10 g，7 剂。

三诊：患者诉疼痛明显好转，可活动自如，痰消失，纳可，复查血尿酸 375 μmol/L，继续服用 14 剂后，查血常规、血尿酸均降至正常水平。嘱患者低嘌呤饮食，多饮水，保持健康生活习惯配合练习易筋经，定期复查血尿酸，随访 5 个月未复发。

按语：患者为中年男性，平素喜饮酒，嗜食肥甘厚腻，脾胃失运，湿浊内蕴，久而化热。湿为阴邪，重着趋下。湿热之邪入里化热，留滞于筋骨关节，感而即发为痛风之证。钱秋海教授治以“四妙散”为主方，辨其为“湿热蕴结证”。取主方四妙散强筋壮骨、清热健脾利湿之功。佐以威灵仙、虎杖、穿山龙、土茯苓、忍冬藤等解毒除湿、除痹痛、通利关节，同增方中利水渗湿之效；另添大黄使湿热趋大肠而去，当归活血化瘀；二诊患者症状减轻，血尿酸下降，然热象仍在，且加之有痰，用茯苓、牡丹皮增强其化痰祛湿，清热活血之效。本案根据患者的体质，对症下药，在改善症状的同时，还能扶正祛邪，调理脾胃，标本兼治。本案理法方药切合病机，审证求因，故疗效显著。

2. 痛风性关节炎

李某，男，50 岁。2023 年 6 月 28 日初诊。

主诉：左足第一跖趾关节肿痛 1 周。

现病史：患者 8 年前于当地医院确诊为痛风，期间不规律服用非布司他、秋水仙碱等药物（患者自行服用，信息不详），1 周前进食大量啤酒、海鲜，于第二天早晨出现左足第一跖趾关节肿痛，不能行走，痛不可触。自行口服非甾体类抗炎药及非布司他，效果不佳，于当地医院检查，血尿酸 528 μmol/L、尿常规示 pH 5。现症见左足第一跖趾关节肿胀疼痛，夜间加重，拒触，皮温正常，行走困难，畏寒肢冷，口苦，口不渴，偶有恶心，大便黏，眠差。舌紫暗，苔白厚，脉沉。

既往史：既往否认高血压、冠心病等慢性病史，否认传染病史，否认其他重大外伤史。否认药物及食物过敏史，否认其他接触物过敏史。

体格检查：左足第一跖趾关节压痛，无红肿，VAS 疼痛评分 5 分，余关节（－）。患者中年男性，痛苦病容，查体合作。全身皮肤及黏膜无溃疡、瘀斑，未见皮下出血，无水肿，全身表浅淋巴结未及肿大。巩膜无黄染，双侧瞳孔等大等圆，对光反射灵敏。口唇无发绀，咽无充血，双侧扁桃体无肿大；颈软，无抵抗感，双侧颈静脉无怒张，甲状腺无肿大、未闻及血管杂音。心肺（－），腹部平坦，未见胃肠型及蠕动波，腹部触诊（－），腹部叩诊（－），肠鸣音正常，脊柱生理弯曲存在，四肢无畸形，双下肢无水肿，生理反射存在，病理反射未引出。

辅助检查：2023 年 6 月 23 日血尿酸 528 μmol/L、尿常规示 pH 5。

中医诊断：痛风病（寒湿痹阻证）；西医诊断：痛风。

治法：祛风除湿，通阳除痹。

处方：桂枝芍药知母汤加减。桂枝 12 g，赤芍 9 g，白芍 9 g，蜜麻黄 6 g，干姜 6 g，白术 12 g，知母 12 g，防风 12 g，制附子 6 g，生甘草 6 g，茯苓 15 g，牡丹皮 15 g，炒桃仁 12 g，威灵仙 12 g，川牛膝 15 g。7 剂，水煎，分早晚 2 次饭后半小时温服。嘱停服非布司他，低嘌呤饮食，忌酒。碳酸氢钠片（患者自行服用信息不详）0.3 g，每日 3 次。

二诊：患者服上方 3 剂症状缓解，7 剂关节肿痛消失，行走正常，现偶有畏寒，大便黏，眠差。上方去威灵仙，加炒酸枣仁 15 g，嘱患者继服 7 剂以巩固疗效，少食油腻，低嘌呤饮食。

按语：患者为中年男性，平素久居海边，偏食酒肉、海鲜，且痛风病史已有 8 年，今因饮食无度而再次诱发痛风发作。钱秋海教授分析其居住环境、饮食偏好、症状表现，辨证为寒湿痹阻，予桂枝芍药知母汤加减，方中桂枝温通经脉，配以麻黄、防风散寒祛湿，白芍缓急止痛，知母、甘草养阴清热，干姜温中，白术、茯苓、附子温阳祛湿，赤芍、牡丹皮、炒桃仁活血化瘀，威灵仙、川牛膝通经活络、补益肝肾。本方以通阳散寒、祛风除湿为主，兼补肝肾，活血通络，以快速消肿止痛。

3. 痛风性关节炎

张某，男，30 岁。2023 年 7 月 12 日初诊。

主诉：痛风病史 3 年，双足踝关节肿胀反复发作。

现病史：患者 3 年前食海鲜后出现双足踝疼痛，进一步检查后诊断为“痛风”，后间断口服非布司他等药物，患者间断双足踝关节肿胀，疼痛不明显，乏力，小便可，大便黏，患者形体偏胖，饮食控制不佳；舌体胖、苔白，脉弱。血尿酸 430 μmol/L。

既往史：既往否认高血压、冠心病等慢性病史，否认传染病史，否认其他重大外伤史。否认药物及食物过敏史，否认其他接触物过敏史。

体格检查：双足踝关节压痛（+），VAS 疼痛评分 3 分，余关节（−）。患者青年男性，无病容，查体合作。全身皮肤及黏膜无溃疡、瘀斑，未见皮下出血，无水肿，全身表浅淋巴结未及肿大。巩膜无黄染，双侧瞳孔等大等圆，对光反射灵敏。口唇无发绀，咽无充血，双侧扁桃体无肿大；颈软，无抵抗感，双侧颈静脉无怒张，甲状腺无肿大、未闻及血管杂音。心肺（-），腹部平坦，未见胃肠型及蠕动波，腹部触诊（-），腹部叩诊（-），肠鸣音正常，脊柱生理弯曲存在，四肢无畸形，双下肢无水肿，生理反射存在，病理反射未引出。

辅助检查：血尿酸 430 μmol/L。

中医诊断：痛风（气虚痰阻）；西医诊断：痛风性关节炎（慢性期）。

治法：益气化湿，通经活络。

处方：防己黄芪汤合香砂六君子汤加减。防己 9 g，黄芪 30 g，茯苓 30 g，白术 15 g，砂仁 12 g，甘草 9 g，海风藤 12 g，络石藤 12 g，穿山龙 12 g，土茯苓 12 g。7 剂，每日 1 剂，水煎服。予健康宣教，嘱患者节饮食、调情志。

二诊：患者服药后双足踝关节肿胀明显减轻，现无明显不适，予一诊方继服 14 剂。随访至今，患者疼痛未复发，关节肿胀已消，监测血尿酸水平 350 ~ 380 μmol/L。

按语：患者病程较长，元气亏虚较重，故关节流滞之湿浊难除，病情反复发作。治疗以补益元气为主，兼利湿浊、通关节。防己黄芪汤为健脾祛湿利水经典方，脾健则后天水谷之气充，既能滋养元气，又能祛风湿、止痹痛。香砂六君子汤可固本培元，人参大补元气，为补气要药，砂仁行气，使补而不滞。加用钱秋海教授常用流滞关节的药对海风藤配络石藤、穿山龙配土茯苓，能化湿消肿、通络止痛。整方侧重补虚，兼以通滞，大补元气而缓消流滞。

4. 痛风性关节炎

张某，男，49 岁。2022 年 3 月 12 日初诊。

主诉：双侧跖趾关节及踝关节红肿热痛 1 年余，加重 1 周。

现病史：患者 1 年前大量饮酒后出现左侧跖趾及右踝关节肿痛，行走不便。当地医院检查血尿酸 472 μmol/L，诊断为痛风性关节炎，口服非布司他和乐松后症状缓解，未进一步诊治，随后反复发作 3 次，曾口服秋水仙碱、非布司他、别嘌醇等药物，近 1 周出现双侧跖趾及踝关节红肿热痛，疼痛剧烈，行走受限，遂寻求中医治疗。现症见右侧足踝阵发性刺痛，微红肿，无破溃，口干不渴，纳可，睡眠因疼痛较差，大便正常，小便微黄。舌红，苔黄腻，脉滑稍涩。

既往史：高脂血症 5 年，高血压病史 5 年，未治疗。否认冠心病病史，否认传染病史，否认其他重大外伤史。否认药物及食物过敏史，否认其他接触物过敏史。

体格检查：右足踝关节压痛（+），VAS 疼痛评分 3 分，左足踝关节压痛（+），VAS 疼痛评分 2 分，余关节（-）。患者中年男性，无病容，查体合作。全身皮肤及黏膜无溃疡、瘀斑，未见皮下出血，无水肿，全身表浅淋巴结未及肿大。巩膜无黄染，双侧瞳孔等大等圆，对光反射灵敏。口唇无发绀，咽无充血，双侧扁桃体无肿大；颈软，无抵抗感，双侧颈静脉无怒张，甲状腺无肿大、未闻及血管杂音。心肺（-），腹部平坦，未见胃肠型及蠕动波，腹部触诊（-），腹部叩诊（-），肠鸣音正常，脊柱生理弯曲存在，四肢无畸形，双下肢无水肿，生理反射存在，病理反射未引出。

辅助检查：血尿酸 480 μmol/L。

中医诊断：痹证（湿浊阻滞证）；西医诊断：痛风性关节炎。

治法：清热利湿，祛风通络。

处方：四藤汤加减。青风藤 30 g，海风藤 20 g，络石藤 20 g，忍冬藤 30 g，威灵仙 18 g，茯苓 30 g，土茯苓 30 g，薏苡仁 30 g，决明子 30 g，天麻 30 g，钩藤（后下）30 g，苍术 30 g，白术 30 g，黄柏 12 g，泽泻 30 g，泽兰 30 g，川牛膝 30 g，怀牛膝 30 g，桑寄生 20 g，独活 20 g，川芎 18 g，葛根 20 g，丹参 18 g，三七粉（冲服）3 g，桑枝 30 g，甘草片 9 g。6 剂，每日 1 剂，水煎 300 mL，早晚分服。嘱患者清淡饮食，每日多饮水。

二诊：患者右足踝疼痛明显缓解，疼痛程度较轻，伴有轻度水肿，纳一般，眠可，二便调，舌淡红，苔白腻，脉弦滑涩。加焦三仙（焦山楂、焦神曲、焦麦芽）各 10 g，陈皮 6 g。继服 12 剂，煎服法同前。

三诊：复查血尿酸 352 μmol/L，疼痛消失，肿胀消失，已能正常行走。

嘱患者清淡饮食，每日保持饮水量，并可适当饮用土茯苓水，坚持运动。

按语：本案患者为中年男性，长期饮酒无度，酒性湿热，过量饮用易损伤脾胃，致脾失健运，清浊不分，湿热内生，湿性趋下，致足踝肿痛。方中青风藤、海风藤、络石藤、忍冬藤祛风止痛，活血利湿；茯苓、土茯苓、薏苡仁利水渗湿，通利三焦；苍术、白术、桑寄生补脾肾之气，祛风湿；泽泻、泽兰、川牛膝、怀牛膝、三七、丹参血水同治；独活、威灵仙、川芎、桑枝祛风湿，止痹痛；天麻、钩藤、葛根通经活络；决明子、黄柏清热解毒；甘草调和诸药。诸药合用，共奏除湿止痛、祛风通络、补益脾肾之功。二诊时，患者症状有所好转，效不更方，加陈皮、焦三仙消积导滞，加强中焦运化能力。三诊时，患者已痊愈，嘱其注意清淡饮食，坚持运动，巩固疗效。

5. 痛风性关节炎

傅某，男，46 岁。2022 年 8 月 15 日初诊。

主诉：反复右踝关节红肿热痛 5 年，加重 1 周。

现病史：患者因“反复右踝关节红肿热痛 5 年”至外院就诊，查“血尿酸 704 μmol/L”，诊断为“痛风性关节炎”，具体治疗不详，疼痛缓解后自行停药，关节肿痛每月发作 1 次，每次持续 5 ~ 10 天，发无定处，累及多关节。因反复关节肿痛，为求进一步治疗而就诊。现症见右踝关节、右侧第二掌指关节肿痛，皮温高，关节活动不利。右侧第二掌指关节处可见痛风石，口干口苦，纳寐可，二便无殊，舌质红、苔黄腻，脉滑数。

既往史：既往否认高血压、冠心病病史，否认传染病史，否认其他重大外伤史。否认药物及食物过敏史，否认其他接触物过敏史。

体格检查：右足踝关节压痛（+），VAS 疼痛评分 5 分，右侧第二掌指关节压痛（+），VAS 疼痛评分 3 分，余关节（－）。患者中年男性，痛苦病容，查体合作。全身皮肤及黏膜无溃疡、瘀斑，未见皮下出血，无水肿，全身表浅淋巴结未及肿大。巩膜无黄染，双侧瞳孔等大等圆，对光反射灵敏。口唇无发绀，咽无充血，双侧扁桃体无肿大；颈软，无抵抗感，双侧颈静脉无怒张，甲状腺无肿大、未闻及血管杂音。心肺（－），腹部平坦，未见胃肠型及蠕动波，腹部触诊（－），腹部叩诊（－），肠鸣音正常，脊柱生理弯曲存在，四肢无畸形，双下肢无水肿，生理反射存在，病理反射未引出。

辅助检查：血尿酸 560 μmol/L；谷氨酸氨基转移酶 100 U/L；门冬氨酸氨基转移酶 72 U/L；关节 B 超：提示存在“痛风石”。

中医诊断：痹证（湿浊痹阻证）；西医诊断：痛风性关节炎。

治法：清热利湿，祛风通络。

处方：自拟祛湿通痹汤加减。藤梨根 30 g，土茯苓 30 g，马齿苋 30 g，金钱草 30 g，豨莶草 15 g，桑白皮 15 g，赤芍 15 g，垂盆草 15 g，矮地茶 15 g，蚕沙 20 g，防风 12 g，独活 12 g，当归 12 g，川芎 12 g，黄柏 10 g。7 剂，每日 1 剂，水煎服，每日 2 次。

二诊：患者右足踝疼痛明显缓解，皮温下降，伴有水肿无明显下降，纳一般，眠可，二便调，舌淡红，苔白腻，脉弦滑。加用防己 10 g，威灵仙、萆薢各 20 g。患者关节症状目前基本稳定，右手第二掌指关节痛风石较前有所消退，复查肝酶稳定。

按语：本患者痛风反复发作，湿邪内蕴，气血不行，瘀血已成，炼液成石；易感于风邪，痛风发作频繁，发无定处；又症见舌质红、苔黄腻，脉滑数，此为湿浊内蕴、化生湿热之舌脉。治疗上予以清热利湿、祛风止痛为法。故以藤梨根、土茯苓、垂盆草、矮地茶、金钱草、黄柏清热利湿、祛风除痹，马齿苋清热凉血，豨莶草祛风除湿、通利关节，独活祛风除湿、通痹止痛，防风祛风解表，桑白皮利湿消肿，当归、川芎、赤芍活血止痛。诸药合用，风、湿俱去，肿痛缓解。二诊时因热邪已去，关节疼痛缓解，关节肿胀仍存，酌情增用活血通络、利水消肿之药。

6. 痛风性关节炎

李某，男，61 岁。2022 年 10 月 11 日初诊。

主诉：双侧跗跖趾关节阵痛 5 年。

现病史：患者 2017 年 10 月、2018 年 10 月、2019 年 4 月、2022 年 10 月发作双侧跗跖趾关节红肿疼痛，首次曾住院，后服秋水仙碱 4 ~ 5 天缓解。2022 年 10 月 2 日再次发病，8 日当地医院查血尿酸 498 μmol/L，予药物对症治疗后无好转，遂就诊。现症见双侧跗跖趾关节阵痛，微红肿，口干不渴，纳可，睡眠因疼痛较差，大便正常，小便微黄。舌红暗，苔少，脉细。

既往史：高血压病史10年，现口服硝苯地平控释片每日30 mg，否认冠心病病史，否认传染病史，否认其他重大外伤史。否认药物及食物过敏史，否认其他接触物过敏史。

体格检查：双手蹞跖趾关节压痛（+），VAS疼痛评分3分，余关节（-）。患者老年男性，查体合作。全身皮肤及黏膜无溃疡、瘀斑，未见皮下出血，无水肿，全身表浅淋巴结未及肿大。巩膜无黄染，双侧瞳孔等大等圆，对光反射灵敏。口唇无发绀，咽无充血，双侧扁桃体无肿大；颈软，无抵抗感，双侧颈静脉无怒张，甲状腺无肿大、未闻及血管杂音。心肺（-），腹部平坦，未见胃肠型及蠕动波，腹部触诊（-），腹部叩诊（-），肠鸣音正常，脊柱生理弯曲存在，四肢无畸形，双下肢无水肿，生理反射存在，病理反射未引出。

辅助检查：血尿酸490 μmol/L。

中医诊断：痹证（肝肾阴虚、浊瘀痹阻）；西医诊断：痛风性关节炎。

治法：滋补肝肾，祛痰活血。

处方：六味地黄丸和桃红四物汤加减。桃仁10 g，红花10 g，生地黄10 g，赤芍10 g，川芎10 g，山萸肉15 g、怀牛膝15 g。7剂，每日1剂，水煎服，每日2次。

二诊：家人代述关节痛已止，未再复发，大便调，舌红，苔淡黄厚腻。上方去生地黄，加黄柏10 g、苍术10 g，14剂，每日1剂，水煎服。

按语：本案患者双侧蹞跖趾关节红肿疼痛，舌红暗，苔少，脉细，病程时间长，为虚实夹杂。久病损及肝肾之阴，导致阴虚火旺为其本，可见舌红、脉细，患者蹞跖趾关节红肿疼痛，舌暗，浊瘀痹阻为其标。治疗当养阴清热、泄浊通络，标本兼治。方中以生地黄为君，重在养阴清热；赤芍、川芎、桃仁、红花活血祛瘀通经络；山萸肉滋补肝肾；怀牛膝利水渗湿，补肝肾除痹。服药后痛风1个月未发。

7. 高尿酸血症

刘某，男，32岁。2021年3月12日初诊。

主诉：腰膝酸痛半年，足踝部及足趾疼痛3天。

现病史：患者高尿酸血症 2 年。规律服用苯溴马隆 50 mg，每日 1 次，碳酸氢钠 0.5 g，每日 3 次。现症见腰膝酸痛，活动时足踝部及足趾疼痛，关节无红肿，皮温高，乏力，困倦神疲，胸闷，大便溏，每日 2 次，排尿不畅。舌胖边有齿痕，舌质淡暗，苔白腻，脉沉细尺弱。

既往史：否认高血压病、冠心病病史，否认传染病史，否认其他重大外伤史。否认药物及食物过敏史，否认其他接触物过敏史。

体格检查：双踝关节关节压痛（+），VAS 疼痛评分 2 分，余关节（-）。患者青年男性，查体合作。全身皮肤及黏膜无溃疡、瘀斑，未见皮下出血，无水肿，全身表浅淋巴结未及肿大。巩膜无黄染，双侧瞳孔等大等圆，对光反射灵敏。口唇无发绀，咽无充血，双侧扁桃体无肿大；颈软，无抵抗感，双侧颈静脉无怒张，甲状腺无肿大、未闻及血管杂音。心肺（-），腹部平坦，未见胃肠型及蠕动波，腹部触诊（-），腹部叩诊（-），肠鸣音正常，脊柱生理弯曲存在，四肢无畸形，双下肢无水肿，生理反射存在，病理反射未引出。

辅助检查：尿酸 520 μmol/L。

中医诊断：尿浊（脾肾亏虚，肾络瘀滞）；西医诊断：高尿酸血症。

治法：健脾益肾，化瘀通络。

处方：水陆二仙丹合四君子汤加减。芡实 15 g，金樱子 15 g，生黄芪 30 g，炒白术 30 g，土茯苓 30 g，山药 15 g，泽泻 15 g，丹参 30 g，川牛膝 15 g，桑寄生 15 g，威灵仙 15 g。14 剂，每日 1 剂，水煎服，早晚分服。嘱患者优质蛋白饮食。多饮水，少食豆制品，禁动物内脏、啤酒、海鲜等高嘌呤食物。劳逸结合，适当运动。

二诊：患者腰膝酸痛，足踝部及足趾疼痛明显减轻，纳可眠安，尿浊，大便仍不成形，舌脉同上。上方加苍术 10 g。

按语：本案中患者为“高尿酸血症”，患者曾经西医治疗，但疗效欠佳，仍反复发作。结其为脾肾亏虚，肾络瘀滞证。处方中炒白术、生黄芪、山药健脾益肾；芡实、金樱子固肾止泻；泽泻利水除湿；丹参、牛膝祛瘀通络；桑寄生强壮腰膝；土茯苓、威灵仙通利关节。诸药合用，以达健脾益肾、化瘀通络之功效。

8. 高尿酸血症

贾某，男，28 岁，体重 100 kg，身高 180 cm。

主诉：乏力半个月余。

现病史：患者半个月前因体检发现血尿酸升高，复查血常规、尿常规、肝功能、血脂、血糖，均无明显异常，血尿酸 834 μmol/L，平素咳嗽痰多，色白易咳，喜饮酒、食肥甘厚味，纳眠可，小便清，大便正常，舌淡胖苔白，脉滑。

既往史：否认高血压病、冠心病病史，否认传染病史，否认其他重大外伤史。否认药物及食物过敏史，否认其他接触物过敏史。

体格检查：患者青年男性，体形肥胖，查体合作。全身皮肤及黏膜无溃疡、瘀斑，未见皮下出血，无水肿，全身表浅淋巴结未及肿大。巩膜无黄染，双侧瞳孔等大等圆，对光反射灵敏。口唇无发绀，咽无充血，双侧扁桃体无肿大；颈软，无抵抗感，双侧颈静脉无怒张，甲状腺无肿大、未闻及血管杂音。心肺（－），腹部平坦，未见胃肠型及蠕动波，腹部触诊（－），腹部叩诊（－），肠鸣音正常，脊柱生理弯曲存在，四肢无畸形，双下肢无水肿，生理反射存在，病理反射未引出。

辅助检查：血尿酸 834 μmol/L。

中医诊断：肥胖（痰湿内蕴）；西医诊断：高尿酸血症。

治法：利水渗湿，燥湿化痰。

处方：五苓散加减。茯苓 30 g，猪苓 15 g，泽泻 30 g，白术 30 g，桂枝 9 g，土茯苓 30 g，萆薢 30 g，车前子 30 g，滑石 20 g，半夏 9 g，橘红 15 g。同时嘱患者每日饮水 2000 ~ 3000 mL；禁酒；少食动物内脏、海鲜、菠菜等高嘌呤食物，控制体重。半个月后复查，血尿酸 513 μmol/L，继予原方 15 剂。半个月后复查，血尿酸正常。

按语：患者平素饮食不节，脾失健运，湿聚为痰，湿痰犯肺则宣肃失常，故咳嗽痰多；舌淡胖苔白，脉滑也是湿盛的表现。故高尿酸血症从湿论治，化湿通利小便，使其从小便而解，血尿酸最终降至正常水平。

9. 高尿酸血症

胡某，男，50 岁。2022 年 3 月 26 日初诊。

主诉：腰酸腰痛 2 个月余。

现病史：患者体检发现尿酸升高 2 个月余。患者 2 个月前于单位体检发现尿酸为 465 μmol/L，未予药物治疗，自行加强锻炼、饮食控制后于社区医院复查尿酸为 570 μmol/L。现症见腰酸腰痛，阵发性烘热汗出，阴囊潮湿，间断胸闷心慌，小便黄，大便质稀，每日 2～3 次，纳眠可。舌质红、苔黄腻，脉滑数。

既往史：否认高血压病、冠心病病史，否认传染病史，否认其他重大外伤史。否认药物及食物过敏史，否认其他接触物过敏史。

体格检查：患者中年男性，查体合作。全身皮肤及黏膜无溃疡、瘀斑，未见皮下出血，无水肿，全身表浅淋巴结未及肿大。巩膜无黄染，双侧瞳孔等大等圆，对光反射灵敏。口唇无发绀，咽无充血，双侧扁桃体无肿大；颈软，无抵抗感，双侧颈静脉无怒张，甲状腺无肿大、未闻及血管杂音。心肺（－），腹部平坦，未见胃肠型及蠕动波，腹部触诊（－），腹部叩诊（－），肠鸣音正常，脊柱生理弯曲存在，四肢无畸形，双下肢无水肿，生理反射存在，病理反射未引出。

辅助检查：血尿酸 775 μmol/L。

中医诊断：痛痹（三焦气化不利）；西医诊断：高尿酸血症。

治法：宣肺理气，化湿泄浊。

处方：祛湿通痹汤加减。车前子 30 g，萹蓄 12 g，瞿麦 12 g，白扁豆 20 g，青风藤 15 g，桂枝 15 g，党参 15 g，姜黄 9 g，金钱草 30 g，枳实 12 g，滑石 30 g，地黄 12 g，杜仲 12 g，羌活 12 g，土茯苓 30 g，蒲公英 15 g，玉米须 20 g，白术 20 g，薏苡仁 20 g，炒鸡内金 20 g，桔梗 10 g，防风 15 g，杏仁 9 g，甘草 5 g。7 剂，每日 1 剂，水煎 2 次取汁 300～400 mL，早晚饭后半小时温服。

二诊：尿酸 515 μmol/L，腰酸腰痛减轻，阴囊潮湿缓解，仍旧阵发性烘热汗出，小便可，大便偏稀，每日 1 次，纳眠可。舌质红、舌根部黄腻，脉濡。予初诊方去姜黄、车前子、滑石、广金钱草，加苍术、黄柏各 10 g，浮小麦 15 g，知母、麻黄根各 20 g。继服 30 剂。

三诊：尿酸 327 μmol/L，腰酸腰痛明显缓解，阴囊不潮湿，无阵发性烘热汗出，无胸闷心慌，纳寐可，二便调，舌脉同前。予二诊方法去浮小麦、麻黄根，加怀牛膝 15 g，30 剂。嘱患者低嘌呤饮食，禁食辛辣油腻食物，多喝水勤排尿。电话随访 3 个月，患者未诉任何不适，未发现尿酸再次回升，服药期间未发现任何不良反应，疾病告愈。

按语：患者高尿酸血症与三焦气化不利紧密相关，治疗上应通调三焦，兼顾肺、脾、肾三脏。治疗上以宣肺利水，理气宽胸之法通利上焦；健脾和胃，化湿行气之法通利中焦；补益肝肾，泄浊排毒之法通利下焦；调理脏腑功能，降低血尿酸水平，临床疗效突出。

10. 高尿酸血症

张某，男，32 岁。2021 年 3 月 14 日初诊。

主诉：腰膝酸痛 2 个月，足踝部及足趾疼痛 3 天。

现病史：患者糖尿病病史 5 年，高尿酸血症病史 2 年，规律口服苯溴马隆、二甲双胍、碳酸氢钠等药物。现症见腰膝酸痛，活动时足踝部及足趾疼痛，关节无红肿，皮温高，乏力，困倦神疲，胸闷，大便溏，每日 2 次，排尿不畅，舌胖边有齿痕，舌质淡暗，苔白腻，脉沉细尺弱。

既往史：患者糖尿病病史 5 年，高尿酸血症病史 2 年，否认高血压病、冠心病病史，否认传染病史，否认其他重大外伤史。否认药物及食物过敏史，否认其他接触物过敏史。

体格检查：患者青年男性，足踝部及足趾轻度压痛，查体合作。全身皮肤及黏膜无溃疡、瘀斑，未见皮下出血，无水肿，全身表浅淋巴结未及肿大。巩膜无黄染，双侧瞳孔等大等圆，对光反射灵敏。口唇无发绀，咽无充血，双侧扁桃体无肿大；颈软，无抵抗感，双侧颈静脉无怒张，甲状腺无肿大、未闻及血管杂音。心肺（－），腹部平坦，未见胃肠型及蠕动波，腹部触诊（－），腹部叩诊（－），肠鸣音正常，脊柱生理弯曲存在，四肢无畸形，双下肢无水肿，生理反射存在，病理反射未引出。

辅助检查：血尿酸 665 μmol/L，空腹血糖 7.2 mmol/L。

中医诊断：消渴病，尿浊（脾肾亏虚，肾络瘀滞证）；西医诊断：非胰岛素依赖型糖尿病，高尿酸血症。

治法：健脾益肾，化瘀通络。

处方：水陆二仙丹合参芪地黄汤加减。炒白术 30 g，山萸肉 12 g，生黄芪 30 g，芡实 15 g，金樱子 15 g，泽泻 10 g，丹参 30 g，川牛膝 15 g，土茯苓 30 g，桑寄生 15 g，狗脊 15 g，秦皮 10 g，威灵仙 15 g。14 剂，每日 1 剂，水煎服，早晚分服。嘱患者优质蛋白饮食。多饮水，少食豆制品，禁动物内脏、啤酒、海鲜等高嘌呤食物。劳逸结合，适当运动。

二诊：患者腰膝酸痛，足踝部及足趾疼痛明显减轻，纳可眠安，尿浊，大便仍不成形，舌脉同上。上方加苍术、干姜各 10 g。

三诊：患者足踝部及足趾疼痛消失，二便调，纳可眠安，舌胖暗，苔薄白。上方去秦皮，改土茯苓 15 g，20 剂，每日 1 剂，水煎，早晚分服。3 周后随访。

按语：本案中患者为“糖尿病合并高尿酸血症”，患者曾西医治疗，但疗效欠佳，仍反复发作。根据患者临床症状，总结其为脾肾亏虚，肾络瘀滞证。处方中炒白术、山萸肉、生黄芪健脾益气；芡实、金樱子固肾止泻；泽泻利水除湿；丹参、牛膝祛瘀通络；桑寄生、狗脊强壮腰膝；土茯苓、秦皮、威灵仙通利关节。诸药合用，以达健脾益肾、化瘀通络之功。

第四节　高脂血症和脂肪肝

一、高脂血症

（一）学术思想

高脂血症又称脂质代谢紊乱或异常，是指由各种原因导致的血浆中 TC、TG 及 LDL-C 中一种或多种脂质水平升高或高密度脂蛋白胆固醇（HDL-C）

降低的一种代谢性疾病，也是心、脑等重要靶器官动脉粥样硬化的高危因素。中医并无“高脂血症”病名，其可归于中医学“痰饮”“肥胖”“血瘀”“湿”“眩晕”等范畴，致病脏腑主要涉及脾、肾、肝，而病理机制主要为“本虚标实”，以气、血、阴、阳亏虚为本，痰浊、瘀血为标，对高脂血症的病理状态多以“膏”“脂”“浊”等概括。

1. 辨病因

《素问·通评虚实论》有“甘肥贵人，则膏粱之疾也。隔塞闭绝，上下不通，则暴忧之病也”之说。《灵枢·五癃津液别》第三十六篇曰：“五谷之津液，和合而为膏者，内渗入于骨空，补益脑髓，而下流于股阴。”高脂血症在此文中被归纳为“膏”；《医学心悟》指出：凡人嗜食肥甘或醇酒奶酪，内湿从内受湿生痰，痰生热，热生风，因此卒然昏倒无知。“膏”类毒邪，湿、痰、瘀、脂浊等邪存于脉中，日久积存，蕴结成毒，伤及脏腑。因此，钱秋海教授根据多年临床诊治经验认为，脾胃虚弱、痰湿内生是高脂血症发病内因，嗜食厚味、饮食不节是其发病外因，其中以过食肥甘为主要根源。

（1）饮食不节：李东垣《脾胃论·脾胃胜衰论》有言：“脾胃俱旺，则能食而肥。”因此，嗜食厚味、饮食不节是高脂血症发病主因，其中以过食肥甘为主要根源。

（2）情志失调：《素问·经脉别论》：“饮入于胃，游溢精气，上输于脾，脾气散精，上归于肺，通调水道，下输膀胱，水精四布，五经并行，合于四时五脏阴阳，揆度以为常也。”脾为后天之本，气血生化之源，主运化。“思伤脾”，脾虚则不能运化水谷，水谷精微失于输布，其中的膏脂也随之生化不利，最终凝积经脉引起高脂血症。

（3）先天禀赋：“夫人之生也，秉两大以成形……斯赋禀由之分厚薄……因以察其胎元之受于父母者之盛衰坚脆”（《幼幼集成》），因先天之精（元）气秉受于父母。钱秋海教授认为，先天禀赋可影响脂代谢。《医学实在易》卷四“素盛一条”曰“大抵素禀之盛，从无所苦，惟是湿痰颇多”，朱丹溪在《格致余论·治病先观形色然后察脉问证论》中指出“肥人湿多”，可见先天禀赋体质和发病密切相关。

2. 辨病机

钱秋海教授认为高脂血症的病理机制主要为“本虚标实”，以脾气亏虚为本、痰浊、瘀血、湿热为标。脾虚运化无力，精微不布，聚津为湿，酿湿为痰，痰湿转化不及时，痰浊内生，浸淫血脉，形成瘀血，进而出现高脂血症。本病缘于消渴过食肥甘，饮食不节，致脾虚运化失常，升清降浊失司，脾不散精，气滞痰阻，继而痰湿瘀浊内蕴，或化生瘀血浊毒，终致虚实夹杂等复杂的临床表现。临床可表现为形体肥胖、倦怠乏力、胸闷脘痞或伴头晕、头痛，舌质暗或暗淡、苔白，脉濡细或滑。

（1）本虚——脾气亏虚：《景岳全书》曰：“津液生于脾胃，浊则为痰，故痰生于脾土也。”肥甘物质经消化吸收变成膏脂精微，随营血滋养全身，膏脂本为正常的营养物质，但需健运脾气方能顺利输布全身，如若脾失健运，水谷精微气化不利，则膏脂过剩为害，聚生痰浊。故钱秋海教授认为高脂血症的根本病机在于脾虚失运。

（2）标实——痰瘀湿热：《灵素节注类编》载：“元阳之气本无清浊，以谷气之浊者，随卫气而行，凝而为脂。”浊性黏滞，入于血脉，与血相裹，易沉积或留滞，如《灵枢·阴阳清浊》曰“浊者其气涩”，致血行不畅，血脉不利，形成瘀滞状态；“血不利则为水”，痰湿由生，即《证因脉治·痰症论》谓“津液凝浊，生痰不生血”，《景岳全书》亦言“气血浊逆，津液不清，熏蒸成聚而变为痰”。痰浊阻络，血行涩滞，日久则变生瘀血。而痰湿瘀等病理产物可积于体内，日久化热，则见痰热、湿热并存，损伤脏腑，亦可随血脉流行，阻塞血行，损伤络脉、脉络。因此痰浊、瘀血、湿热既是高脂血症的病理产物也是病机变化。

3. 辨病位

钱秋海教授认为本病核心病位在脾，涉及肝肾胃，主要是由于肝失疏泄或脾失健运而至运化失常等所致，紧扣脾胃升降失常为本、痰浊瘀血阻滞为标两个基本环节。胃热食纳太过，滞脾土，转化痰湿膏脂，痰瘀湿热留滞体内；亦或先天禀赋不足，脾肾阳气虚衰，水液气化失常，痰湿水饮内停，而生膏脂。

4. 辨治则

（1）益气健脾为本：《医宗必读》云："一有此身，必资谷气，谷入于胃，洒陈于六腑而气至，和调于五脏而血生，而人资之以为生者也，故曰后天之本在脾。"需健运脾气使水谷精微输布正常，膏脂随气血精微周流全身，以绝生痰之源。脾虚失运，聚湿生痰，中州受阻，清浊相干。以脾虚为肇始，因此钱秋海教授在临床诊治中从脾虚论治为基本：脾胃为气血生化之源，脾胃升降有序，则五脏安和；升降失常，则五脏乖戾。中土脾胃乃后天之本，是五脏的中心。脾主运化水谷，布散精微。血脂亦由水谷化生，并依赖脾的转输功能布散周身。脾气强健，运化有力，使得饮入水谷精微得以运化散布。

（2）清热化痰活血为标：痰、瘀皆为浊邪，瘀浊常由痰浊演变而来，浊邪其性黏腻，易黏附于气血之中，其滞涩之性致血行失畅，旧血不去，久滞成瘀，加之浊邪具黏腻之性，使痰浊与血瘀黏腻交结，致痰、瘀、浊共同为病，正如《灵枢·阴阳清浊》云"清者其气滑，浊者其气涩"，这说明浊邪不仅本身有毒，而且还可壅阻脉道，或与其他邪气相兼为害。《医碥》曰："气本清，滞而痰凝，血瘀则浊矣。"因此痰瘀互结也加重了浊邪的性质。《血证论》云："须知痰水之壅，由瘀血使然。"《格至余论·涩脉论》有云："老痰宿饮，胶固杂糅，脉道阻塞，不能自行。"痰浊内壅可直接造成血行失畅，瘀血是痰浊逐渐发展的必然产物。随着病情进展，气血受阻，血滞成瘀，日久痰、浊、瘀交结，形成瘀浊，瘀浊日久化热，因此血脂升高而致使血液黏度增加且呈现高凝的血瘀状态是过高的血脂发展产生"瘀浊"的重要生化基础。人体气机运化失司，津液输布失常，停滞气机，痰浊、血瘀由此而生，凝结过甚，而化生脂浊之变。津血同源，血行瘀滞，则津液停滞，又可以促进痰浊的形成，而致痰瘀同病，基于此钱秋海教授认为高脂血症的临床治疗需要痰瘀热同治。

（二）方药心法

1. 辨证论治

（1）痰浊中阻证：症见形体肥胖，头重眩晕，胸闷气短，四肢沉重，伴心悸、倦怠、乏力、口黏。舌红苔腻、脉滑。

治法：健脾化痰，燥湿理气。

推荐方药：导痰汤加减。半夏、制南星、橘红、枳实、冬瓜皮、泽泻、决明子、莱菔子、白术、茯苓。

（2）痰瘀互结证：症见头重如裹，肢麻沉重，胸痛胸闷，口黏不渴。舌质暗，舌体胖大，或边尖有瘀点或瘀斑，苔腻，脉沉或紧。

治法：健脾化痰，活血化瘀。

推荐方药：桃红四物汤和二陈汤加减。地黄、川芎、白芍、当归、桃仁、红花、陈皮、半夏、茯苓等。

（3）气滞血瘀证：症见胸胁刺痛，固定不移或胀痛，烦躁易怒。舌紫暗或有瘀点或瘀斑，脉沉细或涩。

治法：活血化瘀，行气通络。

推荐方药：血府逐瘀汤加减。桃仁、红花、当归、生地黄、牛膝、川芎、桔梗、赤芍、枳壳、甘草、柴胡等。

（4）肝郁脾虚证：症见胸胁或脘腹胀满，疲乏，心烦易怒，善太息，面色萎黄或青黄、便稀。舌苔白，脉弦。

治法：疏肝解郁，健脾化浊。

推荐方药：逍遥散加减。牡丹皮、栀子、当归、白芍、柴胡、白术、茯苓、甘草、薄荷等。

（5）胃火亢盛证：症见多食，消谷善饥，形体肥胖，脘腹胀满，面色红润，干口苦，胃脘灼痛，嘈杂。舌红苔黄，脉弦滑。

治法：清胃泻火，佐以消导。

推荐方药：清胃散合保和丸加减。生地黄、牡丹皮、升麻、大黄、连翘、黄连、枳实、厚朴、山楂、神曲、莱菔子、陈皮、半夏、茯苓。

（6）脾肾阳虚证：症见神疲嗜卧，颜面虚浮，气短乏力，腹胀便溏，畏寒肢冷，下肢水肿，尿昼少夜频。舌淡胖，苔薄白，脉沉细。

治法：温肾健脾。

代表方：真武汤合苓桂术甘汤加减。黄芪、附子、桂枝、茯苓、白术、白芍、甘草、泽泻、猪苓等。

2. 单味药

（1）山楂：山楂中的山楂黄酮是主要有效的降脂成分。山楂归脾、胃、肝经，味酸、甘，性微温，具有消食健胃、行气散瘀之功效，用于肉食积滞、胃脘胀满等。其主要活性成分山楂原花青素可以改善高脂血症大鼠脂质代谢，现代药理研究发现其作用机制可能与 AMPK/ 固醇调节原件结合蛋白 1C（SREBP−1C）分子信号通路有关。原花青素通过维持肠道屏障并调节 NF−κB、AMPK 信号通路，抑制肝脏中炎症因子的产生，进而抑制肠源性内毒素的吸收，并且降低肝脏中的脂质积累[147]。

（2）红曲：味甘，性微温，归脾、大肠、肝经，具有健脾消食、活血化瘀之功效，常用于饮食积滞、脘腹胀满等。《饮膳正要》曰："健脾，益气，温中。"《本草衍义补遗》言："活血消食，健脾暖胃，赤白痢下水谷。"现代药理研究显示，红曲通过抑制 LXR/SREBP−1C/Fas 表达，提高脂肪酸代谢，以此调控肝脏内脂肪酸水平，起到降低血脂、保护肝脏的作用[148]。

（3）三七：归肝、胃经，味甘、微苦，性温，具有散瘀止血、消肿定痛的功效。《本草求真》载其专入肝胃，兼入心、大肠，又名山漆。现代药理研究显示，三七对不同高脂血症模型动物均具有显著的降脂作用，且可以改善肝功能和肝损伤[149]。

（4）绞股蓝：性寒、味苦，具有清热解毒、止咳清肺祛痰、养心安神、补气生精之功效。绞股蓝的主要有效成分有皂苷、多糖、黄酮等，绞股蓝皂苷类成分已鉴定出 200 多种，且为其发挥调脂的重要成分，能有效降低高脂血症大鼠的血脂水平。现代药理研究基于超高效液相色谱 − 四极杆 − 飞行时间质谱的脂质组学技术研究绞股蓝总苷对高脂血症大鼠脂质代谢的影响，从血清和肝脏中分别筛选了 17 个差异脂质，主要为 TG、磷脂酰胆碱、溶血磷脂酰胆碱类，给予绞股蓝总苷干预后，筛选的差异脂质均有回调至正常的趋势。结果显示，绞股蓝总苷的调血脂作用确切，可能与调节 TG、甘油磷脂、不饱和脂肪酸代谢有关。绞股蓝皂苷能够激活法尼醇 X 受体（FXR）介导的脂质代谢相关信号通路，一方面可上调胆盐输出泵（BSEP）等基因在肝脏中的表达，调节胆汁酸的分泌和外排，从而维持胆汁酸稳态；另一方面，可下调 SREBP1、脂肪酸合成酶，抑制胆固醇合成，进而改善非酒精性脂肪性肝病小鼠的血脂异常[150]。

（5）决明子：归肝、大肠经，味甘、苦、咸，性微寒，具有清热明目、润肠通便的功效，用于目赤涩痛、羞明多泪、头痛眩晕、目暗不明、大便秘结等。决明子有效活性成分主要为蒽醌类和苯并吡喃酮类。现代药理研究发现，决明子蒽醌类和苯并吡喃酮类活性成分可能通过干预脂多糖（LPS）介导的慢性炎症，调节 TLR、TNF、人紧密连接蛋白（Occludin）、紧密连接蛋白1（TJP1）等靶点和信号通路的转录表达，初步预测决明子可能影响炎症反应、肠道紧密连接和糖脂代谢等病理生理过程[151]。

3. 对药

（1）陈皮－山楂：陈皮健脾化痰，山楂化食消积活血，二者合用活血化痰，共治高脂血症痰瘀之邪。钱秋海教授在临床治疗高脂血症遣方用药上多以此为基础，尤其针对标实之人，多二药联用予以健脾化痰，化积活血。现代药理研究基于网络药理学和分子对接技术探讨“陈皮－山楂”药对治疗高脂血症，该药对可通过多成分、多靶点、多途径发挥对高脂血症的治疗作用[152]。

（2）黄芩－黄连：黄芩、黄连以清热化湿为主要功效。黄芩，清热燥湿，泻火解毒，苦能燥湿，寒能清热，为清泻上焦实火常用药；黄连，善清心、胃火，为泻火解毒的要药。二药配伍，清泻中上二焦之火且药效更强。二者合用共奏清热燥湿，泻火解毒之功。钱秋海教授在临床治疗高脂血症遣方用药中针对寒热偏颇中偏热患者多用此药对，脾胃虚寒者慎用。现代药理研究表明，黄芩、黄连能显著降低二酰甘油酰基转移酶（DGAT1）、脂素1（LPIN1）、脂肪酸合酶（FAS）和乙酰辅酶A羧化酶1（ACC1）蛋白的水平，升高 ACC1 的磷酸化水平，这些变化可显著降低 TG 的合成，且提高其分解速度，提高机体的脂质代谢水平，最终实现降脂的作用[153]。

（3）葛根－丹参：丹参活血化瘀，通利血脉；葛根升清阳、生津液、止口渴、润筋脉。两药参合，瘀血活，新血生，经脉通。葛根、丹参配伍用于有瘀血者疗效显著，现代研究表明，丹参葛根配伍具有改善微循环、降血糖、降胆固醇等作用。葛根素可降低血清 TC、LDL-C 水平，升高 HDL-C 水平，调节高脂血症，其作用机制可能是通过抑制 PI3K/AKT/mTOR 信号通路调节高脂血症[154]。

（4）茯苓 - 白术：茯苓，味甘、淡，性平，归心、脾、肺、肾四经，功效为利水渗湿、健脾和胃，宁心安神。《医学衷中参西录》云其："气味俱淡，性平。善理脾胃……盖其性能化胃中痰饮为水液，引之输于脾而达于肺，复下循三焦水道以归膀胱，为渗湿利痰之主药。"白术味甘、苦，性温，归脾、胃二经，功效为健脾益气、利水燥湿，兼有止汗、安胎。《本草通玄》云："白术，补脾胃之药，更无出其右者。"二药相配，可使中州运转，升降正常，水饮输布，以利湿化痰共奏健脾利湿之功。

（5）泽泻 - 荷叶：泽泻，味甘，性寒。《本草经集注》曰其："补虚损五劳……消渴、淋沥，逐膀胱三焦停水。"荷叶味苦，性平。《本草备要》云其："裨助脾、胃而升发阳气。"《医林纂要》曰："荷叶，功略同于藕及莲心，而多入肝分，平热、去湿，以行清气，以青入肝也。然苦涩之味，实以泻心肝而清金固水，故能去瘀、保精、除妄热、平气血也。"泽泻、荷叶两药配伍给水湿之邪以出路，二者合用淡渗利水化浊，共奏清利痰湿之功。

4. 角药

（1）神曲 - 半夏 - 丹参：神曲性温，味甘、辛，入脾、胃二经。该药具有健脾和胃，消食调中的功效。现代药理学研究表明，神曲富含消化酶、维生素 B 复合体、麦角固醇等活性物质，此外还包含酵母菌、霉菌等多种微生物，具有增强胃肠动力、改善肠道菌群紊乱等药理作用，其中肠道菌群紊乱与高脂血症的发生机制密切相关。半夏性温，味辛，归脾、胃、肺经。其具有消食化积，化痰止咳的功效，为通利上焦和中焦之药。研究表明半夏具有明确的降低血脂的作用，其中对 TC 和 LDL 的改善作用较为明显。加用丹参以助活血通脉之功，三者合用神曲消食，半夏化痰，丹参活血，共以通泄膏浊。

（2）荷叶 - 决明子 - 冬瓜皮：荷叶，味苦，性平。《医林纂要》载："荷叶，功略同于藕及莲心，而多入肝分，平热、去湿，以行清气，以青入肝也。

然苦涩之味，实以泻心肝而清金固水，故能去瘀、保精、除妄热、平气血也。”荷叶具有化浊之效。决明子归肝、大肠经，味甘、苦、咸，性微寒，具有清热明目、润肠通便的功效。冬瓜皮具有利水消肿之功，味甘，性凉，归脾、小肠经。《本草再新》言其“走皮肤，去湿追风，补脾泻火”。钱秋海教授用三药临床配伍，主要给邪以出路，合用共奏利水、通便、化浊之功效。

（3）杏仁－白豆蔻－薏苡仁：杏仁味甘，性温，归肺、大肠经，可宣发肃降肺气、祛痰止咳、平喘润肠。白豆蔻味辛，性温，入肺、脾、胃经，可芳香化湿、行气宽中，《本草害利》言白豆蔻“通温三焦，宽中气滞，温中除吐逆，开胃消饮食”。薏苡仁味甘，性微寒，归肺、脾、肾三经，可健脾补肺、清热利湿。此组角药合奏宣畅气机、化湿清利三焦之功，是三仁汤的核心组成。杏仁宣肺升提气机，以通利下焦而利水，合“提壶揭盖”之法。白豆蔻行气化湿，宣畅中焦脾胃之气，宽中理气，开消饮食。薏苡仁以利水化湿之力强而闻名，化解湿浊的同时又不伤及人体真阴。钱秋海教授临床中三药合用以清利三焦。

（4）山楂－麦芽－神曲：三药均可消食健脾，其中山楂善消肉食积滞，神曲善消谷积，消导之力较强，具有醒脾助运之功；麦芽偏于消面食之积。三者炒用，合称“焦三仙”，相须为用，增强消食化积之力，为佐药。钱秋海教授在临床使用焦三仙侧重针对饮食积滞较明显患者，用以消食导滞。

（5）黄芩－黄连－黄柏：黄连、黄芩与黄柏为临床常用苦寒药，合称“三黄”，均具清热燥湿、泻火解毒之功，常相须为用，但也同中有异、各有所长。黄芩味苦，性寒，归肺、心、肝、胆、大肠经，有清热燥湿、泻火解毒、止血、安胎的功效。黄连归心、脾、胃、胆、大肠经，可泻上、中、下三焦之火。现代研究表明，黄连中的黄连生物碱，特别是小檗碱能降低糖尿病大鼠空腹血糖和血清TG和TC水平。黄柏入肾、膀胱经，功善清热、燥湿、泻火、解毒，其特点在于清泻湿热而又坚阴，辛开而苦降，不仅能祛下焦湿热，且对中焦湿热亦有疗效。钱秋海教授在临床使用苦寒三黄侧重针对湿热内盛较明显患者，用以轻利湿热。

（6）苍术－薏苡仁－黄柏：《本草衍义补遗》记载苍术“治上、中、下湿疾皆可用之”。薏苡仁可利水渗湿、健脾止泻，《本草经疏》言其“主筋急拘挛不可屈伸及风湿痹”，为清流必先洁其源，湿热邪气，多由脾胃始。遂苍术、薏苡仁与黄柏相配伍既可清热利湿，又能健脾以绝湿生，直达中州，湿去则热自无所依。此三味药合用，黄柏善于苦寒燥湿，苍术长于燥湿健脾，薏苡仁偏于利水渗湿，相须为用。钱秋海教授临证多用于痰湿内盛之高脂血症。

5. 经方验方

（1）黄连解毒汤：钱秋海教授在临床诊治高脂血症患者常使用黄连解毒汤加减治疗。黄连解毒汤方出自《肘后备急方》，由黄连、黄芩、黄柏、栀子以 3∶2∶2∶3 比例组成。本方一直作为清热解毒的基础方，用于治疗大热烦躁、口燥咽干、舌红苔黄、脉数有力等。钱秋海教授根据多年临证经验总结，在对于湿热明显的高脂血症患者，该方加减治疗效果明确。相关研究发现黄连解毒汤能改善糖脂代谢，增加胰岛素敏感性，增加胰岛素受体、受体底物等的数量或活性，促进糖原合成，抑制糖原分解，促进外周组织对葡萄糖的利用，多角度改善胰岛素抵抗。

（2）参苓白术散：本方由莲子肉、薏苡仁、砂仁、桔梗、白扁豆、茯苓、人参、炙甘草、白术、山药组成。方中人参、白术、茯苓益气健脾渗湿为君。配伍山药、莲子肉助君药以健脾益气，兼能止泻；并用白扁豆、薏苡仁助白术、茯苓以健脾渗湿，均为臣药。更用砂仁醒脾和胃，行气化滞，是为佐药。桔梗宣肺利气，通调水道，又能载药上行，培土生金；炙甘草健脾和中，调和诸药，共为佐使。综观全方，补中气，渗湿浊，行气滞，使脾气健运，湿邪得去，则诸症自除。钱秋海教授对脾虚湿困者，临床多用参苓白术散以健脾益气化湿。

（3）葛根芩连汤：本方出自《伤寒论》，由葛根、黄芩、黄连、甘草组成，具有清利湿热的功效，在改善肝脏胰岛素抵抗、调节脂代谢方面具有独特优势。葛根芩连汤是清热利湿代表方剂，可以有效减少肝细胞内的脂滴积聚，有助于维持肝细胞的正常结构和功能，降低肝组织 TNF-α、NF-κB 蛋白表达。钱秋海教授对于湿热内盛，临床多用葛根芩连汤以清热化湿。

（4）六君子汤[49]：本方源于清代的古医书《古今名医方论》，是调理肠胃病的名方，由人参、白术、茯苓、甘草、半夏、陈皮组成，主治脾气壅塞、痰瘀阻络型肥胖。其病机主要是脾气不足致脾脏运化失司，推动无力，病理因素痰湿、瘀血内停，同时摄入的饮食不能及时在脾的运化下转变成水谷精微，营养身体，从而堆积在人体内，久而助生痰湿，困阻脾气。临床主要表现为腹胀、纳呆、大便稀溏、口舌黏腻、乏力气短、头昏痰多等，因而立法“益气健脾、化痰通络”之法。钱秋海教授对于脾虚证者血脂异常，临床多用六君子汤益气健脾。

（5）黄连温胆汤：本方出自陆廷珍《六因条辨》，由黄连、半夏、陈皮、茯苓、枳实、竹茹、大枣、炙甘草等组成，主治胆失清净、痰热内扰所致之头痛眩晕、心悸气短、痞满纳呆、口苦泛恶、惊悸少寐等病症。方名黄连温胆汤，寓意君药之性，实则泄痰和胃清胆。温胆汤，隔腑求治之方也。热入足少阳之本，胆气横逆，移于胃而为呕苦不眠，乃治手少阳三焦，欲其旁通胆气，退热为温，而成不寒不燥之体，非以胆寒而温之也。用二陈专和中焦胃气，复以竹茹清上焦之热，枳实泄下焦之热。治三焦而不及于胆者，以胆为生气所从出，不得以苦寒直伤之也。钱秋海教授对于痰热内盛者血脂异常，临床多用黄连温胆汤清热化痰。

（三）临床经验

1. 高脂血症

李某，男，43岁。2020年10月13日初诊。

主诉：血脂升高5年余，大便干结3天来诊。

现病史：患者身形肥胖，平素喜食肥甘厚味，3天前吃火锅后次日即大便难解。现不欲饮食，口干口苦，渴欲饮水。大便干燥，小便不利。舌红苔黄，脉数有力。血脂检测：TC 8.56 mmol/L；TG 3.58 mmol/L；HDL-C 1.23 mmol/L；LDL-C 5.12 mmol/L。

体格检查：患者中年男性，神志清楚，查体合作。全身皮肤及黏膜无溃疡，未见皮下出血，无水肿，全身表浅淋巴结未及肿大。巩膜无黄染，双侧瞳孔等大等圆，对光反射灵敏。口唇无发绀，咽无充血，双侧扁桃体无肿大；

颈软，无抵抗感，双侧颈静脉无怒张，甲状腺无肿大、未闻及血管杂音。心肺（－），腹部平坦，未见胃肠型及蠕动波，腹部触诊（－），腹部叩诊（－），肠鸣音正常，脊柱生理弯曲存在，四肢无畸形，双下肢无水肿，生理反射存在，病理反射未引出。

中医诊断：肥胖（胃热郁火证）；西医诊断：高脂血症。

治法：清胃泻火。

处方：清胃散加减。黄连 12 g，黄芩 12 g，黄柏 9 g，生地黄 15 g，当归 12 g，牡丹皮 12 g，升麻 9 g，陈皮 15 g，天花粉 15 g，葛根 15 g，焦山楂 15 g，焦神曲 15 g，焦麦芽 15 g，石膏 30 g，知母 15 g，石斛 12 g，竹茹 15 g，甘草 9 g。7 剂，每日 1 剂，水煎服，早晚分服。

二诊：服药后患者血脂降低，大便干结减轻，其余症状均好转，嘱患者清淡、规律饮食，适当进行体育锻炼。

三诊：血脂较前明显降低，大便基本正常，其余不适症状基本消失，体重略微减轻，继予二陈汤等药物巩固疗效。随访半年未复发。

按语：本病为因饮食不当导致的胃中郁火。患者素体肥胖，属痰湿体质，进食辛辣刺激食物后致脾胃运化功能失常，水液失调导致大便干结，小便不利。治疗用清胃散清热凉血，清泄胃中郁热。黄连苦寒，直折胃府之火；升麻清热解毒，可宣达郁遏之伏火；胃热则易伤阴血，生地黄凉血滋阴，牡丹皮凉血清热；当归养血和血；陈皮理气健脾，燥湿化痰；天花粉、葛根生津止渴；焦山楂、焦神曲、焦麦芽并称“焦三仙”，健脾开胃，改善患者食欲不振的症状。诸药共奏清泄火热、健脾开胃之功效。症状好转后，方改用参苓白术散改善痰湿体质，减轻肥胖症状。

2. 高脂血症

魏某，女，54 岁。2021 年 4 月 15 日初诊。

主诉：食欲减退 3 个月余，眩晕 5 天来诊。

现病史：患者身形微胖，自述 3 个月前曾受惊吓而后食欲减退，饭后常呕呃，头重昏沉，5 天前出现眩晕症状。现头重眩晕，胸闷心烦，呕吐痰涎，睡眠欠佳。舌淡苔白腻，脉弦滑。血脂检测：TC 8.76 mmol/L；TG 4.21 mmol/L；

HDL－C 1.03 mmol/L；LDL－C 3.25 mmol/L。

体格检查：患者中年女性，神志清楚，查体合作。全身表浅淋巴结未及肿大。巩膜无黄染，双侧瞳孔等大等圆，对光反射灵敏。口唇无发绀，咽无充血，双侧扁桃体无肿大；颈软，无抵抗感，双侧颈静脉无怒张，甲状腺无肿大、未闻及血管杂音。心肺（－），腹部平坦，未见胃肠型及蠕动波，腹部触诊（－），腹部叩诊（－），肠鸣音正常，脊柱生理弯曲存在，四肢无畸形，双下肢无水肿，生理反射存在，病理反射未引出。

中医诊断：眩晕（胆郁痰扰证）；西医诊断：高脂血症。

治法：清热化痰，利胆理气。

处方：方用温胆汤合半夏白术天麻汤加减。半夏 9 g，白术 30 g，天麻 30 g，橘红 12 g，茯苓 30 g，胆南星 6 g，竹茹 15 g，枳实 15 g，陈皮 15 g，甘草 6 g，黄连 12 g，绞股蓝 12 g，黄芩 9 g，黄柏 9 g，焦山楂 15 g，焦神曲 15 g，焦麦芽 15 g。5 剂，每日 1 剂，水煎服，早晚分服。

二诊：患者服药后眩晕症状好转，食欲渐佳，呕吐痰涎次数明显减少，睡眠状况较前有所改善。嘱患者清淡、规律饮食。前方去胆南星，继服 7 剂。

三诊：眩晕症状基本消失，食欲正常，偶有痰涎咳出，继予香砂六君子汤巩固治疗。随访半年未复发。

按语：本病因患者素胆气不足，又受惊吓，致胆失疏泄，气郁生痰。痰邪内阻于胃，致使胃失和降，则食欲减退，时呕吐痰涎；痰蒙清窍则致头重眩晕；胆为清净之腑，胆受邪扰则胸闷心烦，睡眠欠佳。治疗用温胆汤合半夏白术天麻汤理气化痰，和胃利胆。半夏燥湿化痰，降逆止呕；与竹茹相伍，增其化痰止呕之功；与天麻相配，又能止痰涎所致的眩晕；陈皮与枳实相合，共奏理气化痰之效；白术与茯苓健脾渗湿，佐以橘红理气化痰，胆南星化痰定惊；甘草调和诸药，以姜枣调和脾胃，生姜兼制半夏之毒性。全方共奏理气化痰，和胃利胆之效。症状改善后，方用香砂六君子汤固护脾胃，改善患者痰湿体质。

3. 高脂血症

王某，男，23 岁。2019 年 5 月 11 日初诊。

主诉：食欲减退伴神疲乏力 3 个月来诊。

现病史：患者自述自幼肥胖，3 个月前不明原因食欲减退，伴精神不振，肢体困重，头昏沉欲睡，劳累后更甚，动则气喘，大便溏泄，小便正常。舌质淡，苔白腻，边有齿痕，脉濡细。血脂检测：TC 5.56 mmol/L；TG 2.1 mmol/L；HDL-C 1.14 mmol/L ；LDL-C 3.89 mmol/L。

体格检查：患者青年男性，神志清楚，查体合作。全身表浅淋巴结未及肿大。巩膜无黄染，双侧瞳孔等大等圆，对光反射灵敏。口唇无发绀，咽无充血，双侧扁桃体无肿大；颈软，无抵抗感，双侧颈静脉无怒张，甲状腺无肿大、未闻及血管杂音。心肺（-），腹部平坦，未见胃肠型及蠕动波，腹部触诊（-），腹部叩诊（-），肠鸣音正常，脊柱生理弯曲存在，四肢无畸形，双下肢无水肿，生理反射存在，病理反射未引出。

中医诊断：肥胖（脾虚湿盛证）；西医诊断：高脂血症。

治法：健脾化湿。

处方：参苓白术散加减。党参 15 g，茯苓 18 g，白术 30 g，白扁豆 30 g，陈皮 15 g，山药 30 g，莲子 15 g，薏苡仁 30 g，砂仁 9 g，桔梗 9 g，黄芪 30 g，枳实 15 g，陈皮 15 g，绞股蓝 12 g，甘草 9 g。7 剂，每日 1 剂，水煎服，早晚分服。

二诊：患者服药后食欲明显好转，肢体困重症状减轻，大便较前成形，其余症状均好转。嘱患者清淡、规律饮食，适当进行体育锻炼，保持作息规律。上方继服 7 剂。

三诊：患者食欲如常，大便正常，其余症状均消失，另嘱用荷叶煎水代茶饮，坚持体育锻炼，定期复诊。随访半年余，体重较前减轻。

按语：患者自幼肥胖，属痰湿体质，痰湿困阻中焦，脾之升清降浊功能受到影响，运化功能失常，导致食欲下降；湿性黏滞，脾主四肢，湿邪为患易致四肢乏力，精神不振。方用《太平惠民和剂局方》的经典名方参苓白术散。方中党参、白术、茯苓共行健脾益气、利水渗湿之功；山药、莲子助党参益气健脾，白扁豆、薏苡仁助白术、茯苓健脾渗湿；砂仁醒脾和胃，桔梗宣肺利气，载药上行，又能通调水道。甘草调和诸药。诸药相合，补脾气、渗湿浊，对脾虚湿盛患者有良好的治疗效果。后期主诉症状消失后，以鲜荷叶煎水代茶饮，有助于改善患者的肥胖症状。

4. 高脂血症

田某，男，45 岁。2019 年 6 月 11 日初诊。

主诉：发现血脂升高 2 个月余。

现病史：患者体检发现血脂升高，未服用降脂药物，平素工作久坐，活动少，偶有肢体困重，大便黏腻，小便正常。舌质红，苔黄腻，脉弦滑。血脂检测：TC 5.72 mmol/L ；TG 5.9 mmol/L ；LDL−C 3.96 mmol/L。

体格检查：患者中年男性，神志清楚，查体合作。全身表浅淋巴结未及肿大。巩膜无黄染，双侧瞳孔等大等圆，对光反射灵敏。口唇无发绀，双侧扁桃体无肿大；颈软，无抵抗感，双侧颈静脉无怒张，甲状腺无肿大、未闻及血管杂音。心肺（−），腹部平坦，未见胃肠型及蠕动波，腹部触诊（−），腹部叩诊（−），肠鸣音正常，脊柱生理弯曲存在，四肢无畸形，双下肢无水肿，生理反射存在，病理反射未引出。

中医诊断：肥胖（痰热蕴结证）；西医诊断：高脂血症。

治法：清热化痰。

处方：二陈汤合三仁汤加减。陈皮 15 g，半夏 9 g，茯苓 30 g，黄连 9 g，杏仁 9 g，豆蔻 12 g，山药 30 g，莲子 15 g，竹茹 15 g，薏苡仁 30 g，焦山楂 15 g，炒白术 30 g，荷叶 15 g，决明子 30 g，绞股蓝 12 g，甘草 9 g。7 剂，每日 1 剂，水煎服，早晚分服。

二诊：患者服药后肢体困重症状减轻，大便较前成形，其余症状均好转。嘱患者清淡、规律饮食，适当进行体育锻炼，保持作息规律。上方继服 14 剂。

三诊：患者大便正常，其余症状均消失，复查血脂较前改善。随访半年余，血脂控制平稳。

按语：方用健脾化痰经典名方二陈汤加减，方中陈皮、半夏合用以健脾化痰，白术、茯苓共行健脾益气、利水渗湿之功；合用杏仁、豆蔻、薏苡仁清利三焦，加用黄连清利湿热，山楂健脾消食积，荷叶、决明子共奏清利泄浊之效。诸药相合，补脾气、渗湿浊。钱秋海教授认为该患者痰热蕴结，治法宜清热化痰为主，兼顾健脾化湿。患者服药后肢体困重症状减轻，大便较前成形，其余症状均好转。钱秋海教授在患者复诊时予以进一步饮食生活方式指导，嘱患者清淡、规律饮食，适当进行体育锻炼，保持作息规律，同时结合中药调理取得较好的临床效果。

5. 高脂血症

丁某，女，39 岁。2020 年 8 月 15 日初诊。

主诉：纳差伴食后腹胀 1 个月余。

现病史：患者 1 个月前自助餐后出现胃脘部胀满，服用莫沙比利后缓解，后患者出现食后腹胀满，纳差不欲食，大便干。舌质红，苔黄腻，脉弦。血脂检测：TC 5.57 mmol/L；TG 5.5 mmol/L。

体格检查：患者中年女性，神志清楚，查体合作。全身表浅淋巴结未及肿大。巩膜无黄染，双侧瞳孔等大等圆，对光反射灵敏。口唇无发绀，双侧扁桃体无肿大；颈软，无抵抗感，双侧颈静脉无怒张，甲状腺无肿大、未闻及血管杂音。心肺（－），腹部平坦，未见胃肠型及蠕动波，腹部触诊（－），腹部叩诊（－），肠鸣音正常，脊柱生理弯曲存在，四肢无畸形，双下肢无水肿，生理反射存在，病理反射未引出。

中医诊断：胃胀（食积证）；西医诊断：高脂血症。

治法：消食化积。

处方：方用保和丸加减。陈皮 15 g，半夏 9 g，茯苓 30 g，焦山楂 15 g，莱菔子 15 g，神曲 15 g，连翘 15 g，炒白术 15 g，枳实 15 g，厚朴 15 g，炒麦芽 15 g，荷叶 15 g，鸡内金 15 g，决明子 30 g，红曲 6 g，甘草 9 g。7 剂，每日 1 剂，水煎服，早晚分服。

二诊：患者服药后腹胀症状减轻，嘱患者清淡、规律饮食，适当进行体育锻炼，保持作息规律。上方继服 14 剂。

三诊：患者腹部胀满症状均消失，复查血脂较前改善。随访半年余，血脂控制平稳。

按语：方用消食化积经典名方保和丸加减，方中陈皮、半夏合用以健脾化痰，白术、茯苓共行健脾益气、利水渗湿之功；合用山楂、麦芽、神曲消食化积，枳实、厚朴调畅脏腑气机。《黄帝内经》有云“人以胃气为本”“有胃气则生，无胃气则死”。人体五脏六腑中，胃的地位举足轻重，胃正常的生理状态是“和”，治疗食停胃脘而致的胃气不和病症，使胃气调和顺畅，从而令人体保持安适、祥和的健康状态，所以方名“保和丸”。钱秋海教授分析，中医讲究胃不和则卧不安、胃不和则百病生，与我们临床所见的胃病高发病率不谋而合。该患者助餐后出现胃脘部胀满，纳差不欲食，故该患者饮食不节而致脾胃受损，予以保和丸能消食和胃。

二、非酒精性脂肪肝

（一）学术思想

非酒精性脂肪肝在中医学文献中尚无类似病名记载，根据其临床表现，似应归属中医学“肝壅”“肝着”“积聚”“胁痛”等范畴。本病的形成是一个较为复杂的动态变化过程。钱秋海教授认为，脂肪肝以脾气亏虚为本，肝失调达、瘀毒互结为标。瘀血、毒邪既是病理产物，也是重要的致病因素，瘀血日久可化为毒邪，毒邪内损也可产生瘀血，毒邪、瘀血相互影响、相互转化，恶性循环，共同促进了本病的发生、发展和转化。

1. 辨病因

早在《黄帝内经》时期，即对本病有所记载，并认识到五脏不足、过食肥甘、情志失调、贪逸少劳、邪气留滞等是引起本病的原因。如《素问·奇病论》曰：“……此肥美之所发也，此人必数食甘美而多肥也，肥者令人内热，甘者令人中满。”《素问·宣明五气》曰：“久卧伤气，久坐伤肉。”《灵枢·五邪》曰：“邪在肝，则两胁中痛……恶血在内。”明代张景岳强调本病多由饮食不节，气血违和、感受外邪引起，其病机主要为气血不调。如《景岳全书·积聚》：“积聚之病，凡饮食、血气、风寒之属，皆能致之，但曰积曰聚，当详辨也。盖积者，积垒之谓，由渐而成者也；聚者，聚散之谓，作止不常者也……皆积之类，其病多在血分，血有形而静也……皆聚之类，其病多在气分，气无形而动也。”

目前，多数医家认为此病多因禀赋不足、饮食不节、内伤情志，导致痰、湿、瘀血凝滞，脏腑亏虚所致。钱秋海教授根据多年临床经验分析在众多引起非酒精性脂肪肝的病因中生活方式不当是主要原因，包括过食膏粱厚味或偏嗜醇酒油腻、贪逸少劳、起居无常等。脾失健运，水湿不化，聚湿成痰，痰浊入络，随气运行，停滞于肝。

（1）饮食、起居、生活方式：《素问·痹论》曰：“饮食自倍，肠胃乃伤。”“夫胃为水谷之海，饮食入胃，游溢精气，上输于脾……合于四时五脏阴阳，揆度以为常也”（《脾胃论》），水谷为人生存之本。《素问·宣明五气》曰：“久卧伤气，久坐伤肉。”钱秋海教授认为，若饮食不司节制，则会伤及脾胃，脾胃为养生之本，其气充则先天之元气得以滋养，其气弱使先天之元气亦难充，故此诸病由生，同时不良生活方式也会引起相关代谢异常引发此病。

（2）情志不畅：“思伤脾”“怒伤肝”，情志不畅会引起机体脏腑功能紊乱，思虑过度会损伤脾脏，脾失健运则痰湿膏脂内生。肝失疏泄，气机壅滞，肝木克脾土；脾失健运，则水谷精微不能布散，痰湿内聚引起脂肪肝。

（3）先天禀赋及体质因素：《医学实在易》卷四“素盛一条”曰：“大抵素禀之盛，从无所苦，惟是湿痰颇多。”先天禀赋也是脂肪肝发病的重要因素。“体质”的描述首见于《灵枢·阴阳二十五人》，其体质由先天禀赋所决定，为生理性。现代体质学说融入了后天可调性，即体质可随体内气血阴阳的变化而改变，且反映出病理性，即所谓偏颇体质。朱丹溪在《格致余论·治病先观形色然后察脉问证论》中指出“肥人湿多”，可见偏颇体质也会引起代谢紊乱。

2. 辨病机

钱秋海教授从非酒精性脂肪肝的病理生理特点出发，提出糖尿病非酒精性脂肪肝的基本病机是“脾气亏虚、肝失调达、瘀毒互结”。

脂肪肝以右胁疼痛、胀满不适、乏力倦怠等为主要临床特征。常因饮食不节，尤其是过食膏粱厚味或偏嗜醇酒油腻，生湿酿痰或饥饱失常损伤脾胃，脾主运化，化生气血；脾气主升，为胃行其津液，以温养肌肉四肢，故为气血生化之源，后天之本。脾气强健，则布达精微，“水精四布，五经并行”。

脾气虚弱，则清阳不升，浊阴不降，湿阻中焦，运化失常，百病由生。钱秋海教授根据脂肪肝的临床表现及大量的中医药临床实践，认为脂肪肝病机为本虚标实，脾气亏虚、肝失调达、瘀毒互结是脂肪肝的常见病机。

（1）脾气亏虚为本病发病之基础：脾位于中焦，在左膈之下，形如刀镰，与胃相表里。其主要生理功能是主运化，主升清，主统血。脾在志为思，在体合肉，主四肢，开窍于口，为气血生化之源，后天之本。“百病皆由脾胃衰而生”，若素体脾虚，或他病伤脾，或饮食失节，过食肥甘炙煿，或思虑过度，或贪逸少劳等，皆可损伤脾气，影响其健运功能。脾气亏虚，失其健运，化源不足，五脏六腑失于濡养，则燥而生热。脾气亏虚，失其健运，不能转输，水谷不化，停滞中焦，则生湿生痰。痰湿聚集体内，充斥肌肤、脏腑、经络，则臃肿肥胖；痰湿困脾，土壅木曲，肝失条达，气机郁滞，则食欲减退，胸胁作胀，脘闷不适；痰湿阻络，血行不畅，则停滞为瘀，痰瘀互结，结于胁下，则形成积块，如明代龚信《古今医鉴·胁痛》曰：“夫胁痛者……或痰积流注于血，与血相搏。”痰湿郁而化热，耗伤阴津，则使口渴多饮、多食易饥等症状加重，而痰湿困脾，脾气益损，失其健运，则又可形成新的病理循环。故钱秋海教授认为本病以脾气亏虚为本，是本病发病之基础。

（2）肝气郁滞为本病发生发展之条件：肝位于膈下，腹腔之右上方，右胁之内，与胆相表里。其主要生理功能为主疏泄和主藏血。肝在志为怒，在体合筋，其华为爪，为人体气机之枢纽。若感邪入里，邪侵少阳；或饮食不节，脾运失健；或忧思郁怒，情志违和等，皆可累及肝脏，而致肝失疏泄，气机郁滞。肝脉布两协，肝失疏泄，气机郁滞，则胸胁胀满、疼痛不舒；肝与肾心相生，与脾肺相克，若肝失疏泄，气机郁滞，木不生火，心神被扰，则精神紧张，心悸不宁；若肝失疏泄，气机郁滞，累及肺脾，致肺失通调，脾失健运，水湿失于输布，则或聚而为痰，或停蓄局部为患；病久及肾，或素有肾虚者，也可因精血亏耗，阴损及阳，阳失温化，水湿停聚，泛溢肌肤而成水肿之证。如宋代《圣济总录·消渴门》曰：“肾消，以渴而复利，肾燥不能制约言之，此久不愈，能为水肿痈疽之病。”血由气行，若肝失疏泄，气机郁滞，气不行血，血行不畅，瘀阻肝络，则积久成块，此即清代尤怡

《金匮翼·积聚统论》所说“凡忧思郁怒，久不得解者，多成此疾”。钱秋海教授在临床观察中也发现，给予调肝药物治疗后，病情明显好转，均说明肝气郁滞是本病发生发展的重要条件。

（3）痰瘀浊毒致病情顽固缠绵，变证丛生：本病以脾气亏虚为发病之基础，肝气郁滞为发病之条件。脾为气血生化之源，脾虚化源不足，五脏六腑失其濡养，则燥而生热。“津血同源”，燥热灼津，“津液为火灼竭，则血行愈滞”（《读医随笔·自啮狂走是气血热极而非祟也》）。气为血之帅，脾虚气弱，或久病气虚，血行艰涩，则停滞为瘀。如《素问·痹论》曰：“病久入深，荣卫之行涩，经络时疏，故不通。”清代周学海《读医随笔·承制生化论》也说：“气虚不足以推血，则血必有瘀。”脾主运化水湿，脾虚失运，水湿停聚，痰浊内生，痰阻经络，气血运行受阻，则停滞为瘀。如明代虞抟《医学正传·疮疡》曰：“痈疽因阴阳相滞而生。盖气阳也，血阴也，血行脉内，气行脉外，相并周流……气得邪而郁，津液稠黏，为痰为饮，积久渗入脉中，血为之浊，此阴滞于阳也。血得邪而郁，隧道阻隔，或溢或结，积久渗出脉外，气为之乱，此阳滞于阴也。百病皆由于此，又不止于痈疽而已。”肝主疏泄、藏血，为气机之枢纽。气行则血行，肝气郁结，疏泄失职，气机不畅，血液运行受阻，则停滞为瘀，如清代沈金鳌《杂病源流犀烛·跌仆闪挫源流》曰：“气运乎血，血本随气以周流，气凝则血亦凝矣……夫至气滞血瘀，则作肿作痛，诸变百出。”瘀血既是病理产物，又是重要的致病因素，瘀血一旦形成，便可作为新的病因而致病。

痰瘀浊邪内生之毒由脏腑功能紊乱、气血津液运行失常，机体代谢产物蓄积而成。脾虚痰阻致瘀，肝郁气滞血瘀，“瘀血既久，亦能化为痰水”（《血证论·瘀血》）。痰瘀相关，痰瘀互化。痰瘀血日久不解，则化为毒邪。大量研究证明，胰岛素抵抗与糖尿病患者脂肪性肝病的发生密切相关，胰岛素抵抗是非酒精性脂肪性肝病（NAFLD）的始动及中心环节。内毒证主要表现为葡萄糖毒性和 TNF-α 毒性及血清胰岛素升高。胰岛素抵抗可致血糖升高，持续性高血糖除引起神经血管损害外，又可加重已有的胰岛素抵抗，并使 B 细胞功能发生不可逆受损，形成恶性循环。钱秋海教授结合临床经验及相关研究，分析得出内毒既是脂肪肝的病理产物，也是重要的致病因素，内毒一旦形成，则可致疾病缠绵顽固，变证多端，甚或转为坏病。

3. 辨病位

脂肪肝病位主要在肝，涉及脾、胃、胆。中医学认为，肝脏为将军之官，主升，主动。肝主疏泄，调畅气机。肝的疏泄功能正常，则气机调畅，气血和调，经络通利，脏腑、器官功能活动正常。具体而言，人的精神意识活动，气血的运行，饮食的消化吸收，糟粕的排泄，津液的宣发、输布和排泄，都需要肝的疏泄来调理。脂肪肝患者脾胃气机升降枢纽异常，燥热下行，影响到肝而致肝失疏泄，气机不畅，血行瘀滞，致肝络瘀阻；或因过食膏粱厚味，肝木克脾土，久坐气消，致脾失健运，湿浊内生，聚湿生痰，郁久化热；瘀血、湿热、痰湿浊相互搏结于五脏之脉络，其中也包括肝之脉络，就容易导致代谢异常，出现肝脏损伤（包括脂肪肝）等症状。

4. 辨治则

脂肪肝主要病机是以脾气亏虚为本，瘀毒为标，病位主要在肝，涉及脾、胃、胆，钱秋海教授根据中医理论、相关病机，并结合多年临床经验总结治疗应以“健脾益气治其本，调肝解毒活血治其标”的根本治法，经过多年的临床验证取得了良好治疗效果。

（二）方药心法

1. 辨证论治

（1）痰湿蕴结证：症见形盛体胖，身体重着，肢体困倦，胸膈痞满，嗜食肥甘醇酒。苔白腻或白滑，脉滑。

治法：燥湿化痰，理气消痞。

推荐方药：导痰汤加减。半夏、制南星、橘红、枳实、冬瓜皮、泽泻、决明子、莱菔子、白术、茯苓、苍术、薏苡仁等。

（2）脾虚不运证：症见神疲乏力，身体困重，胸闷脘胀，劳累后明显，饮食如常或偏少，便溏。舌淡胖，边有齿印，苔薄白或白腻，脉濡细。

治法：健脾益气，渗利水湿。

推荐方药：参苓白术散加减。党参、黄芪、茯苓、白术、山药、扁豆、薏苡仁、莲子肉、陈皮、砂仁、猪苓、泽泻等。

（3）肝胆湿热证：症见胸闷，食欲缺乏，胸闷脘胀，口苦口黏，双目胀痛，小便色赤，大便黏滞不爽。舌红苔黄腻，脉弦数。

治法：清利肝胆湿热。

推荐方药：龙胆泻肝汤加减。龙胆、黄芩、炒栀子、泽泻、木通、车前子、当归、柴胡、生地黄、炙甘草等。

（4）痰瘀互结证：症见肢体困倦，胸痛胸闷，口黏不渴。舌质暗，舌体胖大或边尖有瘀点或瘀斑，苔腻，脉沉或紧。

治法：健脾化痰，活血化瘀。

推荐方药：桃红四物汤和二陈汤加减。地黄、川芎、白芍、当归、桃仁、红花、陈皮、半夏、茯苓等。

2. 单味药

（1）龙胆：为龙胆科植物条叶龙胆、龙胆、三花龙胆或坚龙胆的干燥根或根茎，龙胆味苦、性寒，归肝、胆经，具有清热燥湿、泻肝胆火的功效。《药品化义》言龙胆专泻肝胆之火。龙胆的主要有效提取物是龙胆苦苷。现代药理研究发现，龙胆苦苷可明显改善非酒精性脂肪肝病鼠的症状、肝功能及血脂，其发挥作用可能与其调控肝脏过氧化酶体β氧化关键酶乙酰辅酶A氧化酶1（ACOX1）和过氧化物酶体增殖物激活受体α（PPARα）的表达有关[155]。

（2）泽泻：为泽泻科植物泽泻的干燥块茎，味甘、性寒，归肾、膀胱经，有利水渗湿、泻热化浊等作用。现代药理研究发现，泽泻提取物可以通过抑制JNK信号通路、抑制脂肪变性肝细胞的内质网应激反应及代谢酶表达来改善非酒精性脂肪肝[156]。

（3）蒲公英：为多年生草本植物，味苦、甘，性寒，归肝、胃经，具有清热解毒、消痈散结作用。蒲公英总黄酮为其有效药理成分，现代药理研究证实，蒲公英总黄酮可以调节肝内脂质的合成与代谢，其机制可能与蒲公英总黄酮抑制空腹糖异生，在调节空腹血糖水平的同时又影响SREBP-1C的表达有关。钱秋海教授在临床使用过程中需要根据患者脾胃情况调整使用剂量，脾胃虚寒者、大便溏稀者需要酌情减量[157]。

（4）决明子：为豆科植物决明或小决明的干燥成熟种子，味苦、甘、咸，性微寒，归肝、大肠经，具有清肝明目、润肠通便作用。现代药理研究发现，决明子乙醇提取物一方面可以提高模型大鼠血清一氧化氮合成酶（NOS）、谷胱甘肽过氧化物酶（GSP-Px）、SOD 的活性，降低丙二醛、血清一氧化氮、晚期糖基化终产物（AGEs）、空腹血糖、果糖胺（FMN）水平，上调胰岛素敏指数（ISI），另一方面可以明显提高肝组织中 NOS 和 SOD 活性，降低丙二醛、NO 含量。其机制可能与拮抗胰岛素抵抗、抑制氧化和糖基化反应、增强抗氧化能力有关[158]。

（5）薏苡仁：为禾本科植物薏苡的种仁，最早载于《神农本草经》，因其营养价值高被誉为“世界禾本科植物之王”，味甘、淡，性凉，归脾、胃、肺经，具有利水渗湿、健脾、除痹、清热排脓、解毒散结作用。现代药理研究发现，薏苡仁提取物能有效提高非酒精性脂肪肝大鼠脂联素水平，诱发下游的脂质代谢反应，从而改善游离脂肪酸的代谢[159]。

（6）柴胡：为伞形科植物柴胡或狭叶柴胡的干燥根，味苦、辛，性微寒，归肝、胆经，善于祛邪解表退热和疏散少阳半麦半里之邪。柴胡对于外感表证发热，无论风热、风寒表证，皆可使用。现代药理研究证明柴胡具有镇静、安定、镇痛、解热、镇咳等广泛的中枢抑制作用。柴胡皂苷有降低血浆胆固醇作用。柴胡有较好的抗脂肪肝、抗肝损伤、利胆、降低转氨酶、兴奋肠平滑肌、抑制胃酸分泌、抗溃疡、抑制胰蛋白酶等作用。柴胡的有效成分可能通过相关靶点，调节 HIF-1、PI3K/AKT 信号通路，从而影响葡萄糖代谢、改善胰岛素抵抗、促进血管生成和修复而调节糖类代谢[160]。

（7）黄芩：味苦，性寒，归肺、胆、脾、大肠、小肠经，功能清热燥湿、泻火解毒、止血安胎，用于湿温暑湿，胸闷呕恶，湿热痞满，泻痢黄疸，肺热咳嗽，高热烦渴，血热吐衄，痈肿疮毒，胎动不安。现代药理研究表明，黄芩能显著降低三酰甘油合成酶、LPIN1、脂肪酸合成酶和 ACC1 蛋白的水平，升高 ACC1 的磷酸化水平，这些变化可显著降低 TG 的合成，且提高其分解速度，提高机体的脂质代谢水平，最终实现改善脂肪肝的作用[153]。

（8）茵陈：为菊科植物滨蒿或茵陈蒿的干燥地上部分，味苦、辛，性微寒，归脾、胃、肝、胆四经，功能清利湿热、利胆退黄，用于黄疸尿少，湿温暑湿，湿疹瘙痒。《本草经疏》记载茵陈为“除湿散热结之要药也”，主风湿寒热，邪气热结，苦寒能燥湿除热，湿热去，则诸症自退矣。现代药理研究表明，茵陈中原儿茶酸乙酯能有效改善非酒精性脂肪肝炎（NASH）大鼠肝组织病理变化，减轻脂肪变性，降低肝脏转氨酶水平，抑制肝脏炎症因子的表达及转录，并通过激活肝脏核因子红细胞系 2 相关因子 2（Nrf2），有效缓解非酒精性脂肪肝炎[161]。

3. 对药

（1）半夏 – 陈皮：该药对具有健脾化痰之功效。半夏味辛，性温，入脾、胃经，可燥湿化痰、降逆止呕、消痞散结。陈士铎言半夏“统治痰涎甚验”。陈皮味苦、辛，性温，归肺、脾经，可理气健脾、燥湿化痰。《本草新编》言陈皮清消化痰的同时又可化生阴津，理气顺气，化停留中焦之饮食。半夏燥湿化痰、降逆止呕之功，辅以陈皮顺气化痰，使气机得理、痰湿得消，二药相辅相成，燥湿化痰之力倍增，体现了“治痰先理气”的理念。

（2）茵陈 – 栀子：该药对具有清热利湿之功效。茵陈味苦、辛，性微寒，入脾、胃、肝、胆经，现代研究证实其具有解热、保肝、利胆之功效。栀子味苦，性寒，归心、肺、三焦经，具有泻火除烦、清热利湿、凉血解毒之功效。《神农本草经》言栀子主五内邪气，胃中热气，面赤酒疱皻鼻。二药合用共奏清热利湿之功，入肝胆引经之药，二药相辅相成，清热利湿之力倍增。

（3）黄芩 – 黄连：二者以清热化湿为主要功效。黄芩，清热燥湿，泻火解毒，苦能燥湿，寒能清热，为清泻上焦实火常用药；黄连，善清心、胃火，为泻火解毒的要药。二药配伍，清泻中上二焦之火且药效更强。二者合用共奏清热燥湿，泻火解毒之功。钱秋海教授在临床治疗脂肪肝遣方用药时针对寒热偏颇中偏热患者多用此药对，脾胃虚寒者慎用。

（4）白术 – 薏苡仁：白术与薏苡仁配伍，见于《不知医必要》，名为“白术汤”，具有健脾化湿之效。白术味甘、苦，性温，具有补气健脾、燥湿利水的功效，《本草汇言》载其能“扶植脾胃，散湿除痹”；薏苡仁味甘、淡，性微寒，具有利水渗湿、健脾除痹的功效，《本草纲目》言其“能健脾益胃，胜水除湿”。二者配伍，健脾化湿之力甚强，使脾健湿除。钱秋海教授在临床治疗脾虚湿盛型脂肪肝患者时多用此药对。

（5）荷叶 – 泽泻：荷叶味苦，性平，归肝、脾、胃经，功效为清暑化湿，升发清阳，凉血止血。《本草纲目》曰其：“生发元气，裨助脾胃，涩精浊，散瘀血，清水肿、痈肿，发痘疮。”泽泻性寒，味甘、淡，归肾、膀胱经，具有利水渗湿、泄热、化浊调脂之功效。《长沙药解》云：“泽泻下降为阴，专主渗泄，宜入膀胱诸经。其行水之功过于猪苓。”二药相配，清阳得升，浊阴得降，增强淡渗利湿、化浊降脂之功。钱秋海教授认为痰、湿是脂肪肝的中药的病理因素，因此临床遣方用药重视利湿化浊之法。

4. 角药

与单味药或对药相比，角药的性味归经及功效更广泛，可通过相互促进或相反相成等作用，全面兼顾病因病机，还可达到减少不良反应、事半功倍的效果，因此钱秋海教授在脂肪肝的临床治疗中广泛应用。

（1）人参 – 白术 – 茯苓：该三味药组合具有健脾益气之功效，有效针对脂肪肝脾虚的基本病机，肝主藏血而司疏泄，脾生血而主运化，肝病传脾，木旺乘土，使脾土功能失常，即肝郁脾虚，治疗需重视培土抑木，宜疏肝健脾。人参味甘，性微寒，入脾、肺经，具有大补元气、固脱生津、补脾益肺之效。白术味苦，性温，归脾、胃经，有补脾益胃、燥湿和中之功。《本草通玄》记载白术“得中宫冲和之气，故补脾胃之药更无出其右者”。茯苓味甘，性平，入心、脾、肺经，具有利水、渗湿、健脾、宁心之功，《景岳全书》言茯苓“利窍则开心益智，导浊生津；去湿则逐水燥脾，补中健胃”。白术与人参同用，加强健运脾气之力，白术又可燥湿，而脾喜燥恶湿，补又不滞。茯苓甘淡，善健脾利湿，与参术配伍，健脾之中又可利湿。此组角药重在健运脾气、补益中气。

（2）柴胡 – 白芍 – 枳壳：该三味药组合具有疏解肝郁之功效，脂肪肝病位在肝，肝以疏为治。肝郁脾虚证的治疗应重视疏解肝郁、以疏为治。柴胡味苦、辛，性微寒，入肝、胆经，具有疏肝解郁、升举阳气之效。《药品化义》言柴胡“性轻清，主升散；味微苦，主疏肝”，有和解升阳之用。白芍味酸、苦，性微寒，归肝、脾经，有养血柔肝敛阴之效；枳壳味苦、辛、酸，性温，入脾、胃、大肠经，具有破气消积、化痰除痞之功。柴胡伍芍药，两者相互促进又互相制约，以白芍之酸敛制柴胡之辛散，用柴胡之畅木疏土佐白芍之抑木扶土，共奏疏肝理气开郁之功，经方尤擅用此药对。柴胡、白芍与枳壳组成角药，可升少阳之清、降阳明之浊，功专以条达肝气、疏解肝郁。此组角药重在疏解肝郁。

（3）牡丹皮－栀子－黄连：该三味药组合具有清解内热之功效，脂肪肝瘀毒互结生内热，或过食肥甘厚味，脾土运化失健，湿邪停于中焦，日久郁而化热，蕴结中焦。《素问·刺热》曰：“肝热病者，小便先黄，腹痛多卧，身热。热争则狂言及惊，胁满痛，手足躁，不得安卧。”钱秋海教授认为治疗非酒精性脂肪肝时需在化湿中清解内热。牡丹皮味辛，性寒，入心、肝、肾经，具有清热凉血、活血散瘀之功，《本草经疏》言牡丹皮“味苦而微辛，其气寒而无毒……辛以散结聚，苦寒除血热，入血分凉血热之要药也”。栀子味苦，性寒，入心、肝、肺、胃经，既可清热泻火、凉血解毒，又能泄热利湿。黄连味苦，性寒，入心、脾、胃、胆、大肠经，其功长于清热燥湿、泻火解毒。《本草纲目》载朱丹溪言黄芩“乃上、中二焦药，能降火下行”，可清解上中焦之火。此组角药重在疏肝泻火以治肝郁化火证。

（4）茯苓－山楂－陈皮：茯苓味甘、淡、性平，归心、脾、肾经，具有利水渗湿、健脾安神的功效，《本草衍义》提到“此物行水之功多，益心脾不可阙也”，可见，茯苓利水之有效，又为平补之品。山楂药性酸、甘、微温，归脾、胃、肝经，具有消食化积、行气散瘀的功效，为消化油腻肉食之要药。现代医学发现，山楂能增加胃中消化酶的分泌，促进消化，所含脂肪酶可促进脂肪分解，多种有机酸能提高蛋白酶的活性，使肉食易被消化。《本草分经》记载广陈皮“辛、苦、温。入脾、肺气分，能散、能和、能燥、能泻。利气调中，消痰快膈，宣通五脏，统治百病”。陈皮含有丰富的黄酮、柠檬苦素、生物碱及挥发油等化合物，具有调节脂代谢的作用。此组角药理气健脾化浊。

（5）泽泻－荷叶－决明子：泽泻味甘，性寒。《本草经集注》曰其："补虚损五劳……消渴、淋沥，逐膀胱三焦停水。"现代研究表明，泽泻水煎剂可改善高脂血症模型大鼠脂代谢[162]。荷叶味苦，性平。《本草备要》云其："裨助脾胃而升发阳气。"荷叶水提物可通过改善大鼠脂肪组织 PPARγ 和瘦素（LP）的表达，刺激脂肪分解[163]。决明子味甘、苦、咸，性微寒，归肝、胆、肾、大肠经，具有清热明目、润肠通便之功。三药合用，荷叶升阳，泽泻泻浊，决明子润肠通便。现代药理研究发现，决明子乙醇提取物一方面可以提高模型大鼠血清 NOS、GSP-Px、SOD 的活性，调节脂代谢。此组角药重在利湿化浊通便。

5. 经方验方

（1）糖肝康方：钱秋海教授根据多年临床治疗脂肪肝经验，精心组方研制成糖肝康方，用该方治疗脂肪肝及糖尿病取得了良好的疗效。本方由生黄芪、白术、茵陈、黄芩、柴胡、炒栀子、羚羊角粉、大黄、白芍、荷叶、山楂、甘草等药物组成。方中生黄芪、白术为君药，健脾益气；柴胡、黄芩、茵陈、炒栀子、大黄、白芍、羚羊角粉为臣药，健脾益气，调肝活血，清热解毒；荷叶、山楂为佐药，化湿，活血消食；甘草为使药，清热解毒且调和药性。诸药合用，共奏健脾益气、调肝解毒、清热化湿活血之功。《本草正义》载黄芪："补益中土，温养脾胃，凡中气不振，脾土虚弱，清气下陷者最宜。"现代药理学研究表明，黄芪对糖代谢呈双向调节作用。《医学启源》记载白术："除湿益燥，和中益气，温中，去脾胃中湿，除胃热，强脾胃，进饮食，止渴，安胎。"现代药理学研究表明，白术的有效成分可以减少糖尿病大鼠的饮水量和耗食量。茵陈清热利湿，其提取分离的水溶性成分茵陈多肽具有显著抗药物肝损伤作用。柴胡疏散退热，有升阳疏肝之功，其有效成分柴胡皂苷对肝细胞具有保护作用。黄芩清热燥湿，泻火解毒，具有很好的降血脂及保肝作用。栀子泻火除烦，清热利尿，凉血解毒，具有很好的保护肝脏的作用。羚羊角平肝息风，清肝明目，散血解毒。大黄泻热通肠，凉血解毒，逐瘀通经，具有很好地促使肝细胞再生的功能。白芍养血柔肝。荷叶清热解暑，升发清阳，凉血止血。现代药理研究表明，荷叶的提取物有降低 TC、

TG、LDL，升高 HDL 的作用。

在临床广泛应用本方的基础上，钱教授也做了现代药理研究。研究发现糖肝康组方中的药物疗效机制主要有以下几点。①影响胰岛素代谢作用：能刺激胰岛 B 细胞分泌胰岛素，增加胰岛素的活性，提高胰岛素受体的敏感性，降低胰高血糖素，减轻胰岛素的抵抗；②降糖作用：能抑制糖原分解与异生，促进糖原合成，延缓糖的吸收，促进糖的利用，提高糖耐量；③抗氧化作用：能提高机体抗氧化酶活性及含量，减少氧自由基释放，清除氧自由基，拮抗氧自由基对机体的损伤；④抗炎作用：能调节机体免疫功能，稳定机体细胞膜，减少炎症因子及介质的释放，控制炎症反应，促进受损组织修复；⑤降脂作用：能调控血脂相关基因的表达，抑制外源性脂质的吸收，减少内源性脂质的合成，提高脂蛋白代谢酶的活性，加速体内多余脂质的清除；⑥保肝作用：能增强肝脏血流量，稳定肝细胞膜，促进胆红素代谢，降低血清转氨酶活力，减轻肝细胞变性、坏死，促进肝细胞再生，抑制肝纤维化；⑦其他作用：包括抗凝、改善微循环、延缓衰老等。

（2）大柴胡汤：由柴胡、黄芩、白芍、半夏、生姜、枳实、大枣、大黄组成。方中重用柴胡，清散半表半里之郁结，柴胡“禀少阳生发之气，为足少阳主药，而兼治足厥阴，肝气不舒畅者，此能舒之，胆火甚炽盛者，此能散之”，故以柴胡疏少阳之郁结；柴芩相配既可清少阳之里热，又可除中焦之邪热，再配以白芍疏补结合，缓和柴胡之升散耗阴。大黄、枳实为小承气之化裁，大黄苦寒泻热通便，下胃肠积滞；枳实苦泻辛散，下气消痞除胀，又除胃肠无形气痞，二药合用，共泻阳明经之邪热。生姜配伍半夏，和胃降逆、化痰除痞，皆为佐药；大枣甘温补脾和胃、益气生津，亦能调和药性。诸药相配可和解枢机，疏肝解郁，通利腑气，俾痰湿运化、气机畅通，从而使水谷精微正常疏布，痰湿热邪尽去。大柴胡汤是治疗少阳、阳明合病的经方，具有疏肝解郁、通腑泄热、调畅气机的功效，与过食膏粱厚味而致肝郁中满内热的脂肪肝病机颇为吻合。钱秋海教授在临床中对于痰热中满患者多用此方加减治疗。

（3）柴胡疏肝散：肝主疏泄，性喜条达，其经脉布胁肋循少腹。若情志不遂，木失条达，则致肝气郁结，经气不利，故见胁肋疼痛，胸闷，脘腹胀满；肝失疏泄，则情志抑郁易怒，善太息；脉弦为肝郁不疏之征。遵《黄帝内经》“木郁达之”之旨，治宜疏肝理气之法。方中以柴胡功善疏肝解郁，用以为君。香附理气疏肝而止痛，川芎活血行气以止痛，二药相合，助柴胡以解肝经之郁滞，并增行气活血止痛之效，共为臣药。陈皮、枳壳理气行滞，芍药、甘草养血柔肝，缓急止痛，均为佐药。甘草调和诸药，为使药。诸药相合，共奏疏肝行气之功。钱秋海教授在临床中对于肝气郁结之证患者多用此方加减治疗。

（4）茵陈蒿汤：自东汉方书之祖《伤寒论》至今广为流传记载，茵陈蒿汤是一首被历代医家推崇的清热、利湿、退黄经典名方。功效为清热利湿退黄，主治病症以湿热发黄为主。方中茵陈为君，主利湿退黄；栀子为臣，主清泄三焦利小便；大黄为佐，主泄热退黄。《金镜内台方议》记载：“阳明者，为胃之土，其色黄……热甚于胃，津液内瘀，结为黄也。”“茵陈为君，能治黄；栀子为臣，栀能治黄，寒以治热也；以大黄为佐使，以下泄瘀热，而除其黄也。”钱秋海教授在临床中对于肝胆湿热之证患者多用此方加减治疗。

（5）龙胆泻肝汤：本方载于清代著名医家汪昂撰写的《医方集解》，由龙胆、黄芩、栀子、泽泻、木通、当归、生地黄、柴胡、生甘草、车前子十味药物组成。该方具有清泻肝胆实火，清利肝经湿热的功效。传统用于治疗肝胆实火上炎及肝经湿热下注所见诸症。方中龙胆大苦大寒，既能清利肝胆实火，又能清利肝经湿热，故为君药。黄芩、栀子苦寒泻火，燥湿清热，共为臣药。泽泻、木通、车前子渗湿泄热，导热下行；实火所伤，损伤阴血，当归、生地黄养血滋阴，邪去而不伤阴血；共为佐药。柴胡舒畅肝经之气，引诸药归肝经；甘草调和诸药，共为佐使药。《重订通俗伤寒论》载：“肝为风木之脏，内寄胆府相火，凡肝气有余，发生胆火者，症多口苦胁痛，耳聋耳肿，阴湿阴痒，尿血赤淋，甚则筋痿阴痛。”故以胆、通、栀、芩纯苦泻肝为君；然火旺者阴必虚，故又臣以生地黄、生甘草，甘凉润燥，救肝阴以缓肝急；妙在佐以柴胡轻清疏气，归须辛润舒络；使以泽泻、车前咸润达下，引肝胆实火从小便而去。此为凉肝泻火，导赤救阴之良方。然唯肝胆实火炽盛，阴液未涸，脉弦数，舌紫赤，苔黄腻者，始为恰合。钱秋海教授在临床中对于肝胆湿热内盛之证患者多用此方加减治疗。

（三）临床经验

1. 非酒精性脂肪肝

王某，女，35 岁。2020 年 8 月 23 日初诊。

主诉：两胁肋胀痛半个月，加重 2 天来诊。

现病史：患者身形微胖，自述因暑假在家辅导孩子作业，情绪抑郁易怒，半个月前每于生气后出现两胁肋胀痛，胸闷，常叹息，脘腹胀满，不思饭食，2 天前出现两胁肋持续胀痛。舌红苔微黄，脉弦。

体格检查：患者青年女性，神志清楚，查体合作。全身表浅淋巴结未及肿大。巩膜无黄染，双侧瞳孔等大等圆，对光反射灵敏。口唇无发绀，双侧扁桃体无肿大；颈软，无抵抗感，双侧颈静脉无怒张，甲状腺无肿大、未闻及血管杂音。心肺（–），腹部平坦，未见胃肠型及蠕动波，腹部触诊（–），腹部叩诊（–），肠鸣音正常，脊柱生理弯曲存在，四肢无畸形，双下肢无水肿，生理反射存在，病理反射未引出。

中医诊断：胁痛（肝气郁滞证）；西医诊断：非酒精性脂肪肝。

治法：疏肝解郁，理气通络。

处方：柴胡疏肝散加减。柴胡 15 g，陈皮 15 g，川芎 9 g，香附 15 g，枳壳 30 g，芍药 9 g，甘草 9 g，黄连 9 g，半夏 9 g，茯苓 30 g，焦山楂 15 g，莱菔子 15 g，神曲 15 g，炒白术 30 g，决明子 30 g，红曲 6 g，佛手 15 g。5 剂，每日 1 剂，水煎，早晚分服。

二诊：患者服药后胁肋胀痛症状明显减轻，其余症状均好转，嘱患者保持心情舒畅，适当进行体育锻炼。上方继服 5 剂。

三诊：胁痛症状消失，食欲正常。另嘱蒲公英煎水代茶饮，随访 3 个月未复发。

按语：肝为刚脏，主疏泄，喜条达。患者因情志不遂，木失条达，致肝气郁滞，停于胁下，故两胁肋胀痛；肝失疏泄，则情志抑郁，喜叹息。方中柴胡疏肝解郁；香附理气疏肝并能止痛，与活血行气之川芎相配，助柴胡解肝郁；陈皮、枳壳理气行滞，助柴胡行肝气；芍药、甘草养血柔肝，甘草兼能调和诸药。诸药相合，疏肝行气，活血止痛，对肝气郁滞引起的胁肋疼痛有良好的治疗作用。钱秋海教授认为该患者肝气郁结为发病的核心病机，患者诊时患者胁肋胀痛，考虑肝气郁结阻碍中焦气机，适当加入理气之佛手、川芎。诸药合用，方中黄连燥湿清热，法半夏燥湿化痰，黄连、半夏苦辛合用，升清降浊，与该患者病机相符，且根据疾病的主要矛盾，随证化裁，故疗效较好。

2. 脂肪肝

赵某，男，45 岁。2018 年 8 月 21 日初诊。

主诉：发热、胁肋疼痛 3 天来诊。

现病史：患者自述脂肪肝病史，暴饮暴食后出现发热、胁肋疼痛，以右侧为重。恶心呕吐，胸闷，食欲缺乏，口苦口黏，双目胀痛。小便色赤，大便黏滞不爽。舌红苔黄腻，脉弦数。

体格检查：患者中年男性，神志清楚，查体合作。全身表浅淋巴结未及肿大。巩膜无黄染，双侧瞳孔等大等圆，对光反射灵敏。口唇无发绀，双侧扁桃体无肿大；颈软，无抵抗感，双侧颈静脉无怒张。心肺（–），腹部平坦，未见胃肠型及蠕动波，腹部触诊（–），腹部叩诊（–），肠鸣音正常，脊柱生理弯曲存在，四肢无畸形，双下肢无水肿，生理反射存在，病理反射未引出。

中医诊断：胁痛（肝胆湿热证）；西医诊断：脂肪肝。

治法：疏肝利胆，清热化湿。

处方：龙胆泻肝汤加减。龙胆 9 g，栀子 9 g，黄连 9 g，黄芩 9 g，黄柏 9 g，柴胡 15 g，车前子 30 g，生地黄 12 g，泽泻 12 g，当归 12 g，陈皮 15 g，半夏 9 g，茯苓 30 g，焦山楂 15 g，茵陈 30 g，通草 9 g，甘草 9 g。5 剂，每日 1 剂，水煎，早晚分服。

二诊：患者服药后胁痛明显减轻，热退身凉，其余症状均有所减轻；嘱患者清淡饮食，上方继续服用 7 剂。

三诊：胁痛基本消失，恶心呕吐症状改善，其他不适症状均以改善。随访3个月未复发。

按语：患者脂肪肝病史，暴饮暴食后湿热郁于肝经；肝脏郁热，则胁肋疼痛，身体发热；肝胆实火上炎，则双目胀痛，脉弦数，舌红苔黄腻均为肝胆实火之象。方中龙胆性苦寒，既清肝胆实火，又清肝经湿热；黄芩、栀子苦寒泻火，清热燥湿；泽泻、车前子导热下行，渗湿泻热；当归、生地黄养血滋阴，使邪去而不伤阴血；柴胡调达肝经之气，引诸药归于肝经；甘草调和诸药。全方共行清肝胆实火；泻肝经湿热之效。本案患者为中年男性，钱秋海教授考虑患者素来嗜食肥甘厚味，饮食无节，暴饮暴食后致脾运失健，痰湿膏脂积聚，发为本病。湿性重浊黏腻，困遏脾阳，四肢肌肉被湿邪黏滞，痰湿蕴而化热，中焦湿热，影响肝胆气机升降，湿热上攻于口，故见口苦；湿热之邪下注肠道，大肠传导失司，则大便不畅，黏滞不爽；治疗当从疏肝利胆，清热化湿，辅以补脾益气，恢复脾胃升清降浊功能，使机体达到阴平阳秘状态。

3. 脂肪肝，急性肠炎

刘某，男，43岁。2020年7月21日初诊。

主诉：泄泻3天来诊。

现病史：患者自述脂肪肝病史2年，泄泻3天余，每日4～5次，泻前肠鸣腹痛，泻后痛减。舌红苔微黄腻，左关脉弦而右关脉缓。

体格检查：患者中年男性，神志清楚，查体合作。全身表浅淋巴结未及肿大。巩膜无黄染，双侧瞳孔等大等圆，对光反射灵敏。口唇无发绀，双侧扁桃体无肿大；颈软，无抵抗感，双侧颈静脉无怒张，甲状腺无肿大、未闻及血管杂音。心肺（–），腹部平坦，未见胃肠型及蠕动波，腹部触诊（–），腹部叩诊（–），肠鸣音亢进，脊柱生理弯曲存在，四肢无畸形，双下肢无水肿，生理反射存在，病理反射未引出。

中医诊断：泄泻（脾虚肝郁证）；西医诊断：脂肪肝，急性肠炎。

治法：疏肝健脾。

处方：痛泻要方加减。陈皮15 g，白术30 g，苍术30 g，白芍15 g，防风 15 g，木香 15 g，党参 15 g，茯苓 18 g，白扁豆 30 g，山药 30 g，莲子 15 g，薏苡仁 30 g，砂仁 3 g，桔梗 6 g，黄芪 30 g，甘草 9 g。5 剂，每日 1 剂，水煎，早晚分服。

二诊：泄泻次数较前明显减少，舌苔微黄。嘱患者规律、清淡饮食，加强体育锻炼；前方去木香，继服 5 剂。

三诊：患者大便基本正常，每日 1～2 次，大便成形，大便时无腹痛。予香砂六君子汤巩固疗效。随访半年未复发。

按语：患者脂肪肝病史，脾虚肝旺，土虚木乘，脾失健运，导致泄泻。《医方考》云："泻责之脾，痛责之肝；肝则之实，脾则之虚，脾虚肝实，故令痛泻。"方中白术补脾燥湿，白芍柔肝缓急止痛；陈皮辛苦而温，理气燥湿，醒脾和胃；防风燥湿以助止泻，为脾经引经药。全方共奏补脾柔肝，祛湿止泻之效。钱秋海教授分析该患者脂肪肝病史 2 年，泻前肠鸣腹痛，泻后痛减，证为肝气乘脾，本证多由土虚木乘，肝脾不和，脾失健运所致，故全方以疏肝健脾为法，治疗以补脾柔肝，祛湿止泻为主。《医方考》说："泻责之脾，痛责之肝；肝则之实，脾则之虚，脾虚肝实，故令痛泻。"同时予以陈皮理气、燥湿、化痰，茯苓健脾、渗湿、消痰，黄芪益气健脾，以绝生痰之源，补脾益气，恢复脾胃升清降浊功能；肝脾调达则脾胃升降功能正常，则水谷津液代谢正常。患者二诊后大便基本正常，大便成形，大便时无腹痛，后期予香砂六君子汤巩固疗效，主要以健脾化湿为法，助运脾气。

4. 脂肪肝

张某，男，52 岁。2019 年 8 月 15 日初诊。

主诉：腹大胀满伴乏力 2 个月余。

现病史：患者肥胖体型，腹部胀满，超声检查示重度脂肪肝。平素饮食油腻,2 个月前饮酒后出现腹大胀满，行肝功能检查未见明显异常。小便色黄，大便黏滞不爽。舌红苔黄腻，脉滑数。

体格检查：患者中年男性，神志清楚，查体合作。全身表浅淋巴结未及肿大。巩膜无黄染，双侧瞳孔等大等圆，对光反射灵敏。口唇无发绀，双侧扁桃体无肿大；颈软，无抵抗感，双侧颈静脉无怒张，甲状腺无肿大、未闻及血管杂音。心肺（-），腹部膨隆，未见胃肠型及蠕动波，腹部触诊（-），腹部叩诊（-），肠鸣音正常，脊柱生理弯曲存在，四肢无畸形，双下肢无水肿，生理反射存在，病理反射未引出。

中医诊断：腹胀（痰热证）；西医诊断：脂肪肝。

治法：清热化痰。

处方：黄连温胆汤加减。黄连 9 g，半夏 9 g，竹茹 15 g，枳壳 15 g，陈皮 15 g，茯苓 30 g，黄芩 9 g，柴胡 12 g，佛手 12 g，木香 9 g，当归 12 g，薏苡仁 30 g，白术 30 g，苍术 30 g，甘草 9 g。5 剂，每日 1 剂，水煎，早晚分服。

二诊：患者服药后腹胀缓解，大便黏腻缓解，其余症状均有所减轻；嘱患者清淡饮食，上方继续服用 14 剂。

三诊：腹胀基本消失，乏力症状改善，其他不适症状均以改善。随访 3 个月患者体重也控制良好。

按语：患者脂肪肝病史，加之患者嗜食肥甘厚味；肝脏郁热，气机不畅，则见腹大胀满；脉弦数，舌红苔黄腻均为痰热之象。方中陈皮、半夏健脾化痰，加之黄连清利湿热。黄芩苦寒泻火，清热燥湿；当归养血滋阴，使邪去而不伤阴血；柴胡调达肝经之气，引诸药归于肝经；佛手、木香调畅脏腑气机，甘草调和诸药。全方共行清热化痰，泻肝经湿热之效。钱秋海教授分析本患者为中年男性，肥胖体型，腹部胀满，平素嗜食甜腻之物，饮食不节，痰湿内蕴，湿邪困脾，胃气不和，运化失常，脾胃亏虚无以运化五谷，“脾胃俱旺则能食而肥，脾胃俱虚，则不能食而瘦或少食而肥，虽肥而四肢不举，盖脾实而邪气盛也”。该患者腹胀、大便黏腻此皆运化失常、痰热之表现；故治疗予以清热化痰经典方温胆汤治疗，同时加用薏苡仁、白术、苍术益气健脾，助脾化湿。

5. 脂肪肝

余某，男，63 岁。2020 年 8 月 7 日初诊。

主诉：倦怠乏力 1 个月余。

现病史：患者 1 个月前出现倦怠乏力，饭后明显，腹大胀满，平素饮食油腻。小便色黄，大便黏滞不爽。舌红苔白腻，脉滑数。腹部彩超：重度脂肪肝。

体格检查：患者老年男性，神志清楚，查体合作。全身表浅淋巴结未及肿大。巩膜无黄染，双侧瞳孔等大等圆，对光反射灵敏。口唇无发绀，双侧扁桃体无肿大；颈软，无抵抗感，双侧颈静脉无怒张，甲状腺无肿大、未闻及血管杂音。心肺（-），腹部平坦，未见胃肠型及蠕动波，腹部触诊（-），腹部叩诊（-），肠鸣音正常，脊柱生理弯曲存在，四肢无畸形，双下肢无水肿，生理反射存在，病理反射未引出。

中医诊断：腹胀（痰湿蕴结证）；西医诊断：脂肪肝。

治法：健脾理气，燥湿化痰。

处方：三仁汤加减。豆蔻 9 g，滑石 15 g，杏仁 12 g，薏苡仁 30 g，黄连 9 g，半夏 9 g，竹茹 15 g，陈皮 15 g，茯苓 30 g，黄芩 9 g，柴胡 12 g，党参 9 g，枳壳 15 g，白术 30 g，藿香 15 g、佩兰 15 g。5 剂，每日 1 剂，水煎，早晚分服。

二诊：患者服药后倦怠腹胀缓解，大便黏腻缓解，其余症状均有所减轻；嘱患者清淡饮食，增加运动，上方继续服用 14 剂。

三诊：其他不适症状均以改善。随访 1 个月患者症状改善明显。

按语：患者脂肪肝病史，加之其嗜食肥甘厚味，久则痰湿蕴结，气机不畅，则见倦怠乏力；舌脉均为痰湿蕴结之象。方中豆蔻、杏仁、薏苡仁三仁合用宣畅气机，轻利湿热，加用党参益气，陈皮、半夏健脾化痰，加之黄连、滑石清利湿热。黄芩苦寒泻火，清热燥湿；当归养血滋阴，使邪去而不伤阴血；柴胡调达肝经之气，引诸药归于肝经，藿香、佩兰芳香醒脾化湿以祛体内陈腐郁积之气。钱秋海教授分析该患者，平素饮食油腻，饮食不节而致脾虚失运，痰湿内生，倦怠乏力皆为痰湿所困，腹大胀满，痰湿内聚。故予以三仁汤加减清利三焦，三仁汤以“三仁”为主药，方中杏仁苦温，善开上焦，宣畅肺气，以通调水道，使湿邪下渗，薏苡仁甘淡，功在疏导下焦，兼能渗湿益脾，豆蔻芳香苦辛，《本草正义》说专能上能下“先升后降”，故能转枢中焦，醒脾和胃，振复运化水湿之机。配以半夏苦温燥湿；厚朴苦辛化湿，滑石、通草淡渗利湿，再用轻灵透利之竹叶，一则宣泄内外之湿；二则清透湿郁所化之热。全方宣、化、利俱备，汇数法于其中，共成宣畅三焦，化气利湿之功，综观全方，体现了宣上、畅中、渗下，三焦分消的配伍特点，气畅湿行，暑解热清，三焦通畅，诸症自除。

第五节　骨质疏松症

中医对骨质疏松的记载，最早见于《素问·刺腰痛》专篇。中医根据其临床症状体征，将其归于“骨痿”“骨枯”“骨痹”“刺腰痛”范畴。此后历代医家对骨质疏松进行了不同程度的丰富和发展。纵观各个医家，大都认为骨质疏松症的基本病机是以肾精亏虚，骨髓化源不足，不能濡养骨骼为主，夹杂肝虚、脾虚、血瘀等其他因素，以肾虚骨骼失养为本，脾胃虚弱、肝虚血瘀为标，乃本虚标实之疾病。钱秋海教授根据多年的临床经验，认为骨质疏松以肾虚为本，但是不能忽略脾的作用。肾藏精，主骨生髓，肾所藏之精以先天之精为基础，以后天之精为给养。先天之精禀受于父母，后天之精则来自于脾胃运化水谷精微，治疗骨质疏松应脾肾同治，提出“骨肉相连”的理论。

一、学术思想

（一）辨病因

1. 先天禀赋不足

《黄帝内经》言：“肾藏精，主骨，生髓。”“肾者主蛰，封藏之本，精之处也，其华在发，其充在骨。”《医精经义》曰：“……肾主藏精，而精生髓，髓则生骨……髓，由肾所生，精足则髓足，髓含在骨内，髓足继而骨强……”中医学认为肾为先天之本，主藏精，精生髓，髓藏于骨中，滋养骨骼，故骨为肾所主。钱秋海教授认为，肾所藏之精是其主骨功能的重要物质基础，在骨代谢过程中扮演着重要角色，骨的生长发育、强盛衰弱与肾精充足与否关系密切，肾精充足则骨髓生化有源，骨骼得以滋养而强劲有力；肾精亏虚则骨髓生化无源，骨骼失养而痿弱无力，最终导致髓空骨软、骨髓空虚的骨质疏松。

2. 后天失养

《素问·痿论》曰："脾主身之肌肉，脾健则四肢强劲……脾主腐熟水谷，运化精微，上输于肺，下归于肾。"《素问·太阴阳明论》："脾病而四肢不用何也……今脾病不能为胃行其津液，四肢不得享水谷气……筋骨肌肉，皆无气以生，故不用焉……"中医学认为脾为"后天之本"，主运化，主肌肉四肢，乃气血生化之源。李东垣在《脾胃论·脾胃胜衰论》提到："……脾病则下流乘肾，土克水，则骨乏无力，足为骨蚀……"可见，骨与脾、肾二脏关系密切。钱秋海教授认为，肾为"先天之本"，脾为"后天之本"，先天之精有赖后天水谷精微的不断充养以滋养骨骼。若脾虚不健，运化水谷失司，则气血生化乏源，血不足以化精，精亏不能灌溉，血虚不能濡养，气虚不能充达，无以生髓养骨，致精亏髓空、骨髓失养；另外，脾合主四肢肌肉，脾虚化源不足，导致肌肉瘦弱，四肢痿废不用，最终导致骨质疏松。

3. 六淫外侵

《素问·长刺节论》曰："病在骨，骨重不可举，骨髓酸痛，寒气至，名曰骨痹。"《素问·痹论》云："骨痹不已，复感于邪，内舍于肾。"阐明外邪可导致骨病。巢元方在《诸病源候论》中提及骨痿与外邪的关系。《诸病源候论·注病诸候》："凡人血气虚，为风邪所伤，初始客在皮肤，后重遇气血劳损，骨髓空虚……令人气血减耗，肌肉消尽……柴瘦骨立。"钱秋海教授认为，病体肾虚又外受风寒之邪，或者外受湿邪，均可诱发人体筋骨和身体疼痛，即外感邪气可诱发骨质疏松等骨类疾病。

4. 外伤劳损

《素问·调经论》曰："五脏之道，皆出于精髓，以行血气。血气不和，百病乃变化而生。"外伤可以导致瘀血形成，无论是急性外伤还是慢性劳损，皆可伤及筋骨导致瘀血阻滞、气机不畅形成血瘀气滞、筋骨失养，成为本病的重要因素。钱秋海教授认为筋骨受外伤所致，形成瘀血，瘀血日久，筋骨失养，形成骨质疏松之证。

5. 摄生不当

《素问·五脏生成》曰："多食甘，则骨痛发落。"由于饮食不节、起居无常、运动无度及情志失和，以致内生五邪，伤及肝、脾、肾，导致肌肉四肢不健，筋骨痿软无力，则发为本病。钱秋海教授认为，饮食、情志、起居等现代生活方式均可影响脏腑功能，尤其是肝、脾、肾，内生邪气，浸淫筋骨，导致骨质疏松之证。

（二）辨病机

钱秋海教授根据多年的临床经验，指出骨质疏松的病机为，肾虚为本病发病的根本，脾虚为本病发病的关键，瘀血是本病发病的始终。

1. 肾虚

中医认为肾主骨生髓，与骨质疏松关系密切。《景岳全书·命门余义》："五脏之阳气，非此不能发。"《素问·痿论》对肾与骨的病理进行了论述，认为"肾者水脏也，今水不胜火，则骨枯而髓虚，故足不任身，发为骨痿""肾气热，则腰脊不举，骨枯而髓减，发为骨痿"。

2. 脾虚

中医学认为脾胃为后天之本，是气血生化之源。脾胃虚弱，气血生化不足，受纳、运化、输布功能失常，后天不能濡养先天，发为本病。《素问·太阴阳明论》曰："今脾病不能为胃行其津液，四肢不得禀水谷气，气日以衰，脉道不利，筋骨肌肉，皆无气以生，故不用焉。"《脾胃论·脾胃盛衰论》中对此也有论述："大抵脾胃虚弱，阳气不能生长，是春夏之令不行，五脏之气不生。脾病则下流乘肾，土克水，则骨乏无力，是为骨蚀，令人骨髓空虚，足不能履地，是阴气重叠，此阴盛阳虚之证。"

3. 血瘀

中医学认为血瘀是骨质疏松症发病的促进因素。《灵枢·本脏》中论述经脉功能："……经脉者，所以行气血而营阴阳，濡筋骨，利关节……"由此可见，骨骼也需经脉中之气血营养，若气血瘀滞，脉络瘀阻，筋骨关节失养而出现疼痛、痿废，进而发生骨质疏松。王清任在《医林改错》一书中也指出“……元气既虚，必不能达于血管，血管无气，必停留而瘀……”并明确提出“痹有瘀血”的学术论点。

4. 肝郁血虚

中医学认为，肝藏血，主筋；肾藏精，主骨。精血相生，肝肾同源，筋骨同属肝血不足，则发为本病。《临证指南医案·痿》曰：“盖肝主筋，肝伤则四肢不为人用，而筋骨拘挛。”肝的疏泄功能失常，则肺气不利，气血津液失于输布；脾失健运，气血化源不足，以致筋骨失于荣养，骨络不荣。肝为刚脏，体阴而用阳。肝血不足，肝阳上亢，肝风内动，以致筋脉抽搐。肝气不舒，郁而化火，灼伤肝阴而致肝郁血虚；无以养骨，终致骨痿。

（三）辨病位

骨质疏松症病在筋骨，主脏在肾，与肝脾密切相关。

1. 肾

《医经精义》载：“肾藏精，精生髓……肾之所合也；髓者，肾精所生……髓在骨内，髓足则骨强。”《灵枢·经脉》言：“足少阴气绝……骨不濡则肉不能著也……发无泽者，骨先死。”钱秋海教授认为，肾主骨生髓、肾为精之处也，肾“其充在骨”，肾精及肾气充足则骨骼充实，肾精亏损则髓海空虚、骨失所养，故而发生骨质疏松症。

2. 脾胃

《素问·痿论》称：“治痿独取阳明。”《脾胃论》记载：“大抵脾胃虚弱，阳气不能生长……脾病则下流乘肾……是为骨蚀，令人骨髓空虚，足不能履地。”钱秋海教授认为，脾为气血生化之源、后天之本，先天之精气有赖于脾胃后天化生的水谷精微充养，若脾运化失常，气血生化匮乏，亦可导致骨质疏松症的发生。

3. 肝

《素问·上古天真论》曰：“肝气衰，则筋不能动……宗筋主束骨而利关节也。”《血证论·脏腑病机论》曰：“肝属木，木气冲和调达……则血脉得畅。”钱秋海教授认为，肝藏血，束骨骼、筋骨，通利关节，肝又主疏泄，疏泄功能正常，气机畅通，气血运行正常，则肾藏精功能正常；若肝气疏泄功能失常，不足或太过，则气血运行不畅，瘀血内生，肾中精气得不到充养，久而久之肾精亏虚，影响肝血生化，筋脉失肝血濡养，骨失肾精充养，最终导致骨质疏松症。

（四）辨治则

肾虚为骨质疏松发病的根本，脾虚为其发病的关键，瘀血是本病发病的始终。故补肾健脾为骨质疏松的重要治疗原则，脾肾互济则气血旺盛，骨髓得养，筋骨得强。因此在运用补肾法治疗骨质疏松症的同时健脾，宜脾肾并重。在补益的基础上畅达气机，促进血液运行，正如《寿世保元》所言："盖气者，血之帅也，气行则血行，气止则血止，气温则血滑，气寒则血凝，气有一息之不运，则血有一息之不行。"肝肾同源，精血相生，筋骨同属，肝血充足，则筋脉得肝血濡养，则筋健骨强，故治疗骨质疏松症还应注重补血调肝。

二、方药心法

（一）辨证论治

1. 肾阴亏虚证

症状体征：腰背酸痛，下肢无力，腿足抽筋，五心烦热，形体消瘦。舌红少苔或无苔，脉细数。

治法：滋肾养阴。

推荐方药：左归丸加减。熟地黄、山药、枸杞子、山萸肉、川牛膝、菟丝子、鹿角胶、龟甲胶等。或具有同类功效的中成药。

2. 肾阳不足证

症状体征：腰膝酸软，少气乏力，畏寒肢冷，精神萎靡，性欲减退。舌淡苔白，脉沉细。

治法：温肾助阳。

推荐方药：右归丸加减。熟地黄、附子、肉桂、山药、山萸肉、菟丝子、鹿角胶、枸杞子、当归、杜仲等。或具有同类功效的中成药。

3. 脾肾两虚证

症状体征：腰背酸痛、神疲乏力，发槁齿摇，面色萎黄，失眠健忘。舌淡苔薄白，脉弱。

治法：健脾补肾。

推荐方药：补中益气汤合龟鹿二仙胶加减。黄芪、人参、炙甘草、白术、当归、陈皮、升麻、柴胡、鹿角、龟甲、枸杞子等。或具有同类功效的中成药。

4. 瘀血阻滞证

症状体征：腰背刺痛，痛有定处，肌肤甲错，口唇晦暗。舌质紫暗或有瘀斑、瘀点，脉涩或弦迟。

治法：活血通络。

推荐方药：身痛逐瘀汤加减。当归、川芎、桃仁、红花、五灵脂、没药、牛膝、地龙、香附、秦艽、羌活、甘草等。或具有同类功效的中成药。

5. 肝郁血虚证

症状体征：腰背酸痛，烦躁、抑郁，口燥、咽干，头晕眼花。舌淡红苔薄白，脉弦细。

治法：补血调肝。

推荐方药：补肝汤加减。生地黄、当归、白芍、酸枣仁、川芎、木瓜、柴胡、香附、炙甘草等。或具有同类功效的中成药。

（二）单味药

1. 补骨脂

补骨脂味苦、辛，性温，归肾、脾经，具有补肾壮阳、固精缩尿、温脾止泻、纳气平喘功效。《神农本草经读》云：补骨脂“主五劳七伤，风虚冷，骨髓伤败，肾冷精流”。《本草经疏》记载：“补骨脂，能暖水脏，阴中生阳，壮火益土之要药。”《玉楸药解》言补骨脂“温脾暖肾……治膝冷腰疼”。现代实验研究发现，补骨脂素和补骨脂酚通过抑制 AKT 和转录因子激活蛋白 -1（AP-1）通路的激活改善 M-CSf 联合 RANKL 诱导破骨细胞分化和骨吸收抗骨质疏松[164]。

2. 淫羊藿

淫羊藿亦称“仙灵脾”，味甘、辛，性温，归肝、肾经，具有强筋骨、补肾阳、祛风湿功效。《神农本草经》云淫羊藿“主阴萎绝伤……益气力，强志”，记载了其具有“补精壮体”的功效。《本草纲目》云淫羊藿具有“益精气、坚筋骨、实腰膝、强心力”之功效。现代药理研究表明，淫羊藿总黄酮可以通过减少分泌肾上腺皮质激素从而减少骨坏死发生率[165]。淫羊藿苷对骨细胞Ⅰ型胶原（ColI）基因的表达与骨钙蛋白合成具有促进效果，可对骨细胞体外培养起到促增殖、分化的影响[166]。

3. 杜仲

杜仲味甘，性温，归肝、肾经，具有补肝肾、强筋骨、安胎的功效。《神农本草经》言其“主腰脊痛，补中，益精气，坚筋骨”。《药性论》云：杜仲“主肾冷、腰痛。”《玉楸药解》言杜仲“味辛，气平，入足厥阴肝经。荣筋壮骨，健膝强腰”。现代研究表明，杜仲可诱导加速人骨髓间充质干细胞向成骨细胞的分化，进而加速骨原细胞、前成骨细胞的分化速度，最终分化为成骨细胞，促进骨形成[167]。

4. 骨碎补

骨碎补味苦、温，归肾、肝经，具有补肾强骨、续伤止痛的功效。《雷公炮制药性解》言：“主折伤，补骨碎，去毒风疼痛，固齿牙。”《得配本草》言骨碎补“坚肾固齿。治耳鸣久泻，痿痹折伤，去骨中毒风”。《药性论》言其“主骨中疼痛”。现代研究发现，不论骨碎补的颗粒、含药血清，还是骨碎补水提液、醇提液以及总黄酮，都具有一定的抗骨质疏松活性，不仅可以促进骨髓间充质干细胞的成骨性分化，还能促进成骨细胞的增殖和钙化成熟，对破骨细胞所介导的骨吸收也有一定的抑制作用[168]。

5. 菟丝子

菟丝子味辛、甘、平，归肝、肾经，具有补阳益阴、固精缩尿、明目止泻的作用。《名医别录》云菟丝子“养肌强阴，坚筋骨”。《本经逢原》言其“去膝胫酸软，老人肝肾气虚，腰痛膝冷”。现代研究发现，菟丝子提取物、菟丝子黄酮、菟丝子多糖等能有效防治骨质疏松，其主要通过升高股骨和腰椎骨密度，上调促进成骨的一些标志物表达，如碱性磷酸酶（ALP）、护骨因子（OPG）、完整骨钙蛋白、骨形成蛋白（BMP-2）、Runt 相关转录因子 2（Runx2）、ColI、骨桥蛋白（OPN）等，下调促进骨吸收标志物如 RANKL、羧基端肽（CTX）、抗酒石酸酸性磷酸酶（TRACP）等，发挥作用[169]。

6. 续断

续断味苦、辛，性微温，归肝、肾经，具有补肝肾、强筋骨、续折损的功效。《神农本草经》云续断“主伤寒，补不足……折跌，续筋骨……久服益气力”。《滇南本草》云续断“补肝，强筋骨，走经络，止经中（筋骨）酸痛”。现代研究表明，续断皂苷在促进 BMP-2 蛋白表达的同时，其下游关键磷酸化蛋白 Smad1/5/8、p38 及 ERK1/2 的表达量也明显增高，表明续断促进成骨细胞分化和增殖，与 BMP-2 介导的 Smad1/5/8、p38 和 ERK1/2 的活化密切相关[170]。

7. 狗脊

狗脊味苦、甘，其性温，具有补肝肾、强腰膝、祛风湿等功效。《本草再新》云狗脊“坚肾养血，补气”，《神农本草经》云狗脊“一名百丈……治腰背”，《本草纲目》云狗脊“强肝肾，健骨，治风虚”。现代研究表明，制狗脊提取物可增加骨质疏松性骨折骨痂骨量，并增强其强度，促进骨痂生成与塑形，进而促进骨质疏松性骨折愈合，且其机制可能与其对血清 IL-1β、TGF-β1 水平的调节有关[171]。

8. 鹿茸

鹿茸味甘、咸，性温，归肾、肝经，具有补肾阳、益精血、强筋骨、调冲任、托疮毒的作用。《神农本草经》云鹿茸“……益气强志，生齿不老”，《本草纲目》云鹿茸“生精补髓，养血益阳，强筋健骨。治一切虚损，耳聋目暗，眩晕虚痢”。现代药理学发现，鹿茸具有多种活性成分，可以从促进成骨和抑制破骨两方面来防治骨质疏松。主要涉及的信号通路包括成骨相关的 BMP/Smads、Wnt/β-catenin、MAPK、EGF/EGFR 等信号通路以及破骨相关的 OPG/RANKL/RANK、TLR4、Ca^{2+} 等信号通路[172]。

9. 熟地黄

熟地黄味甘，微温，归肝、肾经，具有滋阴补血、益精填髓的功效。《神农本草经》："干地黄……主折跌绝筋，伤中，逐血痹，填骨髓，长肌肉……久服，轻身、不老。"《雷公炮制药性解》中云熟地黄"封填骨髓，滋肾水，补益真阴"，《得配本草》云熟地黄"补真阴，填骨髓"。网络药理学分析发现，熟地黄通过 RAS、RAP1、PI3K-AKT 等众多信号通路下的关键靶基因对骨代谢产生双向调控作用；同时，熟地黄还能激活大量间接靶点，通过调节内分泌、改变离子通道和骨附属组织代谢等途径对骨代谢产生综合影响[173]。

10. 枸杞子

枸杞子味甘，性平，归肝、肾、肺经，具有滋补肝肾、益精明目、润肺的功效。《神农本草经》中指出枸杞子"久服坚筋骨、轻身、不老"，《雷公炮制药性解》指出枸杞子"补劳伤、坚筋骨、益精髓……久服延年"，《本草经集注》《本草纲目》《本草经解》中均记载枸杞子具有"坚筋骨"的功效。现代研究发现，枸杞多糖可通过上调大鼠血清中 NOS 和 TGF-β1 的水平干预实验大鼠骨质疏松症的骨代谢过程，但关于枸杞多糖防治骨质疏松症的更多机制还有待进一步研究[174]。

11. 女贞子

女贞子味苦、甘，性平，归肝、肺、肾经，具有补益肝肾、清热明目的功效。《本草蒙筌》记载女贞子"黑发黑须，强筋强力"，《本草纲目》云女贞子"强阴，健腰膝，明目"，《本草再新》记载女贞子"养阴益肾……治腰腿疼，通经和血"。现代研究发现，铁过载产生大量活性氧会刺激破骨细胞分化，增加骨吸收，导致骨量流失；铁过载诱导的氧化应激可导致骨形成和矿化受损[175]。女贞子中主要活性成分红景天苷和特女贞苷可逆转铁过载诱导的骨形成抑制，且当红景天苷和特女贞苷联合使用时，两者呈相加作用[176]。

12. 红景天

红景天味苦、甘，性平，归肝、肾经，具有补肝肾、强腰膝、益气活血、通脉平喘的功效。《本草蒙筌》中记载红景天“黑发黑须，强筋强力”，《本草纲目》云红景天“强阴，健腰膝，明目”，《本草再新》云红景天“养阴益肾……治腰腿疼，通经和血”。现代研究发现，红景天能显著降低骨质疏松大鼠血清 IL-6、TNF-α 和二氢嘧啶脱氢酶（DPYD）排泄浓度下降，能提高骨密度，发挥抑制骨吸收和促进骨形成等功效[177]。

13. 龟甲

龟甲味咸、甘，性微寒，归肝、肾、心经，具有滋阴潜阳、益肾健骨、养血补心的功效。《神农本草经》云龟甲“主……四肢重弱……久服轻身，不饥”，《雷公炮制药性解》中记载龟甲“主……四肢重弱……续筋骨，催生益智”。现代研究表明，龟甲能够促进成骨分化、抑制破骨分化，有效改善骨质疏松。进一步研究发现，龟甲提取物中最主要的活性成分之一肉豆蔻酸可下调 NF-κB 炎症信号通路，抑制 NOD 样受体热蛋白结构域相关蛋白 3（NLRP3）活性，改善骨质疏松[178]。

14. 牛膝

牛膝味苦、酸，平，归肝、肾经，具有活血祛瘀、补肝肾、强筋骨、利尿通淋、引血下行的功效。《名医别录》记载牛膝：“补中续绝，填骨髓，除脑中痛及腰脊痛。”《本草经集注》也有云：“久服轻身耐老。”《雷公炮制药性解》记载牛膝：“补精气，利腰膝，填骨髓。”《得配本草》云：“益肝肾之精气，破瘀血之癥结，治筋骨痿痹。”现代研究发现，由牛膝中提取的与骨质疏松相关的牛膝甾酮、三萜皂苷类及牛膝多糖等能够通过上调成骨分化相关基因或通过抑制骨样细胞凋亡来调控骨代谢[179]。

15. 阿胶

阿胶味甘，平，归肺、肝、肾经，具有补血止血、滋阴润肺的功效。《神农本草经》记载阿胶：“主……四肢酸痛，久服轻身，益气。”《名医别录》记载：阿胶：“主……脚酸不能久立，养肝气。”现代研究表明，阿胶能提高实验性骨质疏松大鼠血清钙、磷含量，X 线片显示病变骨质有明显改善，表明阿胶对钙代谢有影响[180]。

16. 黄芪

黄芪性微温，味甘，归脾经、肺经，具有补气升阳、益卫固表、利水消肿、托毒排脓、敛疮生肌的功效。《神农本草经》记载黄芪具有“补虚”的作用，《名医别录》云黄芪“补丈夫虚损，五劳羸瘦”。现代研究发现，黄芪可以从多方面影响骨质代谢。黄芪在治疗骨质疏松中，具有多过程、多成分、多靶点的作用特征，不但在骨代谢中直接发挥作用，而且通过多系统对骨微环境产生影响，可以对骨代谢进行调节，并且有利于改善骨密度和骨代谢指标，可以维持骨质疏松患者成骨细胞和破骨细胞的内在平衡作用，同时可以对炎症反应进行调控[181]。

17. 人参

人参味甘、微苦，微温，归脾、肺经，具有大补元气、补脾益肺、生津止渴、安神增智的功效。《神农本草经》记载人参“主补五脏……久服，轻身延年”，《本草经集注》云人参“主补五脏……，久服轻身延年”，《得配本草》记载其“大补肺中元气，肺气旺则四脏之气皆旺”。纵观古籍经典，对人参能够防治骨质疏松的作用并未见提及，而现代药理研究却发现人参及其活性成分在防治骨质疏松中具有重要作用。有研究提出人参可作为雌激素的代用品用于临床各种骨质疏松症的预防和治疗，人参主要活性成分之一的人参皂苷能抑制破骨细胞对骨的吸收和轻微抑制骨转换[182]。

18. 葛根

葛根味甘、辛，凉，归脾、胃经，具有发表解肌、升阳透疹、解热生津的功效。《神农本草经》云葛根“主消渴……诸痹”，《名医别录》记载其“主……止痛，胁风痛……治消渴”，《雷公炮制药性解》中记载葛根“发伤寒之表邪，止胃虚之消渴”。古籍中，并未记载葛根防治骨质疏松的作用，但是有现代研究发现，常服用葛根有利于增加患者的骨密度，尤其对于因绝经而引起的骨质疏松患者具有积极的疗效[183]。

19. 丹参

丹参味苦，性微寒，归心经、肝经，可祛瘀止痛、活血通经、清心除烦。《名医别录》云丹参：“无毒。主养血，去心腹痼疾、结气，腰脊强，脚痹，除风邪留热。久服利人。"《日华子本草》云丹参："养神安志，通利关脉，治冷热劳，骨节疼痛，四肢不遂。"现代研究表明，丹参提取物可以通过抑制 RANK/RANKL/OPG 信号通路、抑制 FoxO/Wnt 信号通路、抑制组织蛋白酶 K、激活 ERK 信号通路、促进细胞增殖与成骨分化、调节甲状旁腺激素等途径，对各种类型的骨质疏松症都有一定的治疗作用[184]。

20. 蛇床子

蛇床子性温，味辛、苦，有杀虫止痒、温肾壮阳的功效。《神农本草经》中记载蛇床子："主……男子阴痿……除痹气，利关节……久服轻身。"《名医别录》云蛇床子："主温中下气……男子阴强……令人有子。"《得配本草》记载其"入右肾命门"。现代研究发现，蛇床子的主要活性成分为蛇床子素，其抗骨质疏松症作用可能是通过促进成骨细胞的增殖和分泌 ALP，抑制成骨细胞分泌 NO、IL-1 和 IL-6 实现[185]。

（三）对药

1. 熟地黄 - 黄芪

熟地黄味甘、微温，归肝、肾经，功能补肾填精、养血滋阴，主治肾精不足，阴虚血亏所致腰膝痿弱、劳嗽骨蒸、遗精、崩漏、月经不调、耳聋目昏、心悸失眠、健忘等。《本草纲目》记载其："填骨髓，长肌肉，生精血。补五脏内伤不足，通血脉，利耳目，黑须发，男子五劳七伤，女子伤中胞漏，经候不调，胎产百病。"黄芪始载于《神农本草经》，味甘、微温，归脾肺经，功能补气健脾、生津养血、行滞通痹，主治脾气亏虚、气血不足所致痹痛、肢体麻木、食少便溏、自汗、神倦脉虚等。《本草纲目》云："耆，长者，黄耆色黄，为补药之长，故名。"两药合用，补肾填精、健脾养血，共补先后天，以强筋健骨。此药对阴阳相合，整体药性平和。现代研究表明，熟地黄、黄芪能改善绝经后骨质疏松大鼠骨组织及骨骼肌的氧化应激状态，进而改善绝经后骨质疏松症的进展[186]。

2. 淫羊藿 - 女贞子

淫羊藿亦称"仙灵脾"，味甘、辛，性温，归肝、肾经，具有强筋骨、补肾阳、祛风湿的功效。《神农本草经》云淫羊藿"主阴痿绝伤……益气力，强志”，记载了其具有“补精壮体”的功效。《本草纲目》云淫羊藿具有“益精气、坚筋骨、实腰膝、强心力”之功效。女贞子味甘、苦，性凉，归肝、肾经，具有补益肝肾、强健腰膝、明目乌发的功效，可治阴虚内热、腰膝酸软、眩晕耳鸣、腰膝酸软、须发早白、目暗不明。两者作为常用的延缓衰老的补肾中药，配伍可平补肾中阴阳，用于肾阴虚、肾阳虚及肾精不足等证具有较好的疗效。现在研究发现，两者配伍能明显改善骨质疏松的病理状态，升高血清性激素雌二醇含量，降低肝肾功能指标的水平，上调骨组织中 ERα 及 ERβ 的蛋白及 mRNA 表达[187]。淫羊藿和女贞子配伍还可以改善绝经后骨质疏松症大鼠内分泌器官病理状态，增加骨量，肾上腺指数和垂体指数，另外还通过 TGF-β1/Smads 信号通路中相关因子的 mRNA 和蛋白表达，从而调节骨代谢[188]。此外，淫羊藿、女贞子能改善骨病理状态增加血清钙、磷的含量，下调血清 ALP、抗酒石酸酸性磷酸酶（StrACP）水平，纠正骨质疏松模型中骨代谢异常，发挥抗骨质疏松作用[189]。

3. 杜仲 – 牛膝

杜仲味甘，性温，归肝、肾经，具有补肝肾、强筋骨、安胎的功效。《神农本草经》记载杜仲“主腰脊痛，补中，益精气，坚筋骨”的功效。牛膝味苦、酸，性平，归肝、肾经，具有活血祛瘀、补肝肾、强筋骨、利尿通淋、引血下行的功效。《名医别录》记载牛膝“……补中续绝，填骨髓，除脑中痛及腰脊痛……”两者配伍具有补肝肾、强筋骨的作用。杜仲提取物对去卵巢大鼠骨质疏松症具有明显的防治作用，可升高血清雌二醇水平，降低雌二醇缺乏引起的体重增加，调节机体骨代谢平衡，显著提高机体骨密度，改善骨小梁微结构[190]。川牛膝在去卵巢大鼠体内能抑制骨量丢失、改善骨生物力学性能，预防骨质疏松的发生[191]。杜仲配伍牛膝可显著提高去卵巢骨质疏松大鼠血清雌二醇水平和股骨骨密度绝经后骨质疏松症[192]。

4. 丹参 – 葛根

丹参性微寒，味苦，归心经、肝经，可祛瘀止痛、活血通经、清心除烦。《名医别录》云丹参“无毒。主养血，去心腹痼疾、结气，腰脊强，脚痹，除风邪留热。久服利人”。《日华子本草》云其“养神安志，通利关脉，治冷热劳，骨节疼痛，四肢不遂”。葛根味甘、辛，性凉，归脾、胃经，具有发表解肌、升阳透疹、解热生津的功效。《神农本草经》云葛根“主消渴……诸痹”，《名医别录》记载其“主……止痛，肋风痛……治消渴”，《雷公炮制药性解》记载葛根“发伤寒之表邪，止胃虚之消渴”。丹参、葛根药对始见于《施今墨药对》，能达到气血同治、生津通脉、祛瘀止痛、治疗阴虚血瘀的作用。现代研究发现，丹参、葛根配伍对去卵巢所致的大鼠骨质疏松症具有改善作用，通过抑制破骨细胞分化改善去卵巢大鼠骨质疏松症，抑制RANKL诱导的RAW 264.7破骨细胞分化，通过抑制自噬影响破骨细胞分化过程，缓解氧化应激，通过NF-κB通路对去卵巢所致的大鼠骨质疏松具有保护作用[193]。

5. 淫羊藿－仙茅

淫羊藿亦称“仙灵脾”，味甘、辛，性温，归肝、肾经，具有强筋骨、补肾阳、祛风湿的功效。《神农本草经》云淫羊藿“主阴痿绝伤……益气力，强志”，记载了其具有“补精壮体”的功效。《本草纲目》云：淫羊藿具有“益精气、坚筋骨、实腰膝、强心力”之功效。仙茅味辛，热，有毒，归神经，具有温肾壮阳、祛寒除湿的功效。《雷公炮制药性解》记载仙茅具有“强阳道，补精血，明眼目，坚骨髓”的功效。两者作为经典温补肾阳药对（二仙），始载于《本草纲目》，两药配伍在温肾壮阳、补肾强筋、祛风除湿功效上效果显著。现代研究发现，淫羊藿、仙茅能增加上调转染miR-144模拟物或抑制剂的高糖成骨细胞中的胰岛素受体底物1mRNA表达和蛋白表达水平，保护成骨细胞[194]。此外两者配伍还能抑制破骨细胞的形成、降低抗酒石酸酸性磷酸酶（TRACP）和灶性黏附激酶（FAK）的活性，减少骨吸收陷窝面积，抑制破骨细胞骨架环F-actin形成及其调控因子[195]。

6. 淫羊藿－三七

淫羊藿亦称“仙灵脾”，味甘、辛，性温，归肝、肾经，具有强筋骨、补肾阳、祛风湿功效。《神农本草经》云淫羊藿“主阴痿绝伤……益气力，强志”，记载了其具有“补精壮体”的功效。《本草纲目》云淫羊藿具有“益精气、坚筋骨、实腰膝、强心力”之功效。三七味甘、微苦，性温，归肝、胃经，具有散瘀止血、消肿定痛的功效，常用于咯血、吐血、衄血、便血、崩漏、外伤出血、胸腹刺痛、跌仆肿痛。淫羊藿和三七常作为补肾活血法的君臣药。现代研究发现，三七总皂苷和淫羊藿苷组分配伍对高糖条件下成骨细胞增殖抑制具有明显的改善作用[196]。

7. 骨碎补 - 续断

骨碎补味苦，性温，归肾、肝经，具有补肾强骨、续伤止痛的功效。《雷公炮制药性解》言其："主折伤，补骨碎，去毒风疼痛，固齿牙。"《得配本草》言骨碎补："坚肾固齿。治耳鸣久泻，痿痹折伤，去骨中毒风。"《药性论》言其"主骨中疼痛"。续断味苦、辛，性微温，归肝、肾经，具有补肝肾、强筋骨、续折损的功效。《神农本草经》云续断"主伤寒，补不足……折跌，续筋骨……久服益气力"。《滇南本草》云续断"补肝，强筋骨，走经络，止经中（筋骨）酸痛"。骨碎补、续断均归肝、肾经。骨碎补能活血续伤，兼温补肾阳。续断则以补肾阳为主，兼活血化瘀。中医认为，"阳化气，阴成形"是机体能量代谢和物质转化的一个动态变化过程，通过补阳促进"阳化气"可以调节能量代谢。现代研究证实，骨碎补和续断组合可以通过调控缺氧诱导因子 -1α（HIF-1α）水平，发挥双向调控成骨和破骨代谢作用，可用于骨质疏松的治疗[197]。

8. 熟地黄 - 山萸肉

熟地黄味甘，微温，归肝、肾经，具有滋阴补血、益精填髓的功效。《神农本草经》载干地黄："主折跌绝筋，伤中，逐血痹，填骨髓，长肌肉……久服，轻身、不老。"《雷公炮制药性解》云熟地黄："封填骨髓，滋肾水，补益真阴。"《得配本草》云熟地黄："补真阴，填骨髓。"山萸肉味酸、涩，性微温，归肝经、肾经，具有补肝肾、敛精、补血的功效。《本草新编》载述其"温肝经之血，补肾脏之精……小便能缩……实益阴之圣丹、补髓之神药"，指出山萸肉可以补益肝肾、填精生髓，有利于骨骼坚固，也有固涩精气之功效。熟地黄补肾生精，山萸肉性涩能收敛，补益肝肾。熟地黄得山萸肉酸涩收敛之助，一补一敛，则补肾填精益髓之力更强，骨骼得以濡养，髓足则骨强，且山萸肉涩精而不闭精，为补精之独绝，故能佐熟地黄以济其填精增髓之功也。正如《本草新编》曰“山茱萸得熟地，则其益始弘。盖两相须而两相成也……然舍山茱萸之佐熟地，又何生精之速，添髓而益神乎”，认为二药相配，生精填髓之功更著。现代研究表明，熟地黄和山萸肉联合煎剂可通过刺激肠道有益菌中的双歧杆菌和乳酸菌生长，而发挥治疗骨质疏松的作用[198]。

9. 枸杞子 - 女贞子

枸杞子味甘，性平，归肝、肾、肺经，具有滋补肝肾、益精明目、润肺的功效。《神农本草经》指出枸杞子“久服坚筋骨，轻身不老”。《雷公炮制药性解》指出枸杞子“补劳伤、坚筋骨、益精髓……久服延年”。《本草经集注》《本草纲目》《本草经解》均记载枸杞子具有“坚筋骨”的功效。女贞子味苦、甘，性平，归肝、肺、肾经，具有补益肝肾、清热明目的功效。《本草蒙筌》记载女贞子“黑发黑须，强筋强力”，《本草纲目》云其“强阴，健腰膝，明目”，《本草再新》记载女贞子“养阴益肾……治腰腿疼，通经和血”。枸杞子和女贞子同归肝肾两经，女贞子为补阴之上剂，但属纯阴至静之品，虚寒之人服用恐腹泻作痛；而枸杞子性微温，既补肝经之阴，又益肾水之阳，滋阴而不致阴衰，助阳而能使阳旺。二药相须为用，济阴以应其阳，使药性不至寒凉，又可增强补益肝肾、滋阴养液之功。现代研究表明，女贞子、枸杞子药对能够显著提升骨质疏松模型雌鼠血清IL-10水平，它是一种多功能细胞因子，可以通过抑制骨吸收起到骨保护的作用[199]。

10. 黄芪 - 当归

黄芪性微温，味甘，归脾经、肺经，具有补气升阳、益卫固表、利水消肿、托毒排脓、敛疮生肌的功效。《神农本草经》记载黄芪具有“补虚”的作用，《名医别录》云其“补丈夫虚损，五劳羸瘦”。当归性温，味甘、辛，归肝经、心经、脾经，具有补血活血、调经止痛、润肠通便的作用。《本草正》云当归“故能养营养血，补气生精，安五脏，强形体……凡有形虚损之病，无所不宜……利筋骨，治拘挛、瘫痪、燥、涩等证”，认为当归可补气生血而利筋骨，为血中气药。黄芪善补气健脾，当归善补血和血，气能生血，血能载气。当归得黄芪而血有所生，黄芪得当归而气有所依，二者共奏益气生血畅营之功，推动全身气血运行，增肌强骨。现代研究发现，芪归合剂含药血清可以提高成骨细胞增殖、分化和矿化的能力，促进骨骼细胞增殖和分化，对骨质疏松症有着很好的治疗效果[200]。

11. 淫羊藿 – 补骨脂

淫羊藿味甘、辛，性温，归肝、肾经，具有强筋骨、补肾阳、祛风湿功效。《神农本草经》云淫羊藿“主阴痿绝伤，益气力，强志”，记载了其具有“补精壮体”的功效。《本草纲目》云淫羊藿具有“益精气、坚筋骨、实腰膝、强心力”之功效。补骨脂味苦、辛，性温，归肾、脾经，具有补肾壮阳、固精缩尿、温脾止泻、纳气平喘功效。《神农本草经》云补骨脂“主五劳七伤，风虚冷，骨髓伤败，肾冷精流”，《本草经疏》记载“补骨脂，能暖水脏，阴中生阳，壮火益土之要药”，《玉楸药解》言其“温脾暖肾……治膝冷腰痛”。补骨脂主补命门之火，温肾助阳，淫羊藿也可补命门而又不大热。两药皆属辛温之品，合用补肾助阳之力增强，火可生土，阳气得以温补，气血得以温煦，则可濡润骨骼，强筋健骨。现代研究发现，淫羊藿、补骨脂中含有的异黄酮类物质，具有类雌激素样作用，两药配伍后能显著降低大鼠血清 TNF-α 水平，此因子会增加破骨细胞的形成与活性，药对组还可小幅度提高大鼠 IL-10 水平，推测其可能通过抑制骨吸收以增强成骨细胞活动度，进而达到对去卵巢骨质疏松模型大鼠的治疗效果[201]。

12. 桑寄生 – 独活

桑寄生味苦、甘，性平，归肝经、肾经，具有补肝肾、强筋骨、祛风湿、安胎元的作用。《玉楸药解》曰桑寄生“壮骨荣筋……治腰痛背强，筋痿骨弱”，表明其具有强筋健骨之效。独活性微温，味辛、苦，归肾经、膀胱经，具有祛风除湿、通痹止痛的作用。《雷公炮制药性解》言独活“主腰背酸疼，四肢挛痿……入少阴肾，以理伏风”，表明独活可以祛风壮腰起痿。桑寄生擅长补益肝肾，也有祛风湿之功；独活擅长祛风逐湿以通利关节，为祛筋骨间风寒湿邪之首选。二药伍用既可针对肝肾不足之病机，又可祛风湿以治病因，且一补一通，扶正祛邪，相互为用，益肾强骨、祛风除湿之力增强。二药配伍见于《备急千金要方》中的独活寄生汤。现代研究发现，独活寄生汤与阿仑膦酸钠片治疗绝经后骨质疏松症的疗效，结果表明独活寄生汤组雌二醇、骨钙蛋白、骨密度值明显高于阿仑膦酸钠片组，有效率较高[202]。

13. 何首乌（制）– 牛膝

何首乌味苦、甘、涩，性微温，归肝、肾经，具有补益精血、解毒截疟、润肠通便的作用。在《魏氏家藏方》《圣济总录》《普济方》等典籍里均有记载，具有补暖脏腑、祛风冷气、利腰脚、强筋骨、黑髭发、驻容颜、久服轻身延年的作用。牛膝味苦、酸，性平，归肝、肾经，具有活血祛瘀、补肝肾、强筋骨、利尿通淋、引血下行的功效。《名医别录》记载牛膝："补中续绝，填骨髓，除脑中痛及腰脊痛。"药对中牛膝功能补肝肾，利腰膝，强筋骨，行气血；何首乌补肝肾，益精血，祛风冷，乌须发，二药合用补而不滞，温而不燥，治虚损腰痛。现代研究发现，何首乌（制）、牛膝药对提取物中β–蜕皮甾酮、二苯乙烯苷、大黄素为典型药效成分，与ALP、TRAP、雌二醇和ALP/TRAP等指标呈现良好相关性，含量高有利于视黄酸致小鼠骨质疏松的治疗[203]。

14. 蛇床子 – 女贞子

蛇床子性温，味辛、苦，有杀虫止痒、温肾壮阳的功效。《神农本草经》记载蛇床子："主……男子阴痿……除痹气，利关节……久服轻身。"《名医别录》云蛇床子："主温中下气……男子阴强……令人有子。"《得配本草》记载其"入右肾命门"。女贞子味苦、甘，性平，归肝、肺、肾经，具有补益肝肾、清热明目的功效。《本草蒙筌》记载女贞子"黑发黑须，强筋强力"，《本草纲目》云其"强阴，健腰膝，明目"，《本草再新》记载女贞子"养阴益肾……治腰腿疼，通经和血"。蛇床子、女贞子作为药对配伍，一阴一阳，一温一凉，两相既济，既温补肾阳，又滋肾阴。且蛇床子与女贞子同归肾经，其组合的益肾填精之效愈强。女贞子虽偏补肾阴，亦蕴少阴火气；蛇床子虽为补阳药，亦有益于妇人。蛇床子、女贞子药对的组合使用正是阴中求阳，阳中求阴的具体体现。现代研究发现，蛇床子提纯后的纯净物蛇床子素可通

过上调 β-Catenin/BMP 信号通路促进成骨细胞分化，从而促进骨形成和抑制雌激素缺乏所致的骨丢失[204]；已有研究证明。女贞子的主要活性成分女贞苷、特女贞苷、齐墩果酸、红景天苷、熊果酸等，都具有一定的抗骨质疏松作用。

15. 骨碎补 - 三七

骨碎补味苦，性温，归肾、肝经，具有补肾强骨、续伤止痛的功效。《雷公炮制药性解》言其："主折伤，补骨碎，去毒风疼痛，固齿牙。"《得配本草》言骨碎补："坚肾固齿。治耳鸣久泻，痿痹折伤，去骨中毒风。"《药性论》言其"主骨中疼痛"。三七味甘、微苦，性温，归肝、胃经，具有散瘀止血、消肿定痛的功效，常用于咯血、吐血、衄血、便血、崩漏、外伤出血、胸腹刺痛、跌仆肿痛。两者联合应用，具有补肾活血的功效，是治疗骨质疏松的常用药对。现代研究发现，骨碎补的有效成分骨碎补总黄酮（OTF），能改善血液微循环状态和流变性，具有活血化瘀的功效，三七的有效成分三七总皂苷（PNS），能够增强骨密度和骨强度，而 PNS-OTF 能激活 HIF-1 信号通路相关因子 mRNA 的表达，从而促进成骨分化和血管生成[205]。

（四）角药

1. 淫羊藿 - 牡蛎 - 鹿角胶

淫羊藿味甘、辛，性温，归肝、肾经，具有强筋骨、补肾阳、祛风湿的功效。《神农本草经》云淫羊藿"主阴痿绝伤，益气力，强志"，记载了其具有"补精壮体"的功效。《本草纲目》云淫羊藿具有"益精气、坚筋骨、实腰膝、强心力"之功效。牡蛎咸，微寒，归肝、胆、肾经，具有平肝潜阳、软坚散结、收敛固涩的作用。《神农本草经》记载牡蛎"久服强骨节"。鹿角胶味甘，性温，归肾、肝经，具有温补肝肾、益精养血的作用。《本草汇言》云鹿角胶"壮元阳，补血气，生精髓，暖筋骨之药也"。前古主伤中劳绝，腰痛羸瘦，补血气精髓筋骨肠胃。虚者补之，损者培之，绝者续之，怯者强之，寒者暖之，此系血属之精，较草木无情，更增一筹之力矣。三者共奏补肾填精、益髓壮骨之功。现代研究发现，三药联合可以上调骨组织 Dlx5 mRNA 及蛋白表达，可能通过促进骨钙蛋白、骨涎蛋白（BSP）、ColI、

Runx2 基因的表达和调控 Osterix 的功能而促进成骨细胞分化、成熟和骨形成，从而使骨密度显著升高[206]。

2. 鹿茸 – 炙龟甲 – 桑螵蛸

鹿茸味甘、咸，性温，归肾、肝经，具有补肾阳、益精血、强筋骨、调冲任、托疮毒的作用。《神农本草经》云鹿茸“益气强志，生齿不老”。《本草纲目》云鹿茸：“生精补髓，养血益阳，强筋健骨。治一切虚损，耳聋目暗，眩晕虚痢。”《神农本草经》云龟甲“主……四肢重弱……久服轻身，不饥”，《雷公炮制药性解》中记载龟甲“主……四肢重弱……续筋骨，催生益智”。桑螵蛸味咸、甘，性平，归肝、肾经、膀胱经，具有固精缩尿、补肾助阳之功效。《神农本草经》记载桑螵蛸：“主伤中，疝瘕，阴痿，益精生子。女子血闭腰痛，通五淋，利小便水道。”鹿茸、炙龟甲、桑螵蛸三者均为填补肾精骨髓之精品，共奏补肾滋阴温阳、强筋壮骨增髓之功效。现代临床研究发现，三者共用不仅能缓解骨质疏松症引起的疼痛等临床症状，还能有效提高患者骨密度，大大延缓骨质疏松症进程[207]。

3. 杜仲 – 骨碎补 – 菟丝子

杜仲其味甘，性温，归肝、肾经，具有补肝肾、强筋骨、安胎的功效。《神农本草经》言其“主腰脊痛，补中，益精气，坚筋骨”，《药性论》云杜仲“主肾冷、腰痛”，《玉楸药解》言杜仲“味辛，气平，入足厥阴肝经。荣筋壮骨，健膝强腰”。骨碎补味苦，性温，归肾、肝经，具有补肾强骨、续伤止痛的功效。《雷公炮制药性解》言：“主折伤，补骨碎，去毒风疼痛，固齿牙。”《得配本草》言骨碎补：“坚肾固齿。治耳鸣久泻，痿痹折伤，去骨中毒风。”《药性论》言其“主骨中疼痛”。菟丝子味辛、甘，性平，归肝、肾经，具有补阳益阴、固精缩尿、明目止泻的作用。《名医别录》云菟丝子：“养肌强阴，坚筋骨……”《本经逢原》曰：“……去膝胫酸软，老人肝肾气虚，腰痛膝冷。”三药皆为阳虚质患者的常用药物，具有补肾助阳的功效，往往应用于阳虚体质和肾虚型骨质疏松的治疗。三者组合是骨科许多汤剂和方剂的重要组成部分，如壮筋续骨丹（清代《伤科大成》）、菟丝子丸等。亦有文献表明杜仲、骨碎补、菟丝子合用，可治疗足膝无力。三者组合已被开发作为膳食补充剂，辅助治疗骨质疏松症。现代药理研究发现，杜仲、菟丝子、骨碎补三味中药提取物复方可以有效改善糖皮质激素诱导的大鼠骨质疏松。可以有效地阻止骨质疏松带来的钙、磷流失，提高大鼠血清中的钙、磷浓度。同时，还可以改善大鼠骨髓细胞密度，减轻骨髓的脂肪浸润[208]。

4. 熟地黄 - 黄芪 - 桑寄生

熟地黄味甘，微温，归肝、肾经，具有滋阴补血、益精填髓的功效。《神农本草经》："干地黄……主折跌绝筋，伤中，逐血痹，填骨髓，长肌肉……久服，轻身、不老。"《雷公炮制药性解》云熟地黄："封填骨髓，滋肾水，补益真阴。"《得配本草》云熟地黄："补真阴，填骨髓。"黄芪性微温，味甘，归脾经、肺经，具有补气升阳、益卫固表、利水消肿、托毒排脓、敛疮生肌的功效。《神农本草经》记载黄芪具有"补虚"的作用，《名医别录》云黄芪"补丈夫虚损，五劳羸瘦"。桑寄生味苦、甘，性平，归肝经、肾经，具有补肝肾、强筋骨、祛风湿、安胎元的作用。《玉楸药解》曰桑寄生"壮骨荣筋……治腰痛背强，筋痿骨弱"。三药配伍，大补元气、滋阴益肾，既填先天之肾精，又补后天之不足，从健脾补肾方面达到治疗骨质疏松的目的。

5. 鹿角胶 - 骨碎补 - 当归

鹿角胶味甘，性温，归肾、肝经，具有温补肝肾、益精养血的作用。《本草汇言》云鹿角胶"壮元阳，补血气，生精髓，暖筋骨之药也"。前古主伤中劳绝，腰痛羸瘦，补血气精髓筋骨肠胃。虚者补之，损者培之，绝者续之，怯者强之，寒者暖之，此系血属之精，较草木无情，更增一筹之力矣。骨碎补味苦，性温，归肝、肾二经，具有补肾强骨、续伤止痛的作用。《本草述》云骨碎补"治腰痛行痹，中风鹤膝风挛气证"。当归味甘、辛，性温，归肝、心、脾经，具有补血活血、调经止痛、润燥滑肠的作用。《得配本草》云当归"行血和血，养营调气，去风散寒……止头痛，心腹、腰脊、肢节、筋骨诸痛。三药配伍，既能补肾壮骨，又能养血活血，对于肾虚血瘀型骨质疏松疗效佳。

（五）经方验方

1. 二仙汤

本方主要由仙茅、淫羊藿、巴戟天、当归、黄柏、知母组成。方中仙茅、巴戟天温补肾阳、强筋骨、祛风湿，知母、黄柏滋阴泻火、生津润燥，当归温润养血补虚，淫羊藿行散祛湿、温肾壮阳。诸药合用，具有补阳滋阴的功效。该方可使肾之气血阴阳协调，正气渐复，从而能缓解骨质疏松之腰背冷痛、四肢乏力等。现代研究发现，二仙汤能够提高 miR-335-5p 的表达量，抑制 Dickkopf 相关蛋白 1（DKK1）的表达，促进骨髓间充质干细胞（BMSCs）向成骨细胞方向分化，达到缓解绝经后骨质疏松症肾阳虚证患者的疼痛和促进骨形成的目的[209]。

2. 青娥丸

本方主要由杜仲（盐炒）、补骨脂（盐炒）、核桃仁（炒）、大蒜组成。青娥丸最早见于宋代《太平惠民和剂局方》，是中医学补肾的经典方剂，现多用于治疗肾气不足诸证。方中杜仲，味甘、性温，归肝、肾经，《神农本草经》云“主腰脊痛，补中，益精气，坚筋骨”，具有补肝肾、强筋骨之效，用以治疗肾虚腰痛及各种腰痛，可达强腰固本之功用。补骨脂味辛、苦，性温，归肾、脾经，具有补肾壮阳、纳气平喘等作用。《本草经疏》如是记载，“补骨脂，能暖水脏，阴中生阳，壮火益土之要药也”，意指补骨脂善壮肾阳亦可补肾阴，常用于治疗肾阳虚弱、风寒侵袭之腰膝冷痛。核桃仁甘、温，归肾、肺、大肠经，具有补肾、温肺、润肠的功效，常用于治疗肾阳不足、腰膝酸软、阳痿遗精、虚寒喘嗽等病症。大蒜味辛，性温，归脾胃、肺经，可解毒消肿。全方共奏补肾强骨生髓之效。现代临床研究发现，青蛾丸可明显改善绝经后骨质疏松症患者腰膝酸软、双腿抽搐等临床症状，明显缓解患者疼痛感觉；同时双能 X 线骨密度仪（DXA）结果显示，青蛾丸可改善患者腰椎及髋关节骨密度，可有效治疗绝经后骨质疏松[210]。

3. 左归丸

本方主要由熟地黄、山药、牛膝、山萸肉、菟丝子、枸杞子、龟甲胶、鹿角胶组成。左归丸最早出自张景岳的《景岳全书·新方八阵》，是临床中常用经典方剂之一。方中重用甘温的熟地黄滋补肾阴、填精生髓为君，臣以酸温的山萸肉补养肝肾，甘平的山药健脾滋阴、固精缩尿，甘平的枸杞子补肾益精、养肝明目，甘咸的龟鹿二胶峻补精血，酸苦的川牛膝及甘温的菟丝子以补肝肾、强筋骨、壮腰膝共用为佐。纵观全方以补阴药中配伍少许补阳之品为张景岳所谓“阳中求阴”之义，全方诸药共奏滋补肝肾、填精生髓之功。临床中广泛用于各种肾阴亏虚、精髓不足为主证的各科疾病。现代研究表明，左归丸含药血清能够显著提高MC3T3−E3成骨细胞ALP的活性及ALP的蛋白表达水平，同时证实左归丸含药血清可能部分通过p38 MAPK通路来促进MC3T3−E3成骨细胞的分化及矿物化作用，从而促进骨的生成，有效防治绝经后骨质疏松[211]；并且，左归丸能够显著改善骨组织骨小梁密度及增加骨小梁的面积，从而有效地减轻大鼠去卵巢后引起的骨量流失，有效的防治去卵巢后引起的绝经后骨质疏松[212]。

4. 益气温经方

本方主要由黄芪、鹿角霜、骨碎补、杜仲、续断、鸡血藤、忍冬藤、川芎、防风、秦艽、肉桂、蜂房组成。方中以黄芪、鹿角霜为君药，益气健脾，补肾填精，体现脾肾同补、筋骨并重之意；骨碎补、杜仲、续断为臣药，补肝肾强筋骨；川芎、鸡血藤、忍冬藤、肉桂，活血温经通络；秦艽、防风、露蜂房，祛风通络止痛。以上诸药配伍，能补能行，补而不滞，行散而不伤正。现代研究发现，益气温经方可能通过逆转CKIP−1抑制破骨细胞凋亡，从而抑制骨吸收，起到治疗骨质疏松的作用[213]。

5. 地黄饮子

本方主要由熟地黄、巴戟天、山萸肉、石斛、肉苁蓉、附子、五味子、官桂、茯苓、麦冬、菖蒲、远志组成。方中熟地黄、山萸肉滋补肾阴；巴戟天、肉苁蓉温补肾阳，共为君；麦冬、石斛、五味子以助滋阴敛液；附子、肉桂以助温养真元，摄纳浮阳，引火归原，共为臣药；菖蒲、远志、茯苓交通心肾，宣窍化痰。诸药合用，共奏滋阴助阳补肾、填精益髓之功效。地黄饮子出自刘完素《黄帝素问宣明论方》，为中医方剂中“滋肾阴补肾阳，填精益髓”的经典代表方。现代研究发现，地黄饮子可能通过调节钙、磷代谢来提高骨密度，进一步提高骨质量，降低骨质疏松骨折发生的风险，或可能通过提高血清骨钙蛋白含量，降低 TRACP 活性来促进骨形成和抑制骨吸收，从而维持骨代谢的动态平衡，进一步发挥其抗骨质疏松作用[214]。

6. 右归饮

本方主要由熟地黄、山药、肉桂、山萸肉、附子、枸杞子、杜仲、炙甘草组成。方中重用熟地黄甘、微温，滋肾填精，为君药；山药甘、平，健脾补肾益精，肉桂辛、甘、大热，补命门不足，益火消阴，山萸肉酸、微温，补肝肾、涩精气，附子大辛大热，峻补元阳、益火之源，以上均为臣药；枸杞子甘、平，滋养肝肾、补虚填精，杜仲甘、温，养肝肾、壮筋骨、益精气，共为佐药，炙甘草温中健脾，调和诸药，以为使药。诸药配伍，妙在阴中求阳，温肾填精，能补右肾命门之火，使元阳得归其元，故以“右归”名之。右归饮是《景岳全书》中的一个经典传统复方。现代研究表明，右归饮对骨质疏松小鼠骨密度及微结构均有改善，显著提高了小鼠血清中总 I 型胶原氨基端延长肽（P1NP）水平，且促进间充质干细胞的分化，表明右归饮可有效抑制骨丢失[215]。

7. 健脾益肾方

本方主要由生熟地黄、何首乌、山萸肉、女贞子、墨旱莲、茯苓、淫羊藿、山药、太子参、白扁豆组成，其中太子参与山药、茯苓以健脾助运，补中焦之虚；与生地黄、山萸肉为伍以补肝养脾益精；生地黄滋阴充脉，熟地黄填精益髓，何首乌与熟地黄共奏补肝肾益精血之功，整方具有健脾益气、滋肾填精的功效。现代研究表明，健脾益肾方可以提高视黄酸诱导的骨质疏松模型大鼠骨密度值，进而起到提高骨量，改善骨质疏松的作用，还可以提高视黄酸诱导的骨质疏松模型大鼠血清值 IGF-1 含量[216]。

8. 补肾活血方

本方主要由补骨脂、淫羊藿、骨碎补、狗脊、黄芪、白芍、丹参、郁金、当归、川芎、甘草组成。方中含有补骨脂、骨碎补、淫羊藿等补肾药材以及当归、川芎、丹参等活血补血药材，主要针对因骨质微结构改变导致的血瘀，在改善骨内部血液循环的同时，补肾药材还可以充分发挥生骨、壮骨的功能。现代临床研究发现，补肾活血方可以通过促进骨形成、抑制骨吸收来提高骨质疏松症患者骨密度，从而达到治疗老年骨质疏松症的疗效[217]。

9. 活力骨康方

本方主要由鹿角、龟甲、淫羊藿、牡蛎、山萸肉、红景天、枸杞子、人参、黄芪、丹参组成。方中鹿角、龟甲、淫羊藿补肾壮阳，强筋壮骨；牡蛎、山萸肉滋阴潜阳，益肾填精；红景天、枸杞子、人参、黄芪健脾开胃，补益气血；丹参活血化瘀，疏经通络，防滋补太过。诸药合用，共奏补肾益精、补气养血、强筋壮骨的作用。现代研究发现，活力骨康方治疗原发性骨质疏松症疗效确切，可有效缓解骨痛症状，改善肢体功能，提高骨密度，提高T-P1NP水平，促进骨形成，降低β-CTX水平，抑制骨吸收[218]。

10. 抗骨松汤

本方主要由由淫羊藿、续断、熟地黄、枸杞子、黄芪、茯苓、丹参组成。方中淫羊藿、续断、熟地黄、枸杞子使肾阴阳双补、水火充足，髓充骨健；黄芪、茯苓补气健脾，全方具有补肾健脾的作用。中医学认为肾主骨生髓，治疗骨质疏松补肾是根本；脾胃为后天之本，主四肢，所以健脾是关键。IGF-1是依赖于生长激素的多肽蛋白，可通过内分泌、旁分泌和自分泌途径作用于骨，在骨组织中与其受体结合从而参与骨细胞生长、增殖与代谢的调节，对骨形成有刺激作用；IL-1的含量升高以及活性增加，会刺激骨髓单核细胞向破骨细胞转化，使破骨细胞数目增多，骨吸收活性增强。现代研究发现：骨松汤通过能提高IGF-1水平，降低IL-1水平，从而改善骨组织显微结构，对去卵巢大鼠的骨质疏松症具有防治作用[219]。

三、临床经验

1. 骨质疏松症

王某，男，51岁，职员。

主诉：双下肢抽筋、疼痛反复发作3年。

现病史：患者3年前无明显原因出现双下肢抽筋疼痛。发作时，双腿胫前皮肤发紧、发涨，并反复发作，夏季较重，患者未予重视，后出现大腿部抽筋疼痛，腰酸腰痛等症状。近日来，患者自觉手部出现抽筋症状，左侧较重，双下肢抽筋、疼痛，后经我院做骨密度检查发现为“骨质疏松”。入院症见患者肢体时有抽筋，不能自已，时有腰酸腰软，时自汗出，怕热，喜冷，情绪急躁易怒，口不渴，纳眠可，二便调。舌质红，舌体偏瘦，苔薄白，脉细数。

既往史：冠状动脉粥样硬化性心脏病病史，未予治疗。否认高血压等慢性病史，否认传染病史，否认重大外伤史，否认输血史。否认药物及食物过敏史，否认其他接触物过敏史。

体格检查：患者中年男性，神志清楚，无病容，查体合作。心肺（-），腹部平坦，未见胃肠型及蠕动波，腹部触诊（-），腹部叩诊（-），肠鸣音正常，脊柱生理弯曲存在，四肢无畸形，双下肢无水肿，生理反射存在，病理反射未引出。

辅助检查：2012 年 7 月 20 日骨密度检查提示骨质疏松症（本院）。

中医诊断：骨痹（脾肾亏虚证）；西医诊断：骨质疏松症。

治法：补益脾肾。

处方：大补阴丸合独活寄生汤加减。熟地黄 40 g，龟甲 15 g，知母 9 g，黄柏 15 g，羌活 10 g，独活 10 g，秦艽 9 g，细辛 3 g，防风 20 g，川续断 20 g，桑寄生 30 g，牛膝 30 g，威灵仙 15 g，淫羊藿 40 g，枸杞子 30 g，炙麻黄 9 g，制附子 9 g，干姜 20 g，炒白术 40 g，黄芪 30 g，茯苓 30 g。14 剂，每日 1 剂，水煎 400 mL，分早晚 2 次饭后温服。

二诊：2 周后，患者肢体抽筋疼痛明显减轻，腰酸腰软症状好转。

按语：钱秋海教授认为，骨质疏松以肾虚为本，肾藏精，主骨生髓，肾所藏之精以先天之精为基础，以后天之精为给养。先天之精禀受于父母，而后天之精则来自脾胃运化水谷精微，故治疗骨质疏松应脾肾同治。方中大补阴丸出自《丹溪心法》，具有滋阴降火、大补真阴之功效。独活寄生汤，出自《备急千金要方》，具有祛风湿、止痹痛、益肝肾、补气血之功效。方中重用熟地黄、龟甲，以滋补肝肾；佐以黄柏、知母清泄相火而保真阴；独活辛苦微温，长于除久痹，治伏风，祛下焦风寒湿邪以蠲痹止痛，秦艽、防风祛风湿，止痹痛；细辛辛温发散，祛寒止痛；桑寄生、牛膝、杜仲补肝肾而强筋骨，其中桑寄生兼能祛风湿，牛膝兼能活血利肢节。本方在补肾温阳的基础上，加入健脾的黄芪、白术、茯苓等药，诸药合用，共奏补肾壮骨、健脾温阳功效，体现了脾肾同治的观点。

2. 重度骨质疏松症

闫某，男，65 岁，退休。

主诉：腰痛 10 年，伴右大腿疼痛 2 年。

现病史：患者 10 年前无明显诱因出现腰痛，无下肢放射痛，无尿频、尿急、尿少，无发热、寒颤，患者未予重视，未行特殊治疗。2 年前患者出现右大腿疼痛、受凉、劳累后加重，患者未予重视，未行治疗。4 个月前，患者于社区查体，诊断为“骨质疏松症”，患者未行治疗。3 个月前，患者因腰腿疼痛于山东省某医院就诊，诊断为“重度骨质疏松症”，给予“依班磷酸钠 4 mg 静滴”“钙尔奇”“骨化三醇”治疗，好转后出院。现患者仍觉腰腿疼痛，受凉、劳累后加重，遂于我院住院治疗。入院症见腰痛，右大腿疼痛，劳累、受凉、夜间加重，右手中指指间关节疼痛，乏力，偶有口干口渴，纳眠可，二便调。舌红苔白，脉沉。

既往史：“胸骨骨折”病史，“肝硬化”病史 2 年，“胃溃疡”病史 10 年，否认高血压等慢性病史，“肺结核”病史，否认其他传染病史，否认重大外伤史，否认输血史。否认药物及食物过敏史，否认其他接触物过敏史。

体格检查：患者老年男性，神志清楚，无病容，查体合作。右下腹可见 8 cm 手术瘢痕，愈合良好。心肺（－），腹部平坦，未见胃肠型及蠕动波，腹部触诊（－），腹部叩诊（－），肠鸣音正常，脊柱生理弯曲存在，四肢无畸形，双下肢无水肿，生理反射存在，病理反射未引出。

辅助检查：骨密度 L1 −0.6；L2 −2.4；L3 −2.3；L4 −3.2（2019 年 5 月 21 日本院）。

中医诊断：骨痹（脾肾两虚证）；西医诊断：重度骨质疏松，肝硬化。

治法：健脾温肾，补血活血。

处方：四君子汤合当归补血汤加减。黄芪 30 g，当归 20 g，烫骨碎补 10 g，鹿角胶 6 g，淫羊藿 10 g，白芍 30 g，砂仁 6 g，菟丝子 20 g，枸杞子 20 g，盐杜仲 10 g，熟地黄 30 g，炙甘草 6 g，陈皮 15 g，白术 30 g，党参 15 g。14 剂，每日 1 剂，水煎 400 mL，分早晚 2 次饭后温服。

二诊：14 天后，患者腰痛减轻，右手中指指间关节疼痛好转，乏力症状减轻。

按语：《灵枢・本脏》论述经脉功能：“经脉者，所以行气血而营阴阳，濡筋骨，利关节。”由此可见，骨骼也需经脉中之气血营养，若气血瘀滞，脉络瘀阻，筋骨关节失养而出现疼痛、痿废，进而发生骨质疏松。钱秋海教授认为，治疗骨质疏松，需畅达气机，促进血液运行。正如《寿世保元》所言：“盖气者，血之帅也，气行则血行，气止则血止，气温则血滑，气寒则血凝，气有一息之不运，则血有一息之不行。”四君子汤合黄芪当归补血汤从活血祛瘀、养血补血及扶正固本、益气养阴两个方面起到协同增效的效果。方中黄芪大补肺脾之气，以资生血之源；合以当归养血和营，以使阳生阴长，气旺血生，而合用四君子汤，加强了健脾益气之功效。在健脾活血的基础，加入烫骨碎补、鹿角胶、淫羊藿、菟丝子、枸杞子、熟地黄等滋补肝肾之品，直击骨质疏松发病的根本。

3. 骨质疏松症

晏某，女，58 岁，退休。

主诉：腰痛 13 余年，加重半年。

现病史：患者 13 余年前出现腰痛，于 2003 年至我院查 CT 示腰肌劳损，外用膏药治疗。2006 年因腰痛于我院查磁共振检查（MR）示腰椎间盘突出，予中药及理疗治疗。2011 年因劳累腰痛加重，未行治疗，半年前腰痛症状加重，于我院查骨密度测定诊为“骨质疏松”，未行治疗。现患者为求进一步诊疗，入住我病区。入院症见腰痛，怕冷，右小腿时有抽筋，双手第 4、5 指远端指间关节疼痛，双手中指远端指间关节变形，疼痛，晨僵半小时，夜间右上肢麻木，耳鸣，视物模糊，活动后胸闷，偶心慌，夜间皮肤时有瘙痒，痒无定处，性情易急，纳多，入睡困难，眠浅易醒，大便 2 日一行。舌淡红，有裂纹，苔黄，脉弦。

既往史：类风湿关节炎病史 30 年，否认高血压等慢性病史，否认传染病史，1996 年因足部扭伤致右踝骨折并行手术治疗，2003 年因混合痔行手术治疗并于术中输血。否认其他重大外伤史。否认药物及食物过敏史，否认其他接触物过敏史。

体格检查：患者中年女性，神志清楚，无病容，查体合作。右踝内外侧分别可见一长约 5 cm 弧形手术瘢痕，愈合良好。心肺（－），腹部平坦，未见胃肠型及蠕动波，腹部触诊（－），腹部叩诊（－），肠鸣音正常，脊柱生理弯曲存在，四肢无畸形，双下肢无水肿，生理反射存在，病理反射未引出。

辅助检查：2013 年 6 月 13 日 骨密度测定显示骨质疏松。

中医诊断：腰痛（肝肾不足证）；西医诊断：骨质疏松，类风湿关节炎。

治法：滋补肝肾，活血通络。

处方：独活寄生汤加减。羌活 40 g，独活 40 g，秦艽 9 g，细辛 3 g，杜仲 30 g，川续断 20 g，狗脊 20 g，淫羊藿 60 g，黄芪 30 g，炙黄芪 30 g，炒白术 45 g，茯苓 30 g，干姜 30 g，泽泻 30 g，天麻 20 g，炒酸枣仁 60 g，肉桂 30 g，黄连 9 g，桃仁 15 g，红花 15 g，水蛭 9 g，乌药 45 g。12 剂，每日 1 剂，水煎 400 mL，分早晚 2 次饭后温服。

二诊：12 天后，患者腰痛，怕冷症状明显减轻，右小腿时有抽筋症状好转，双手中指晨僵减轻。

按语：本方在传统的补肾健脾基础上，加入了祛风胜湿药及活血化瘀药，钱秋海教授认为，风寒湿邪客于肢体关节，气血运行不畅，瘀血内生，肾中精气得不到充养，久而久之肾精亏虚，影响肝血生化，筋脉失肝血濡养，骨失肾精充养，最终导致骨质疏松症，如祛除外因，则气血运行正常，则肾藏精功能正常，骨充髓满。方中独活、羌活长于除久痹，治伏风，祛风寒湿邪以蠲痹止痛，为君药，秦艽祛风湿，止痹痛；细辛辛温发散，祛寒止痛；肉桂温里散寒，温通经脉，川续断、狗脊、杜仲、淫羊藿补肝肾而强筋骨，生炙黄芪、茯苓、白术补气健脾；桃仁、红花、水蛭活血化瘀通络。综观全方，以祛风散寒除湿药为主，辅以补益肝肾、健脾益气、活血化瘀之品，邪正兼顾，能使风寒湿邪俱除，气血充足，肝肾强健，诸证自愈。

4. 重度骨质疏松症

汪某，女，72 岁，退休。

主诉：腰部及胁肋部酸胀疼痛 5 个月余。

现病史：患者 10 年前因外伤到济南市某医院住院治疗，诊断为“骨质疏松、腰椎压缩性骨折”，后口服“骨宝胶囊、钙尔奇 D”治疗。2014 年 5 月，因受凉后出现后背部酸胀不适，经治疗后症状仍然存在。于 2014 年 7 月入住我病区，好转后出院。现患者腰部及胁肋部酸胀疼痛，今为求进一步诊疗，入住我病区。入院症见腰部及胁肋部酸胀疼痛，口干，无胸闷心慌，纳眠可，大便干，每日 1 次。舌红，苔薄黄，脉细弱。

既往史：“非胰岛素依赖型糖尿病”病史 20 年，“高血压病”病史 1 个月余。否认传染病史，否认重大外伤史，否认输血史。有“仙灵骨葆胶囊”过敏史，否认其他药物及食物过敏史，否认其他接触物过敏史。

体格检查：患者老年女性，神志清楚，无病容，查体合作。心肺（－），腹部平坦，未见胃肠型及蠕动波，腹部触诊（－），腹部叩诊（－），肠鸣音正常，脊柱生理弯曲存在，四肢无畸形，双下肢无水肿，生理反射存在，病理反射未引出。

中医诊断：腰痛（肝肾亏虚证）；西医诊断：重度骨质疏松症，2 型糖尿病，高血压病（3 级，极高危）。

治法：健脾补肾，理气活血。

处方：生脉散合失笑散加减。黄芪 15 g，炙黄芪 15 g，麦冬 30 g，五味子 9 g，瓜蒌 30 g，丹参 30 g，檀香 9 g，砂仁 9 g，蒲黄 9 g，五灵脂 9 g，炒酸枣仁 40 g，白术 45 g，茯苓 30 g，炒薏苡仁 30 g，淫羊藿 30 g，仙茅 9 g，补骨脂 15 g，巴戟天 15 g，火麻仁 40 g，熟大黄 9 g。10 剂，每日 1 剂，水煎 400 mL，分早晚 2 次饭后温服。

二诊：10 天后，患者腰部及胁肋部酸胀疼痛明显减轻，纳眠可，大便可。

按语：本例患者为非胰岛素依赖型糖尿病合并重度骨质疏松，糖尿病性骨质疏松症的发生是建立在糖尿病的基础上，《严氏济生方·消渴论治》云：

“消渴之疾，皆起于肾。盛壮之时，不自保养，快情纵欲，饮酒无度，喜食脯炙醯醢，或服丹石，遂使肾水枯竭，心火燔炽，三焦猛烈，五脏干燥，由是消渴生焉。”《景岳全书·痿论》曰：“肾者，水脏也，今水不胜火，则骨枯而髓虚，故足不任身，发为骨痿。”钱秋海教授认为，糖尿病性骨质疏松症的发生“肾虚是根本，脾虚是关键，瘀血为始终”，根据本病的临床表现及特点，确立了以滋肾填精为基本，配合活血化瘀、健脾益气等方法，以生脉散合失笑散为基础方，方中重用黄芪，健脾益气，失笑散以活血化瘀，加入淫羊藿、仙茅、补骨脂、巴戟天等补肾壮骨之品，共奏健脾补肾、活血化瘀的功效，随证加减，效果甚佳。

5. 重度骨质疏松症

孔某，女，62 岁，农民。

主诉：腰背部疼痛 7 年。

现病史：患者 7 年前因无明显诱因出现腰痛，7 年间胸、腰椎、肋骨反复骨折。多次住院治疗，诊断为“重度骨质疏松”，现服用“肾骨片”治疗，腰背部疼痛改善不明显，2020 年 9 月 7 日骨密度示：T −5.3，重度骨质疏松，现为求进一步诊疗，入住我病区。入院症见腰背部疼痛，活动不利，休息后缓解，夜间及阴雨天加重，口干口渴，不欲饮水，头晕头痛，全身乏力，纳差，眠差，便秘，每 3 ~ 4 日一行。舌红，苔薄，脉沉。

既往史：“甲状腺功能减退症”病史 15 年，“高血压病”病史 7 年余，“非胰岛素依赖型糖尿病”病史 7 年余。否认冠心病等其他慢性病史，否认传染病史，否认重大外伤史，曾于 2014 年因贫血输“B”型血，未见输血反应。否认药物及食物过敏史，否认其他接触物过敏史。

体格检查：患者老年女性，神志清楚，查体合作。心肺（−），腹部平坦，未见胃肠型及蠕动波，腹部触诊（−），腹部叩诊（−），肠鸣音正常，脊柱生理弯曲存在，四肢无畸形，双下肢无水肿，生理反射存在，病理反射未引出。

辅助检查：2020 年 9 月 7 日骨密度示 T −5.3，重度骨质疏松。

2020 年 10 月 7 日 胸腰椎 MR 示胸腰椎退行性变，L1 ~ L2 至 L5 ~ S1 椎

间盘膨出；胸腰椎多发陈旧性压缩骨折磁共振成像（MRI）表现。

中医诊断：腰痛（肝肾亏虚证）；西医诊断：重度骨质疏松，高血压病 2 级（极高危），非胰岛素依赖型糖尿病，甲状腺功能减退症，腰椎间盘突出。

治法：补益肝肾，温阳活血。

处方：桂枝加附子汤加减。桂枝 15 g，白芍 30 g，干姜 6 g，附子 15 g，炙甘草 6 g，茯苓 20 g，桃仁 15 g，赤芍 15 g，牡丹皮 15 g，牛膝 45 g，丹参 15 g，石斛 15 g，杜仲 15 g，川续断 15 g，石膏 30 g，知母 12 g，炒酸枣仁 30 g。3 剂，每日 1 剂，水煎 400 mL，分早晚 2 次饭后温服。

二诊：3 天后，患者腰背部疼痛减轻，口干口渴症状好转。

按语：本患者是“糖尿病合并骨质疏松”“甲状腺功能减退合并骨质疏松”，钱秋海教授认为糖尿病性骨质疏松症的发生“肾虚是根本，脾虚是关键，瘀血为始终”，甲状腺功能减退与脾肾的关系密切，脾肾阳虚是甲状腺功能减退最重要的致病因素，骨质疏松以脾肾亏虚为基础，故治疗上强调温补脾肾、活血化瘀。故在常规补益脾肾的基础上，加强干姜、桂枝、附子等温补脾肾及桃仁、赤芍、牡丹皮、牛膝、丹参等活血化瘀药的应用。

第六节　超重和肥胖症

超重、肥胖症是指由于多种原因导致体内膏脂堆积过多，体脂量异常增加，并伴有头晕、乏力、神疲懒言、少动气短等症状的一类病症。中医对超重、肥胖的最早记载见于《黄帝内经》，《素问·阴阳应象大论》有“肥贵人”及“年五十，体重，耳目不聪明矣”的描述。随着生活水平的不断提高，超重、肥胖发病率呈逐年上升趋势，而世界卫生组织（WHO）已将肥胖列为一种疾病，并将其与糖尿病、心血管疾病、高脂血症及癌症等疾病的发生发展联系在一起，对于超重、肥胖的预防及治疗亦成为现今研究的热点，后世医家在长期诊疗实践中丰富了超重、肥胖的病因病机认识，为超重、肥胖的治则治法的补充及发展作出了巨大的贡献。

一、学术思想

（一）辨病因

肥胖是由于饮食不节、劳逸失度、情志失调、地域因素、先天禀赋等，加上痰湿、气滞、血瘀、郁热等病理因素导致膏脂在体内堆积过多、体重增加发为肥胖。《医宗必读·痰饮》记载“脾为生痰之源”，而“肥人多痰湿”，因此肥胖与痰湿紧密相关。李东垣在《脾胃论》中也指出：“脾胃俱旺，能食而肥；脾胃俱虚，则不能食而瘦；或少食而肥，虽肥而四肢不举，盖脾实而邪气盛也。”钱秋海教授认为，脾主运化水谷精微、津液，并输布全身，荣润五脏六腑、四肢百骸，过食肥甘厚味，导致运化失常，水谷精微不能四布，水液及精微代谢废料在体内停滞，造成痰浊、水湿等代谢产物的生成与堆积。痰湿日久，困阻脾运，导致脾虚，脾虚又会使脾的运化功能下降，身体的代谢功能出现困难，又会加重痰水湿在体内的堆积，长此以往的恶性循环就会产生肥胖。加之工作压力大，情志失调，运动量减少等因素加重肥胖。

1. 饮食不节

《素问·通评虚实论》记载：“甘肥贵人，则高粱之疾也。”《临证指南医案·卷五·湿》指出：“湿从内生者，必其人膏粱酒醴过度，或嗜饮茶汤太多，或食生冷瓜果及甜腻之物。”这说明饮食结构偏嗜肥甘厚味，超出身体代谢所需，会引起食物代谢紊乱；或饮食过度，“饮食自倍，肠胃乃伤”。李东垣《脾胃论·脾胃胜衰论》有言“脾胃俱旺，则能食而肥”，脾胃及肠道负担加重，脾主运化功能受损，食积内停，痰湿内生，日久形成肥胖。

钱秋海教授认为现代人一方面过食肥甘厚腻、饮食不节亦或食物不洁，如大鱼大肉、饮食无度、不知节制、嗜好零食等，都会导致脾胃的运化功能失常，水谷精微不能正常输布，从而转化为痰浊停留于体内；一方面过食寒凉冷饮、贪嗜空调，以致脾肾阳气虚衰，气血鼓动无力，水液蒸腾气化失司，致血行迟滞、水湿内停；同时，现代生活节奏过快，工作生活压力大，情绪焦虑，肝气郁结，忧思伤脾，间接导致茶饭不思、饮食失调，以致脾失运化，久成痰饮，以致肥胖。

2. 劳逸失度

平常运动量过少，生活过于安逸，容易导致肥胖。《素问·宣明五气》曰“久卧伤气，久坐伤肉”，《望诊遵经·居养望法相参》有言“富贵者，身体柔脆，肌肤肥白……此居养不齐，作息无度者易致脂肥停积而成肥人”，阐述了机体肌肉活动过少，则气血运行缓慢，气机郁滞，膏脂聚集，发为肥胖。

钱秋海教授认为长期不良的生活方式也会导致肥胖，平素运动量少，伏案工作，缺乏体力活动，机体气机不得鼓动激发，气化功能减弱，脏腑功能郁而不发，水谷精微代谢出现障碍，失于输布，为膏为湿为痰为浊，滞留肌肤、腠理、脏腑，发为肥胖。

3. 情志失调

“思伤脾”，思虑过度会损伤脾脏，脾失健运则痰湿膏脂内生。“怒伤肝”，肝失疏泄，气机壅滞，肝木克脾土；脾失健运，则水谷精微不能布散，痰湿内聚引起肥胖。已有研究提示，抑郁与肥胖状态可能互为因果。抑郁患者心理压力很大，精神高度紧张，作息不规律会逐渐形成肥胖。肥胖患者可能自卑敏感，肝气郁而不疏，久之肥胖加重。

钱秋海教授认为精神刺激或长期郁怒，思虑，五志过极则气机郁结，以肝脏最为明显。肝性喜条达，而恶抑郁，主疏泄，调畅一身之气机，情志刺激，首先影响肝脏疏泄功能，致使肝脏疏泄失职，气机紊乱，气血运化失常，肝郁化火上犯于肺，肝气郁滞横逆犯脾，肝肾同源，肝阴不足，下及肾阴，致肾阴不足。致使肺脾肾三脏功能受损，气机不利，水液代谢障碍，水谷精微不能正常化生为气血津液，而为膏、为湿、为痰、为浊。同时，肝胆互为表里，肝脏疏泄功能异常，胆汁不能正常排泄，以助水谷精微运化，浊脂内聚，发为肥胖。其次，忧思困脾，脾气不得畅达，日久脾气虚弱，脾脏运化转输失职，膏、湿痰内生，发为肥胖。该类型患者肥胖后可发展为肝郁气滞，肝火上炎。肝郁脾虚型肥胖，日久可致气滞血瘀型肥胖。

4. 地域因素

《素问·异法方宜论》记载：“西方者，金玉之域，沙石之处……其民不衣而褐荐，其民华食而脂肥。”西北之地盛产牛羊，人们饮食酥酪骨肉故而体肥，表明地域、气候等因素也会影响体形。

钱秋海教授认为近年来肥胖在我国呈增长趋势，且腰围分布、不同类型肥胖的发生率在不同地域人群中存在差异。

5. 先天禀赋

先天禀赋可影响形体胖瘦，《医学实在易》“素盛一条”曰“大抵素禀之盛，从无所苦，惟是湿痰颇多”，朱丹溪在《格致余论·治病先观形色然后察脉问证论》中指出“肥人湿多”，可见痰湿体质的人容易出现肥胖。

钱秋海教授认为天禀赋不足，五脏虚弱，特别是脾肾素虚，气虚体质者，是肥胖病的重要内在因素。肾为先天之本，主水之脏，脾为后天之本，主运化水液，水谷精微，二者在生理上相互促进，协同作用。病理上亦是互为因果。肾气不充，一身之气则不足，脾气亦不足，则脾脏运化转输水谷精微功能下降，为膏为湿为痰，分布于肌肤、腠理、脏腑发为肥胖。

（二）辨病机

脾为后天之本，气血生化之源。脾主运化，具有消化饮食和运输水谷精微并输布到四肢皮毛的作用，脾虚日久则会导致运化功能失调，无法将气血津液运化、输布到四肢及皮毛。气血津液则会运行不畅，日久则聚湿生痰，发为肥胖。

1. 基本病机总属阳气虚衰，痰湿偏盛

病理因素以痰湿为主，与气滞、血瘀、郁热有关。病理性质有虚实之分。本虚多为脾肾阳气虚衰，或兼心肺气虚；标实为痰湿膏脂内停，或兼水湿、血瘀、气滞、郁热等。临床常有偏于本虚及标实之不同。前人有“肥人多痰”“肥人多湿”“肥人多气虚”之说，即是针对其不同病机而言。

2. 肥胖的病机转化常见有三种情况

一是虚实之间的转化。如胃强者过食肥甘，水谷精微超过机体的需要而化为痰湿，聚为膏脂，形成肥胖，为大多数肥胖者的初期阶段，属于实证。但如长期饮食太过，加上痰湿郁遏，则可损伤脾胃，使脾阳不振，脾虚不运，也可导致胃失受纳，后天失养，正气因之而渐耗，病性逐渐由实转虚，久则脾病及肾，终致脾肾两虚。脾虚失于运化，痰湿内生，停于脏腑，阻于经络，气因湿阻，瘀因痰生，而致痰湿、气郁、瘀血相杂，从而转为以邪实为主之证，或正虚与邪实兼夹。二是各种病理产物之间的相互转化。如痰湿内停日久，阻滞气血的运行，可导致气滞或（和）血瘀。而气滞、痰湿、瘀血日久，常可化热，转化为郁热、痰热、湿热或瘀热互结。三是肥胖病变日久，常变生他病。《黄帝内经》已经认识到肥胖与消瘅等病证有关，极度肥胖者，常易合并消渴、头痛、眩晕、胸痹、中风、胆胀、痹证等。

（三）辨病位

钱秋海教授认为本病病位在脾，与肝肾关系密切，涉及心肺。脾气虚弱则运化转输无力，水谷精微失于输布，化为膏脂和水湿，留滞体内；胃热食纳太过，滞脾土，转化痰湿膏脂，留滞体内；脾肾阳气虚衰，水液气化失常，痰湿水饮内停；肝失疏泄，或心肺气虚，致使津血失于输布，血行迟缓，水湿内停，均可导致肥胖。

（四）辨治则

补虚泻实是本病治疗的基本原则。虚则补之，多用健脾益气；脾病及肾，则结合益气补肾。实则泻之，常用清胃降浊或祛湿化痰法，并结合消导通腑、行气利水、行气化痰或痰瘀同治等法，以消除膏脂、痰浊、水湿、瘀血及郁热。

1. 脾虚乃肥胖发生之本

钱秋海教授认为脾虚是肥胖发病的根本原因。现今社会生活方式的改变造成一系列生理心理变化，肥胖患者在饮食上偏嗜肥甘厚味，在起居上休息无有常度，在生活上久坐喜卧懒动，在情绪上常又难以自控，日久则严重耗伤脾气，动摇后天之根本。脾胃为后天之本，气血生化之源，主受纳、腐熟、运化、吸收、输布。李东垣《脾胃论》曰："脾胃俱旺，则能食而肥……脾胃俱虚，则不能食而瘦，或少食而肥，虽肥而四肢不举。"沈金鳌《杂病源流犀烛》云："人之肥者气必虚。"现代人饮食不节，过嗜肥甘厚味，日久伤脾，脾胃失司，致使阴阳不和，气机不畅，湿邪困脾。而脾失健运，水谷精微不布，又聚而成痰生湿，痰湿聚于体内，积蓄体内而为膏脂，好静少动，日久蓄于皮下则成肥胖。现代医学研究亦显示，脾虚证与内分泌及胃肠道多种激素的改变相吻合，而这些胃肠激素与肥胖的发生发展密切相关。正如《灵枢·本脏》所言："脾坚则脏安难伤。"故钱秋海教授在治疗之中，将益气健脾作为肥胖治疗的首要原则。

2. 痰瘀为肥胖发生之标

痰与瘀属人体病理变化的产物，一经形成，便作为一种新的致病因素作用于机体，导致脏腑功能失调，并引起各种复杂的病理变化，其主要表现在互化及互结两方面。痰浊阻碍气机升降，流注经脉，影响气血运行，形成血瘀；血瘀亦可阻碍气机，影响津液化生及输布障碍，聚而成痰。陈修园曰："大抵素禀之盛，从无所苦，惟是湿痰颇多。"陈士铎在《石室秘录》云："肥人多痰，乃气虚也，虚则气不能运行，故痰生之。"而"血无气不行，气无血不化"，津液、阴血在体内运行、输布，仗气机推动与温煦，气虚鼓动无力，痰湿停日久，痰湿瘀血聚于体内，蓄于皮下则成肥胖。故钱秋海教授临证期间，在补脾基础上，善用化痰散瘀之品，如牡丹皮、丹参、泽泻、山楂等，以期标本同治，方收显效。

3. 肝郁为肥胖发病之始

肝主升发，调畅气机，推动脏腑的气化，脏腑的气化功能维持了气机升降出入的平衡协调，整个脏腑的气化功能则借助肝胆升发之气的鼓舞。元代朱丹溪的《丹溪心法》曰："气血冲和，百病不生，一有怫郁，诸病生焉。"所以身体所生诸病，多生于郁，多责之于肝。肝主疏泄，喜条达，既升发阳气，又健运中州，调达三焦气机，与水湿、津液的运行气化密切相关。肝郁怒气发，则饮食逆上而不下，导致中焦脾胃功能失司，发为肥胖。肝气不疏，则气郁犯脾，木郁土壅，脾失健运，运化失司，水湿内停，聚而成痰，则发肥胖。肝亦能调节水液代谢，清代王履《医经溯洄集》中云："水者气之子，气者水之母。气行则水行，气滞则水滞。"因肝主疏泄，能调畅三焦的气机，促进三焦调节水液代谢，故"气行水亦行"（《血证论》）。若肝失疏泄，三焦气机阻滞，气滞则水停，从而导致痰、饮等病理产物积滞，发为肥胖。另外，肝也具有调节饮食消化的作用，通过协调脾胃的气机升降和分泌排泄胆汁而实现对脾胃消化吸收功能的促进作用。清代唐宗海《血证论》有云："木之性主于疏泄，食气入胃，全赖肝木之气以疏泄之，而水谷乃化；设肝之清阳不升，则不能疏泄水谷，渗泄中满之证在所不免。”七情所伤，常致肝气郁滞，失于条畅，横逆乘脾，肝脾不和，气血失和，痰浊内生，影响脾之健运、气机之升降转输，而导致肥胖。

4. 肝郁脾虚相互影响

钱秋海教授认为，肥胖的发生主要是由于饮食不当、劳逸失度、情志失畅致肝疏泄失职、脾运化失权，湿浊内生；或情志不遂，以致肝郁气滞，肝胆疏泄失职，脾失健运，水湿内停，痰浊内生，发为肥胖。肝主疏泄，可疏通、畅达全身气机，促进脾胃之气的升降。中焦脾胃的正常运化，有赖于肝脏正常的疏泄功能。倘若情志所伤，肝气郁滞，肝木克脾土，则脾失健运，水谷精微不能正常布散，痰浊内生，进而发生肥胖。肝主疏泄功能正常有助于脾胃的运化功能，肝气之余所化的胆汁参与了食物的消化和吸收，肝气也可直接影响脾胃之气的运行，临床上肝郁与脾虚常同时存在，精神紧张，情志不舒而导致“肝失疏泄”，进而出现“木不疏土”或“木旺克土”“肝木不达脾土”。而肝气有余，又能克伐脾土，制其所胜而为木旺乘土。嗜食肥甘，易损伤脾胃，脾失健运，水谷精微不归正化，影响其对五脏六腑的濡养，也能影响肝脏的正常生理功能；若劳逸失度，多卧少动，则气血不能畅达全身，气机郁滞，肝气不舒；若情志所伤，肝气郁结，肝气横逆克犯脾土，则又损伤脾气健运的功能；肝郁则气机不畅，不能推动津液输布，日久乃成肥胖。因此，肝郁脾虚是肥胖发生的根本。肝郁脾虚证的病因一种是情志不遂，肝失条达而横乘脾土，导致脾失健运；另一种为饮食不洁或不节，劳倦伤脾，脾失健运而土壅木郁，导致肝失疏泄并引发情志异常。肝气有余，则克伐脾土，制其所胜而为木旺乘土。《灵枢·病传》曰“病先发于肝，三日而之脾，五日而之胃”，脾气有余，则己所不胜侮而乘之；肝气不及，则无力克伐，己所胜轻而侮之，为木虚土侮或木虚土乘，临床常表现为疲劳、情志抑郁、食少纳呆、腹泻便溏等症状。

5. 健脾疏肝、祛湿化浊为治疗之要

在治疗方面，《素问·宝命全形论》曰“土得木而达”，后世医家则将其加以发展为“培土必先制木”“制木必先安土”“见肝之病，知肝传脾，当先实脾”等治疗方法。脾为阴中之至阴，非阴中之阳不升，土有敦厚之性，非曲直之木不达。肝气升发，疏达中土，以助脾升清运化，胃受纳腐熟。肝疏泄失常一为不及，二为太过，不及则肝气郁结，引起情志抑郁；太过则肝气上逆，急躁易怒。因此，注重条达肝气，舒畅情志，不仅能够疏肝，保障肝正常的疏泄功能，也能起到健脾的作用。因此，钱秋海教授提出健脾疏肝为单纯性肥胖的治疗大法。

钱秋海教授结合现代医学，认为肥胖引起的代谢功能紊乱如胰岛素抵抗、高脂血症、动脉粥样硬化、高血压和肾功能障碍等的初始的共同病理基础为糖耐量异常，根据糖耐量异常的各种症状，如口干、多饮、向心性肥胖、食欲亢盛等，则应对应中医学的“脾瘅”。“脾瘅”最早见于《黄帝内经》，《素问·奇病论》云：“有病口甘者，病名为何？何以得之？岐伯曰：此五气之溢也，名曰脾瘅。夫五味入口，藏于胃，脾为之行其精气津液在脾，故令人口甘也，此肥美之所发也，此人必数食甘美而多肥也。肥者，令人内热，甘者令人中满，故其气上溢，转为消渴。”表明脾瘅与先天禀赋、饮食、运动、情志、劳累等有关，其病机主要为脾虚胃热，脾胃升降失司。痰浊膏脂生内热，湿热内蕴，伤耗阴液，进一步发展可成为消中之疾，发展为糖尿病。治疗应注重早期预防为主，后期治疗为辅的基本原则。治疗时应先分虚实，虚者多为脾虚夹湿、气阴两虚为主；实证则以肝郁气滞、痰湿中阻等为主，因此，健脾疏肝亦能起到治疗的作用。

二、方药心法

（一）分证论治

1. 胃热滞脾证

症状体征：多食，消谷善饥，形体肥胖，脘腹胀满，面色红润，心烦头昏，口干口苦，胃脘灼痛，嘈杂，得食则缓。舌红苔黄腻，脉弦滑。

治法：清胃泻火，佐以消导。

代表方：小承气汤合保和丸加减。小承气汤通腑泄热，行气散结，用于胃肠有积热，热邪伤津而见肠中有燥屎者；保和丸重在消食导滞，用于食积于胃而见胃气不和者。两方合用，有清热泻火、导滞化积之功，使胃热除，脾湿化，水谷精微归于正化。

常用药：大黄、连翘、黄连、枳实、厚朴、山楂、神曲、莱菔子、陈皮、半夏、茯苓等。

随证加减：肝胃郁热，症见胸胁苦满，烦躁易怒，口苦舌燥，腹胀纳呆，月经不调，脉弦，可加柴胡、黄芩、栀子；肝火致便秘者，加更衣丸。食积化热，形成热，内肠胃，而致腹胀满，大便秘结，或泄泻，小便短赤，苔黄腻，脉沉有力，可用积实导滞丸或木香槟榔丸。湿热郁于肝胆，可用龙胆泻肝汤。风火积滞壅积肠胃，表里俱实者，可用防风通圣散。

2. 痰湿内盛证

症状体征：形盛体胖，身体重着，肢体困倦，胸膈痞满，痰涎壅盛，头晕目眩，口干而不欲饮，嗜食肥甘醇酒，神疲嗜卧。苔白腻或白滑，脉滑。

治法：燥湿化痰，理气消痞。

代表方：导痰汤加减。本方燥湿化痰和胃，理气开郁消痞，适用于痰湿内盛，气机壅滞之肥胖。

常用药：半夏、制南星、生姜、橘红、枳实、冬瓜皮、泽泻、决明子、莱菔子、白术、茯苓、甘草等。

随证加减：湿邪偏盛者，可加苍术、薏苡仁、赤小豆、防己、车前子；痰湿化热，症见心烦少寐，纳少便秘，舌红苔黄，脉滑数，可酌加竹茹、浙贝母、黄芩、黄连、瓜蒌仁等，并以胆南星易制南星；痰湿郁久，壅阻气机，以致痰瘀交阻，伴见舌暗或有瘀斑者，可酌加当归、赤芍、川芎、桃仁、红花、丹参、泽兰等。

3. 脾虚不运证

症状体征：肥胖臃肿，神疲乏力，身体困重，胸闷脘胀，四肢轻度水肿，晨轻暮重，劳累后明显，饮食如常或偏少，既往多有暴饮暴食史，小便不利，便溏或便秘。舌淡胖，边有齿印，苔薄白或白腻，脉濡细。

治法：健脾益气，渗利水湿。

代表方：参苓白术散合防己黄芪汤加减。参苓白术散健脾益气渗湿，适用于脾虚不运之肥胖；防己黄芪汤益气健脾利水，适用于气虚水停之肥胖。两方相合，健脾益气作用加强，恢复脾的运化功能，以杜生湿之源，同时应用渗湿利水之品，祛除水湿以减肥。

常用药：党参、黄芪、茯苓、白术、大枣、桔梗、山药、扁豆、薏苡仁、莲子肉、陈皮、砂仁、防己、猪苓、泽泻、车前子等。

随证加减：脾虚水停，肢体肿胀明显者，加大腹皮、桑白皮、木瓜，或加入五皮饮；腹胀便溏者，加厚朴、陈皮、广木香以理气消胀；腹中畏寒者，加肉桂、干姜等以温中散寒。

4. 脾肾阳虚证

症状体征：形体肥胖，颜面虚浮，神疲嗜卧，气短乏力，腹胀便溏，自汗，气喘，动则更甚，畏寒肢令，下肢水肿，尿昼少夜频。舌淡胖，苔薄白，脉沉细。

治法：温补脾肾，利水化饮。

代表方：真武汤合苓桂术甘汤加减。真武汤温阳利水，适用于肾阳虚衰，水气内停之肥胖；苓桂术甘汤健脾利湿，温阳化饮，适用于脾虚湿聚饮停之肥胖。两方合用，共奏温补脾肾、利水化饮之功。

常用药：附子、桂枝、茯苓、白术、白芍、甘草、生姜等。

随证加减：气虚明显，伴见气短，自汗者，加人参、黄芪；水湿内停明显，症见尿少水肿，加五苓散，或泽泻、猪苓、大腹皮；若见畏寒肢冷者，加补骨脂、仙茅、淫羊藿、益智仁，并重用肉桂、附子以温肾祛寒。

临床本型肥胖多兼见合并症，如胸痹、消渴、眩晕等，遣方用药时亦可参照相关疾病辨证施治。

（二）单味药

1. 黄芪

黄芪味甘，性微温，归脾、肺经，为豆科植物蒙古黄芪或膜荚黄芪的干燥根。本品善入脾胃，为补中益气要药。脾气虚弱，倦怠乏力，食少便溏者，可单用熬膏服，或与党参、白术等补气健脾药配伍。现代药理研究黄芪能促进机体代谢、抗疲劳、促进血清和肝脏蛋白质的更新；有明显的利尿作用，能消除实验性肾炎尿蛋白；能改善贫血动物现象；能升高低血糖，降低高血糖；能兴奋呼吸；能增强和调节机体免疫功能，对干扰素系统有促进作用，可提高机体的抗病力；能增强心肌收缩力，保护心血管系统，抗心律失常，扩张冠状动脉和外周血管，降低血压，能降低血小板黏附力，减少血栓形成；还有降血脂、抗衰老、抗缺氧、抗辐射、保肝等作用。

2. 柴胡

柴胡味苦、辛，性微寒，归肝、胆经，为伞形科植物柴胡或狭叶柴胡的干燥根。本品善于祛邪解表退热和疏散少阳半麦半里之邪，对于外感表证发热，无论风热、风寒表证，皆可使用。现代药理研究发现，柴胡具有镇静、安定、镇痛、解热、镇咳等广泛的中枢抑制作用。柴胡及其有效成分柴胡皂苷有抗炎作用，其抗炎作用与促进肾上腺皮质系统功能等有关。柴胡皂苷又有降低血浆胆固醇作用。柴胡有较好的抗脂肪肝、抗肝损伤、利胆、降低转氨酶、兴奋肠平滑肌、抑制胃酸分泌、抗溃疡、抑制胰蛋白酶等作用。此外，柴胡还有抗感冒病毒、增加蛋白质生物合成、抗肿瘤、抗辐射及增强免疫功能等作用。柴胡中的有效成分可能通过相关靶点，调节 HIF-1、PI3K-AKT 信号通路，从而影响葡萄糖代谢、改善胰岛素抵抗、促进血管生成和修复而调节糖类代谢[160]。

3. 山楂

山楂味酸、甘，性微温，归脾、胃、肝经，为蔷薇科植物山里红或山楂的成熟果实。本品功善消食化积，能治各种饮食积滞，尤为消化油腻肉食积滞之要药。如《简便方》即以单味煎服，治食肉不消。若配莱菔子、神曲等，可加强消食化积之功。若配木香、青皮以行气消滞，治积滞脘腹胀痛，如匀气散（《证治准绳》）。现代药理研究证实，山楂能够减少体内的白色脂肪组织积累，促进其褐变且不良反应少。口服山楂果皮提取物和山楂肉多酚提取物可有效减轻高果糖肥胖小鼠的体重、肝重和脂肪质量，降低脂肪酸合成关键酶 FAS 的表达。含有山楂的草药配方降低高脂饮食诱导的小鼠体重和脂肪垫质量（附睾、肾周和腹股沟）以及肝脏质量，通过改善肥胖大鼠的肝脂代谢和胰岛素抵抗以减轻饮食诱导的肥胖。因此，山楂主要通过促经脂质代谢和胰岛素抵抗治疗肥胖症[220]。

4. 荷叶

荷叶味苦、涩，性平，为莲的叶片。《证治要诀》记载“荷叶服之，令人瘦劣”，可见中国自古以来就将荷叶奉为瘦身的良药。现代药理研究荷叶总生物碱能显著降低高脂血症大鼠的体重，显著降低 TG、TC、LDL-C 含量，显著降低谷草转氨酶（AST）、谷丙转氨酶（ALT）活性以及动脉粥样系数，升高 HDL-C/TG。荷叶提取物能有效地降低前脂肪细胞 TG 的积累，且能减少 ADD1/SREBP-1C 信号，从而抑制前脂肪细胞的分化能力。通过高胆固醇血症小鼠模型研究表明，荷叶经 20% 乙醇提取后，其提取物能最大限度地抑制胆固醇的堆积并降低脂质的含量，从而预防高胆固醇血症[221]。

5. 枸杞子

枸杞子味甘，性平，入肝、肾经，为茄科植物宁夏枸杞的成熟果实。本品能滋肝肾之阴，为平补肾精肝血之品。治疗精血不足所致的视力减退、内障目昏、头晕目眩、腰膝酸软、遗精滑泄、耳聋、牙齿松动、须发早白、失眠多梦以及肝肾阴虚，潮热盗汗、消渴等证的方中都颇为常用。可单用，或与补肝肾、益精补血之品配伍。现代药理学研究表明，枸杞子具有增强免疫力、抗衰老、抗肿瘤、抗疲劳、降糖调脂、神经保护等药理作用。枸杞多糖能改善 GLUT4 的表达水平，提高外周细胞对葡萄糖的摄取，肌醇还能上调葡萄糖激酶表达水平，提高胰岛素敏感性，改善葡萄糖代谢；枸杞子乙酸乙酯提取物能明显降低肥胖大鼠氧化应激和炎症反应，降低丙二醛、TNF-α、IL-1β、IL-6 水平，提高 SOD、过氧化氢酶（CAT）和 GSH-Px 活性，显著降低体重和血脂水平，降低血清胰岛素和葡萄糖水平，发挥抗肥胖的作用[222]。

6. 决明子

决明子味甘、苦、咸，性微寒，善入肝、肾、大肠经，为豆科植物决明或小决明的干燥成熟种子。本品主入肝经，功善清肝明目而治肝热目赤肿痛、羞明多泪；配山萸肉、生地黄等药，可用治肝肾阴亏，视物昏花、目暗不明，如决明散（《银海精微》）。现代药理研究证实，决明子具有降压、调脂、保肝明目、抑菌、抗氧化等作用，主要用于治疗眼部疾病、便秘、高血脂、高血压及糖尿病[223]。低浓度的决明子水提物对营养性肥胖有一定抑制作用，并且不会导致便秘、不影响食欲。动物试验表明，起减肥效果的是决明子中新决明内酯成分，能够抑制脂类代谢，从而使体重减轻。HepG2细胞基因表达图谱显示决明子中还有46个与脂类代谢、蛋白质代谢相关基因[224]。

7. 丹参

丹参味苦，性微寒，归心、心包、肝经，为唇形科植物丹参的干燥根及根茎。《本草纲目》谓其“能破宿血，补新血”，《妇科明理论》有“一味丹参散，功同四物汤”之说。临床常用于月经不调、经闭、痛经及产后瘀滞腹痛。因其性偏寒凉，对血热瘀滞之证尤为相宜。现代药理研究证实，丹参能抗心律失常，扩张冠状动脉，增加冠状动脉血流量，调节血脂，抗动脉粥样硬化；能改善微循环，提高耐缺氧能力，保护心肌；可扩张血管，降低血压；能降低血液黏度，抑制血小板聚集，对抗血栓形成；能保护肝细胞损伤，促进肝细胞再生，有抗肝纤维化作用；能改善肾功能、保护缺血性肾损伤。丹参酮Ⅰ可通过抑制早期脂肪形成来防止高脂饮食诱导的肥胖，从而改善糖代谢和胰岛素敏感性。丹参酮ⅡA在不改变食物摄取量的情况下降低LDL与HDL的比例、脂肪量和体重，提高葡萄糖耐量，抑制脂肪细胞分化和体重增加，可防止高脂饮食诱导的小鼠肥胖，也可以降低db/db（瘦素受体纯合基因突变）小鼠的血糖水平和体重。丹参通过调节AMPK/ACC信号通路，抑制PPAR的活性，促进白色脂肪细胞褐变来防止肥胖。丹参酮ⅡA可通过增加线粒体在脂肪组织中的含量、增强能量消耗，来减轻体重并改善肥胖和糖尿病小鼠模型的胰岛素敏感性和代谢紊乱[225]。

8. 白术

白术味苦、甘，性温，归脾、胃经，为菊科植物白术的根茎。本品能健脾益气、燥湿利水、止汗、安胎，用于治疗脾虚食少、腹胀泄泻、痰饮眩悸、水肿、自汗、胎动不安等，素有“补脾第一要药”之称。现代药理研究表明，白术具有免疫调节、抗肿瘤、抗氧化、肝脏保护、胃肠功能调节、神经保护、降血糖和生长促进等作用。白术提取物能够增强小鼠骨骼肌 C2C12 细胞对葡萄糖的摄取能力，并改善胰岛素抵抗。白术提取物改善糖代谢的机制是其能显著增加 GLUT4 的蛋白水平，并促进 GLUT4 易位至质膜，激活 AMPK 和 PI3K/AKT 途径[226]。白术挥发油能有效降低代谢综合征大鼠血清中 TG、TC、FINS、空腹血糖和 LDL-C 水平，提高胰岛素敏感性和 HDL-C 的含量。白术挥发油可以有效改善代谢综合征大鼠的糖脂代谢[227]。

9. 茯苓

茯苓味甘、淡，性平，入脾、心、肾、肺经，为非褶菌目多孔菌科真菌茯苓的干燥菌核。《神农本草经》将其列为上品，载：“主胸胁逆气，忧恚，惊邪恐悸，心下结痛，寒热，烦满，咳逆，口焦舌干，利小便。久服安魂养神，不饥，延年。”经研究证明，茯苓胞外多糖可显著促进高胰岛素抵抗的肝癌 HepG2 细胞葡萄糖消耗，加速其糖原合成，并且在适宜浓度时，还可以抑制 α- 葡萄糖苷酶活性。茯苓水不溶性多糖能够增加肠道中的丁酸盐水平，上调回肠黏膜蛋白和紧密连接蛋白的表达，而改善肠道黏膜完整性，其机制主要通过调节肠道菌群，改善糖脂代谢，减轻炎症和肝脏脂肪病变。茯苓酸可以诱导 GLUT4 的表达，并刺激 GLUT4 从细胞内小泡重新分布到脂肪细胞的质膜上，上调胰岛素受体底物 1（IRS-1）、AKT 和 AMPK 磷酸化水平，还可以诱导分化脂肪细胞中三酰甘油的积累和抑制脂肪分解作用[228]。

10. 薏苡仁

薏苡仁味甘、淡，性凉，归脾、胃、肺经，为禾本科植物薏苡的干燥成熟种仁。本品淡渗甘补，既利水消肿，又健脾补中。常用于脾虚湿盛之水肿腹胀，小便不利，多与茯苓、白术、黄芪等药同用；治水肿喘急，如《独行方》与郁李仁汁煮饭服食；治脚气水肿可与防己、木瓜、苍术同用。现代药理研究显示，薏苡仁具有抗肿瘤、抗炎、镇痛、降血糖、提高机体免疫、抗菌和调血脂等多方面药理活性。薏苡仁多糖能降低大鼠血清中瘦素的含量，同时升高血清中脂联素含量，使得薏苡仁多糖对氯氮平诱导的大鼠糖脂代谢紊乱模型能明显的减轻体重、改善体征、降低空腹血糖和餐后 2 小时血糖水平。用含薏苡仁油和高胆固醇饲料喂养大鼠后，血浆 TC、LDL−C、胰岛素、瘦蛋白和丙二醛浓度和脂肪组织重量均有下降[229]。

（三）对药

1. 荷叶 − 泽泻

荷叶味苦，性平，归肝、脾、胃经，功效为清暑化湿、升发清阳、凉血止血。《本草纲目》曰："生发元气，裨助脾胃，涩精浊，散瘀血，清水肿、痈肿，发痘疮。"泽泻性寒，味甘、淡，归肾、膀胱经，具有利水渗湿、泄热、化浊调脂之功效。《长沙药解》云："泽泻下降为阴，专主渗泄，宜入膀胱诸经。其行水之功过于猪苓。"二药相配，清阳得升，浊阴得降，增强淡渗利湿、化浊降脂之功。钱秋海教授认为痰、湿、膏、脂既是肥胖的病理产物，也是肥胖的致病因素，因此很重视利湿化浊之法。现代药理研究表明，荷叶具有降血脂、减重、拮抗肝损伤、抑制脂肪肝的作用[221]，泽泻具有利尿、调脂、抗炎等药理活性[230]。二药相配，清阳得升，浊阴得降，增强淡渗利湿、化浊降脂之功。

2. 茯苓 − 白术

茯苓味甘、淡，性平，归心、脾、肺、肾四经，功效为利水渗湿、健脾和胃、宁心安神。《医学衷中参西录》云："气味俱淡，性平。善理脾胃……盖其性能化胃中痰饮为水液，引之输于脾而达于肺，复下循三焦水道以归膀胱，为渗湿利痰之主药。"白术味甘、苦，性温，归脾、胃二经，功效为健脾益气、利水燥湿，兼能止汗、安胎。《本草通玄》云："白术，补脾胃之药，更无出其右者。"该药对取意于《伤寒杂病论》，皆出自治疗水湿内停证方，如五苓散、苓桂术甘汤等。二药相配，可使中州运转，升降正常，水饮输布，以利湿化痰，同时取其利小便功能，增强利尿，使邪有出路，共奏健脾利湿之功。饮食不节，恣食肥甘厚味或被迫进食过多等原因导致脾脏负担过多，脾胃运化功能失常，脾胃之气升降无度，水谷不化水湿停聚生痰湿，湿流注肌肤形成肥胖。因痰由湿生，湿责之于脾，从而理气健脾以祛痰，标本兼邪而不伤正。现代药理研究表明，茯苓具有调节糖脂代谢的作用[231]，而白术具有调节胃肠道运动、调节肠道微生态、抗炎及保肝等多方面的药效[232]。二药相配，可使中州运转，升降正常，水饮输布，以利湿化痰，同时取其利小便功能，增强利尿，使邪有出路，共奏健脾利湿之功。钱秋海教授认为，脾常不足，饮食不节，恣食肥甘厚味或被迫进食过多等原因导致脾脏负担过多，脾胃运化功能失常，脾胃之气升降无度，水谷不化水湿停聚生痰湿，湿流注肌肤形成肥胖。因痰由湿生，湿责之于脾，从而理气健脾以祛痰，标本兼邪而不伤正。

3. 柴胡－香橼

柴胡辛、苦，微寒，归肝、胆、肺经，功效为疏散退热、疏肝解郁、升举阳气。《药品化义》记载："柴胡，性轻清，主升散，味微苦，主疏肝。"本品升散之性强，与肝木条达之性相合，是疏肝解郁要药。香橼味辛、苦、酸，性温，归肝、脾、肺经，功效为疏肝理气、宽中、化痰。《本草拾遗》载："去气，除心头痰水。"二药相须为用，相得益彰，可调畅气机、升发气机、疏肝解郁，木得土而达。钱秋海教授认为肝主升发调畅气机，推动脏腑的气化；若肝调畅气机的功能失调，可乘脾犯胃，脾胃失健；肝肾同源，肝为肾之子，肝气郁滞，子病犯母，肾开合失度，肝、肾、脾胃功能失常，致使气血津液运化失常，水谷精微不能正常化生为气血津液，而转变为湿、痰、膏等病理产物，浊脂内聚，发为肥胖。《血证论》曰："木之性主于疏泄，食气入胃，全赖肝木之气以疏泄之，而水谷乃化；设肝之清阳不升，则不能疏泄水谷，渗泄中满之证在所不免。"这反映情志失调，肝气郁滞，导致机体气机不畅，是产生肥胖的一个重要因素，因此肥胖治疗也须重视调畅肝气。现代药理研究表明，柴胡、香橼具有抗抑郁作用[233, 234]。钱秋海教授认为肝主升发调畅气机，推动脏腑的气化，情志失调，肝气郁滞，导致机体气机不畅，是产生肥胖的一个重要因素，因此肥胖治疗也须重视调畅肝气。

4. 丹参－川芎

丹参味苦，性微寒，归心、肝经，功效为活血祛瘀、通经止痛、清心除烦、凉血消痈。有"一药功同四物"之说，故其可清、可养、可通补脉道，其清而能降，以畅经络。川芎性温，味辛，归肝、胆、心包经，功效为活血行气、祛风止痛，为“血中之气药”。二药相伍，攻守兼备，活血散瘀、行气通络。钱秋海教授认为“气为血之帅”，活动量少，久坐久卧，中气不足，气机不畅，运血无力，水湿膏脂不能运化，聚生痰湿，发为肥胖；同样，“水病则累血”[235]，阻碍气机，气血运行失畅，瘀血内生，使病情迁延不愈，体重难下。现代药理研究发现，丹参具有改善微循环、降血脂、预防动脉粥样硬化等功效[236]，川芎具有抗炎、抗凝血等药理作用[237]。在临床上该药对可以用于治疗心脑血管疾病，其能够抗动脉粥样硬化、保护血管内皮、抗血栓作用，在活血化瘀方面疗效显著[238]。

5. 茯神－合欢皮

茯神味甘，性微温，入心、脾经，功效为安神宁心、利水。《要药分剂》曰：“治心虚惊悸，健忘，失眠，惊痫，小便不利。”虽与茯苓相似，但以宁心、安神见长。合欢皮味甘，性平，入心、肝、肺经，具有疏肝解郁、悦心安神、活血祛瘀的作用，而无破气伤津之弊。《神农本草经》言合欢皮“主安五脏，和心志，令人欢乐无忧”。二药配伍，升降相宜，枢机得利，养心安神。研究结果表明，睡眠质量会影响身体的新陈代谢，良好的睡眠质量可能会有助于减轻体重[239]。现代药理研究表明，茯神具有宁心安神、抗抑郁的作用[240]，合欢皮具有抗焦虑作用。钱秋海教授认为“人卧则血归于肝”，夜寐不安、昼夜颠倒，则影响肝脏运行，“见肝之病，知肝传脾，当先实脾”，二药合用可达疏肝健脾之效。

6. 土茯苓－威灵仙

土茯苓性味甘、淡、平，归肝、胃、脾经，功效为解毒除湿、通利关节。《本草求真》曰：“治能除湿消水，去清分浊。”威灵仙味辛、咸、微苦，性温，有小毒，归膀胱、肝经，功效为祛风湿、通经络。《本草经疏》云：“主诸风，而为风药之宣导善走者也……风能胜湿，湿病喜燥，故主之也。”二药配伍利湿去浊，通利关节，降尿酸作用。《素问・痹论》曰：“饮食自倍，肠胃乃伤。”有研究表明儿童期超重肥胖，尤其合并胰岛素抵抗，可能会增加高尿酸血症的风险[241]。现代药理作用表明威灵仙具有抗炎镇痛、保肝、降尿酸、降糖的作用[242]，土茯苓具有利尿作用，可以通过促进尿酸排泄以降低血尿酸水平[243]。钱秋海教授认为肥人中满，气血运行不畅再加上过食、嗜食皆致中土壅滞，运化不及，精微堆积，即代谢产物不能自消，形成肥胖相关代谢类疾病，二药合用可达利湿祛浊之效。

（四）角药

1. 茯苓－山楂－大黄

茯苓味甘、淡，性平，归心、脾、肾经，具有利水渗湿、健脾安神的功效，《本草衍义》提到“此物行水之功多，益心脾不可阙也”，可见茯苓利水之有效，又为平补之品。山楂味酸、甘，性微温，归脾、胃、肝经，具有消食化积、行气散瘀的功效，为消化油腻肉食之要药。现代医学研究发现，山楂能增加胃中消化酶的分泌，促进消化，所含脂肪酶可促进脂肪分解，多种有机酸能提高蛋白酶的活性，使肉食易被消化[244]。大黄味苦，性寒，归脾、胃、大肠、肝、心经，具有泻下攻积、清热泻火、止血解毒、活血化瘀的功效。《药品化义》曰：“大黄气味重浊，直降下行，走而不守，有斩关夺门之力，故号将军。”大黄中的泻下有效成分为蒽醌类化合物，主要是番泻苷，作用部位主要在大肠，能增加肠蠕动抑制肠内水分吸收，促进排便[245]。

2. 姜黄－莪术－海藻

肥胖之膏脂为精气过剩所成，少则与精气互相转化，维持平衡，多食少动，过生膏脂则失衡化为痰瘀；从痰瘀治，气血调畅，升降得宜则精气四布，无以蓄积而成过量膏脂。姜黄味辛、苦，性温，《新修本草》曰：“主心腹结积疰忤，下气破血。”现代研究证明姜黄素可减轻肝脂肪变性，改善胰岛素抵抗。莪术辛、苦、温，别称山姜黄，与姜黄同为姜科姜黄属植物。《证类本草》曰：“治一切气，开胃消食……今医家治积聚诸气，为最要之药。”海藻味苦、咸，性寒。《海药本草》曰：“主宿食不消……痰壅，水气浮肿。”现代研究表明，海藻提取物褐藻多酚可通过抑制 Prolyl 异构酶 Pin1，延缓高脂饮食小鼠干细胞向脂肪细胞转化。钱秋海教授认为姜黄与莪术均善下气，姜黄色黄入脾善破血，莪术色青入肝可消食，两药相辅相成，气血同调。海藻是纯阴沉降之品，咸软坚，可涌泄，兼有苦寒，三药合用寒热得宜，使得痰瘀诸邪从小便解，膏脂亦随之消解。三药均为降气之品，脾虚中气不足者慎用。

3. 泽泻 – 荷叶 – 鸡血藤

痰火初期可见热浊困阻中焦，进一步加重蓄积，渐成痰火。泽泻味甘，性寒。《本草经集注》曰："补虚损五劳……消渴、淋沥，逐膀胱三焦停水。"现代研究表明，泽泻水煎剂可改善高脂血症模型大鼠脂代谢[162]。荷叶味苦，性平。《本草备要》云："裨助脾、胃而升发阳气。"荷叶水提物可通过改善大鼠脂肪 PPARγ 和瘦素的表达，刺激脂肪分解[163]。鸡血藤味甘、涩，性平，可除湿、消食，止痛、解毒。三药合用，荷叶升阳，泽泻泻浊，鸡血藤消食，醒脾开胃，清泻热浊。

4. 黄连 – 荔枝核 – 昆布

黄连味苦，性寒，功能清热燥湿，《本草经集注》曰其"俗方多疗下痢及渴"，为治火之主药。荔枝核味甘、涩，性温。《本草纲目》曰："荔枝核入厥阴，行散滞气。"《本草述钩元》曰："入阴而散阳之受滞于阴者。"研究表明，荔枝核具有多成分、多靶点、多通路的降血糖作用。昆布味咸，性寒。《本草经集注》曰："主十二种水肿，瘿瘤聚结气。"钱秋海教授认为湿热为痰火之初，黄连可治痰火，但药力稍显不足，加量使中药口感降低，又易伤正而助虚火。昆布功同海藻，下气而通利水道，配合荔枝核，行气之力更强，且能破凝聚痰湿，使阳气如常运行，而不为阴气所滞，痰无以生，火无以附，配合清热燥湿之黄连，则可竟全功。

5. 法半夏 – 胆南星 – 昆布

痰浊偏盛难解，则需加用此组角药。半夏味辛，性温，有毒。《三指禅》"数"认为："解痰火之数，惟恃法夏。"法半夏为生半夏用甘草石灰液浸泡后干燥而成的炮制加工品，借甘草和中之力，化中焦痰饮之力更强。胆南星为生天南星与动物胆汁炮制合成，味苦、微辛，性凉，主治痰热之证。法半夏与胆南星同为天南星科，作用相近，两者合用可增强化痰散结之力，减少因过量使用而造成的不良反应。昆布为咸寒之品，下气利水。钱秋海教授认为三药合用，使得痰浊实邪重者，更易得愈。

6. 桑白皮－地骨皮－天花粉

阴虚痰火须养阴生津，慎防滋腻生痰，常用此角药行养阴之法。桑白皮味辛、甘，性寒。《本草通玄》曰："泻肺气，而痰水喘嗽皆除，长于利水，乃肺金实则泻其子也。"地骨皮味甘，性寒，为《神农本草经》上品，平补精气，肺肝肾虚热自去，尤善治骨蒸潮热，唯其热深，须重剂而取效。天花粉味甘、微苦、酸，性微寒，亦为《神农本草经》上品，尤善治消渴。《本草汇言》曰："从补药而治虚渴，从凉药而治火渴，从气药而治郁渴，从血药而治烦渴。"钱秋海教授认为三药合用，桑白皮和地骨皮，二皮药性偏泻，可使火从小便解，天花粉药性偏补，补泻得宜，共奏养阴生津之功。脾胃虚寒泄泻者慎用。

7. 水蛭－皂角－蒲黄

水蛭味咸、苦，性平，有毒。《神农本草经》曰："主逐恶血、瘀血、月闭，破血瘕积聚。"皂角味辛、咸，性温。《景岳全书》曰："善逐风痰，利九窍……消谷，导痰……破坚癥，消肿毒及风癣疥癞。"蒲黄味甘，性平。《神农本草经》谓："利小便，止血，消瘀血。"痰火日久，阴血被伤，流通不畅则成瘀，痰瘀互结，杂症丛生。三药合用，水蛭主破血，皂角刺主逐痰，蒲黄清热消瘀，可延缓肥胖非胰岛素依赖型糖尿病相关并发症的发生和发展。

8. 山楂－荷叶－决明子

荷叶味苦，性平，入肝、脾、胃经，具有清热解暑、止血升清的功效，还可用于脾虚不运、腹胀痞满者。决明子味甘、苦，性微寒，入肝经和大肠经，具有清热明目、通便的功效。山楂味酸、甘，性微温，归脾、胃、肝经，具有消食健胃、行气散瘀、化浊降脂的功效。钱秋海教授认为山楂、荷叶、决明子适用于以痰湿壅盛伴有血脂代谢异常倾向的单纯性肥胖者，三者合用可健脾祛浊化瘀，达到健脾轻身的效果。

9. 黄芪－柴胡－升麻

钱秋海教授强调"脾胃为五脏元气之本"，认为"胃中清气在下，必加升麻、柴胡以引之，引黄芪、甘草甘温之气味上升"。黄芪气微温，归肺、脾经，肥胖者，中焦瘀阻，清阳不升，久而肺脾之气受累，黄芪甘温而升阳，最补肺脾之气。柴胡功效与剂量有关，柴胡小量功同升麻能升举阳气，中量可疏肝理气，大量能和解少阳。钱秋海教授认为柴胡配升麻，柴胡升肝胆之清阳，行气于左，醋炒使升中有收，达中焦而止；升麻升阳明之清气，行气于右，蜜制上升外达到中焦而止。黄芪得升柴之力，能补气升阳，甘温除热；可疏少阳、补脾肺。钱秋海教授善于在补土类药中，加入芪升柴，使胃与药得运转升发之力，使补中有升，脾得升阳之力而上输下部，气机运转流布，脾气健运，达到治疗肥胖的疗效。

10. 半夏 - 茯苓 - 陈皮

钱秋海教授认为脾主运化，脾虚，水谷精微运化失常，气血津液不能布散全身，日久生痰，痰阻气机，影响气血运行；痰湿流于肌肤，发为肥胖。陈皮味苦、辛而性温，归肺经、脾经，具有理气消胀、燥湿化痰的功效。茯苓味甘、淡，性平，归心、肺、脾、肾经，具有利水渗湿、健脾和胃、宁心安神的功效。陈皮味辛、苦，性温，归脾、肺经，具有健脾和胃、行气宽中、降逆化痰的功效。半夏、陈皮、茯苓三药合用具有健脾燥湿化痰之功，可用于素体痰湿为主的单纯性肥胖者。

（五）经验方

1. 大柴胡汤

本方由柴胡、黄芩、白芍、半夏、生姜、枳实、大枣、大黄组成。方中重用柴胡，清散半表半里之郁结，柴胡“禀少阳生发之气，为足少阳主药，而兼治足厥阴，肝气不舒畅者，此能舒之，胆火甚炽盛者，此能散之”，故以柴胡疏少阳之郁结；柴芩相配既可清少阳之里热，又可除中焦之邪热，再配以白芍疏补结合，缓和柴胡之升散耗阴。大黄、枳实为小承气之化裁，大黄苦寒泻热通便，下胃肠积滞；枳实苦泻辛散，下气消痞除胀，又除胃肠无形气痞，二药合用，共泻阳明经之邪热。生姜配伍半夏，和胃降逆，化痰除痞，皆为佐药；大枣甘温补脾和胃、益气生津，亦能调和药性。诸药相配可和解枢机，疏肝解郁，通利腑气，俾痰湿运化、气机畅通，从而使水谷精微正常疏布，痰湿热邪尽去，故肥胖得以消减。大柴胡汤是治疗少阳、阳明合病的经方，具有疏肝解郁、通腑泄热、调畅气机的功效，与过食膏粱厚味而致肝郁中满内热的肥胖病机颇为吻合[246]。钱秋海教授认为若形盛体胖、头晕目眩者，可用制南星涤痰；形弛肉松、肢倦乏力者，可以加山楂、炒麦芽消食化滞以调血脂。

2. 参苓白术散

本方由莲子肉、薏苡仁、砂仁、桔梗、白扁豆、茯苓、人参、炙甘草、白术、山药组成。方中人参、白术、茯苓益气健脾渗湿为君。配伍山药、莲子肉助君药以健脾益气，兼能止泻；并用白扁豆、薏苡仁助白术、茯苓以健脾渗湿，均为臣药。更用砂仁醒脾和胃，行气化滞，是为佐药。桔梗宣肺利气，通调水道，又能载药上行，培土生金；炙甘草健脾和中，调和诸药，共为佐使。综观全方，补中气，渗湿浊，行气滞，使脾气健运，湿邪得去，则诸症自除。对脾虚湿困肥胖者，用参苓白术散以健脾益气化湿，治疗后患者体重指数下降[247]。钱秋海教授认为体胖湿重者往往苍术和白术、黄芪和黄柏共用，以配合参芪共奏健脾助运化湿之效。

3. 防己黄芪汤

本方由黄芪、防己、白术、甘草、生姜、大枣组成。黄芪既能补气又能固摄表虚，配伍防己，二者攻补兼施，共奏益气利水之功；白术甘温补中，苦可燥湿，助防己利水以消肿，又协黄芪，使补气与健脾结合，益卫固表；甘草既能调和诸药，又能协助黄芪、白术补气；加之生姜和大枣能增强益气健脾，宣发水气之功。诸药合用，益气健脾以扶正，祛风利水以攻邪。防己黄芪汤在减轻体重，改善血脂，调节血糖，降低血压，缓解肥胖并发症等方面疗效明确[248]。钱秋海教授认为若湿浊较重，症见胀满、苔厚浊腻者，则重用黄芪、白术、茯苓已健脾祛湿，同时加用祛风药羌活、独活等，以达祛风祛湿之效。

4. 苓桂术甘汤

本方由茯苓、桂枝、白术、甘草组成。方中茯苓甘淡健脾祛湿，既能够消除体内聚集之痰湿水饮，又可以健脾杜绝生痰之源；桂枝辛温能温阳化气，苓桂相伍，一利一温，增强温化渗湿作用；白术苦温，能够健脾燥湿，与茯苓相须为用，增强培土制水之功；甘草与桂枝合用辛甘化阳，增强甘温益气之功；与白术合用可以增加益气健脾之力。临床应用治疗脾虚痰湿型肥胖者，能够减轻体重，调节糖脂代谢紊乱及改善胰岛素抵抗[249]。钱秋海教授认为干姜温补脾阳，祛散寒邪；白术、甘草补气健脾祛湿；桂枝辛温通阳利水以达温补脾肾、运化痰湿之效。若气虚明显，伴气短、自汗者，则人参、黄芪并用以健脾益气。

5. 真武汤

本方由茯苓、白芍、白术、生姜、附子组成。方中附子温肾助阳利水，兼温脾土；白术健脾利湿，令水气从小便出；茯苓、白术补脾祛湿利水；生姜既助附子温阳散寒，又助茯苓、白术健脾化湿；白芍和里益阴。用于治疗阳虚水湿内停之肥胖[250]。现代药理研究证实，真武汤提取物能够抑制试验性肥胖大鼠的体重增长，降低李氏指数、睾周脂肪垫重量和脂肪细胞体积，表现出一定的减肥作用[251]。钱秋海教授认为真武汤全方体现了阴求阳则生化无穷的原则，有温阳利水、健脾燥湿之功。

6. 二陈汤

本方由半夏、橘红、茯苓、甘草、生姜、乌梅组成。因方中陈皮、半夏贵其陈久，则无燥散之患，故得名二陈汤。本方具有燥湿化痰、理气和中的作用，主治痰湿之证。研究证实二陈汤及其加减方对单纯性肥胖和继发性肥胖均有一定作用，可减轻体重，改善胰岛素抵抗，降低血脂尤其是 TG、TC 含量，减轻临床症状[252]。钱秋海教授认为湿热较重者可加用黄芩、黄连，以达清热而不碍湿、燥湿而不助热之效。

7. 平胃散

本方由苍术、厚朴、陈皮、甘草组成。其中陈皮理气下痰，去脾胃之湿；苍术运脾祛湿，又能补气；厚朴除湿而能散气之郁滞，亦能宽中消胀，下气益气；甘草春苗夏叶秋花冬实，得四气之全，其色黄味甘，能协土德，和众气，无处不到，无邪不祛，兼能存津液，以防诸药过燥伤脾胃，上述药合用，大有健脾行气、化湿导滞之功。研究证实，平胃散能调整非胰岛素依赖型糖尿病合并腹型肥胖患者体内异常表达的炎症因子，从而改善紊乱的炎症反应状态[253]。钱秋海教授认为，痰湿阻滞内生瘀血者，加用活血化瘀之品，如桃仁、红花、当归等，能起到走窜通达、破血行气、化瘀散结的效果。

三、临床经验

1. 肥胖（脾虚兼夹痰湿证）

崔某，女，40岁。2020年1月2日初诊。

现病史：自诉孕后4年来体重逐渐增加，孕2产2，现月经正常，伴多汗、乏力、嗜睡、脱发、记忆力减退；口干，口中黏腻，纳眠可，大便不成型、质黏，夜尿每晚2～3次。体重75 kg，身高155 cm，BMI 31.21 kg/m^2。舌淡、苔白腻，脉细滑。

体格检查：神志清楚，甲状腺无肿大、未闻及血管杂音。心肺（－），腹部膨隆，未见胃肠型及蠕动波，腹部触诊（－），腹部叩诊（－），肠鸣音正常，脊柱生理弯曲存在，四肢无畸形，双下肢无水肿，生理反射存在，病理反射未引出。

中医诊断：肥胖（脾虚兼夹痰湿证）；西医诊断：肥胖症。

治法：健脾利湿化痰。

处方：黄芪20 g，党参15 g，山药20 g，茯苓20 g，红曲12 g，生山楂15 g，荷叶20 g，炒决明子20 g，泽泻20 g，当归15 g，丹参15 g，麸炒白术15 g，陈皮15 g，法半夏10 g，山萸肉15 g，盐杜仲15 g，制何首乌15 g，荔枝核15 g，生甘草5 g。7剂，每日1剂，水煎，分3次，每次150 mL温服。嘱坚持适量运动，控制饮食，保持心情舒畅。

二诊：患者诉口干稍改善，仍有黏腻感，大便成形。效不更方，继续服用2个月余。

三诊：体重减至70 kg，口干，余诸症减轻，诉偶有呕哕泛恶、头晕乏力感，调整原方泽泻为15 g、决明子15 g，加用佩兰、石菖蒲各15 g，继续服用2个月余。

四诊：体重减至66 kg，诸症减轻，身体状态较初诊时明显好转。目前患者未出现体重反弹，随诊。

按语：本病属脾虚痰湿型肥胖。患者久居湿地，加之伴多汗、乏力、嗜睡，钱秋海教授考虑患者为素体湿盛、脾气亏虚，故以健脾利湿化痰为法。方中以黄芪、泽泻为君，一补一泄，扶正祛邪，共奏益气健脾、利湿泄浊之效，合并经方二陈汤理气化痰。因其孕后出现体重增加，且出现脱发、记忆力减退，夜尿 2～3 次，考虑合并有肾精亏虚、肾气不足之证，故加入补肾益精之山萸肉、盐杜仲、制何首乌，更加山药补脾肾气阴，决明子清肝益肾。久病成瘀，予当归、丹参活血化瘀，红曲、生山楂化瘀消积健脾，荷叶升脾中清阳、除郁热陈腐之气。患者初诊自诉口干，为防治肥胖后期可能出现的消渴并发症，加入荔枝核降脂、保护胰岛功能、改善糖代谢，即所谓未病先防。二诊见其收效佳，效不更方。三诊适当减少泽泻、决明子用量，旨在防清利太过，耗伤正气；时已仲夏，湿热秽浊之气熏蒸，故加入佩兰、石菖蒲芳香化浊之品以醒脾。

2. 肥胖（湿热瘀结证）

刘某，男，22 岁。2021 年 4 月 20 日初诊。

主诉：体重异常增加 3 年。

现病史：患者 3 年前参加工作后开始发胖，最重达 145 kg，后自行运动加饮食调理，效果不明显。平素熬夜，喜食夜宵。身高 180 cm，体重 145 kg，BMI 44.7 kg/m^2，血压 156/92 mmHg，尿酸 518.34 μmol/L，TC 6.02 mmol/L，空腹血糖、HbA1c、肝功能、肾功能等未见明显异常。现症见精神可，形体肥胖，肌肉松软，口干多饮，平素感压力大，易焦虑，纳眠可，小便正常，大便黏腻，每日一二行。舌体胖大，质暗红，有齿痕，苔黄腻，脉滑。

体格检查：神志清楚，甲状腺无肿大、未闻及血管杂音。心肺（－），腹部膨隆，未见胃肠型及蠕动波，腹部触诊（－），腹部叩诊（－），肠鸣音正常，脊柱生理弯曲存在，四肢无畸形，双下肢无水肿，生理反射存在，病理反射未引出。

中医诊断：肥胖病（湿热瘀结证）；西医诊断：肥胖症。

治法：清热燥湿，理气活血。

处方：黄柏 20 g，苍术 20 g，薏苡仁 20 g，牛膝 20 g，麸炒白术 15 g，法半夏 9 g，陈皮 10 g，茯苓 30 g，佛手 10 g，厚朴 15 g，砂仁（后下）

10 g，紫苏梗 10 g，水蛭 5 g，虻虫 5 g，炙甘草 10 g。14 剂，每日 1 剂，水煎服，早晚温服。嘱患者禁食夜宵，每天规律运动 1 ~ 2 小时，控制饮食，规律作息，保证充足睡眠。

二诊：体重 143 kg，较前下降 2 kg，血压 130/80 mmHg。诸症减轻，口周少许散在粉刺，多食易饥，纳眠可，小便正常，大便质软成形，每日二行。舌红，苔黄腻，脉滑。守前方，加黄连 20 g。14 剂，煎服法同前。

患者每个月定期复诊，方药随症化裁，2021 年 5 月 28 日复诊体重 138 kg（较前下降 5 kg）。2021 年 6 月 23 日复诊体重 133.4 kg（较前下降 4.6 kg），随诊至 2021 年 7 月 26 日体重 127.9 kg（较前下降 5.5 kg），BMI 39.5 kg/m^2，血压 132/87 mmHg。患者 3 个月余体重下降 17.1 kg，其他不适症状基本消失，身体状态较初诊时明显好转。后多次电话随访患者体重保持在 126 ~ 127 kg，未见反弹。

按语：本案患者体重基数较大，考虑患者既往有高尿酸血症、高脂血症、高血压病史，钱秋海教授根据辨证及结合生化检查，制订最佳治疗方案。予清热燥湿、理气活血，进行辨证施治。该患者青年男性，体质壮盛，平时喜食肥厚油腻之品，生活无规律，工作压力大，失于运动，脾脏受损，布散精微物质功能下降，痰湿渐生，痰脂膏浊质地黏腻，聚集不易消散，气血运行不畅，日久发为肥胖。脾胃失司日久，肌肉失于滋养，痰脂膏浊堵塞于皮肉玄府之间，故见形体肥胖，肌肉松软；痰湿蕴脾，久则化热，湿热阻滞气机，影响血行，瘀血内生，气郁生热，痰湿、瘀血久郁亦生热，是为瘀热陈腐之气，更碍清阳敷布，阴津化生，故口干多饮；体内痰湿瘀热蕴结，影响肝气疏泄，故平素感压力大，易焦虑；湿性重浊黏腻，湿性趋下，湿热壅滞胃肠，致胃肠化物功能降低，水谷停留胃肠，湿热熏蒸，故大便黏腻。舌红，苔黄腻，脉滑均为湿热瘀结之象。治疗以清热燥湿、理气活血为法，在四妙散合抵当汤基础上随证加减。方中黄柏清热燥湿，为君药。苍术、薏苡仁、白术、茯苓健脾祛湿；陈皮与半夏合为二陈汤，燥湿化痰，理气健脾；厚朴既可燥湿消痰，又可下气宽中；厚朴、陈皮、苍术又可合为平胃散，燥湿运脾，行气和胃，以上均为臣药。水蛭、虻虫、牛膝活血祛瘀；砂仁化湿行气；紫苏梗理气宽中，亦可加强肺脏宣发肃降以助脾胃散精；佛手疏肝理气，化痰和中，以上均为佐药。炙甘草为使调和诸药。纵观全方，燥湿与清热药并用，则能祛中焦湿热之邪，使湿与热邪俱去，稍加性温行气药，既可调理气机，恢复脾胃升降，又可防止寒凉伤胃。而除湿热之外，本病日久还存在瘀血、气郁之证，舌质暗红则为内有瘀血之象，行气药与活血药物同用则气行血畅，气血和顺，脏腑安和，三焦通达无阻，有助于精微四布之功。二诊时患者诉口周少许散在粉刺，是由于湿热互结上蒸颜面所致；多食易饥，是由于胃热消灼，水谷腐熟过于常人。因而加黄连清热燥湿，泄亢盛有余之胃火，则胃火降，食欲减，肥自消。后随访时患者诸症减轻，然病机未变，故守方继进。整个病程中，钱秋海教授围绕主证治以清热燥湿，理气活血，肝脾同调，气血同治，取得了较好的疗效。

3. 肥胖（痰热瘀结证）

陈某，女，34 岁。2021 年 5 月 22 日初诊。

主诉：1 年前患者无明显诱因体重进行性增加。

现病史：身高 163 cm，体重 75 kg，BMI 28.23 kg/m^2。实验室检查：①葡萄糖耐量试验：血糖 0、0.5、1、2、3 小时分别为 7.98、12.36、19.16、18.57、15.17 mmol/L；②胰岛素分时试验：胰岛素 0、0.5、1、2、3 小时分别为 152.6、562.5、767.1、877.9、491.5pmol/L。现症见倦怠乏力，形体肥胖，头面多汗，晨起口苦，无口干，食欲旺盛，食后腹胀，眠一般，多梦，大便不畅，黏滞不爽，每日二行，舌质暗红，苔黄腻，脉滑。

体格检查：神志清楚，甲状腺无肿大、未闻及血管杂音。心肺（－），腹部膨隆，未见胃肠型及蠕动波，腹部触诊（－），腹部叩诊（－），肠鸣音正常，脊柱生理弯曲存在，四肢无畸形，双下肢无水肿，生理反射存在，病理反射未引出。

中医诊断：肥胖病（痰热瘀结证）；西医诊断：肥胖症。

治法：化痰降浊，理气活血。

处方：黄连 20 g，法半夏 9 g，陈皮 15 g，竹茹 15 g，枳实 10 g，茯苓 20 g，知母 10 g，黄芪 30 g，水蛭 5 g，虻虫 5 g，酒大黄（后下）5 g，桃仁

10 g，益母草 30 g，甘草 10 g。14 剂，每日 1 剂，水煎服，早晚温服。嘱患者调畅情志，适当运动，饮食均衡，规律作息。

二诊：诉倦怠乏力较前减轻，无口干、口苦，汗多、腹胀好转。舌质暗红，苔薄腻微黄，脉滑。体重 72 kg，较前下降 3 kg。守前方，去知母、益母草、竹茹，加桂枝 10 g。14 剂，煎服法同前。

三诊：诉诸症减轻，偶有腹胀。舌质暗红，苔薄腻微黄，脉滑。体重 70.1 kg，较前下降 1.9 kg。予二诊方去虻虫，加佛手 15 g、川芎 15 g。14 剂，煎服法同前。患者每个月定期复诊，方药随症化裁，随诊至2021年9月28日，体重 65.2 kg，BMI 24.54 kg/m^2，其他不适症状基本消失，身体状态较初诊时明显好转。后电话随访患者诸症自平，体重未见反弹。

按语：本案患者为青年女性，钱秋海教授考虑患者素来嗜食肥甘厚味，饮食无节，运动过少，致脾运失健，痰湿膏脂积聚，发为肥胖。湿性重浊黏腻，困遏脾阳，四肢肌肉被湿邪黏滞，则见倦怠乏力；痰湿蕴而化热，痰热扰心，故见多梦；中焦湿热，影响肝胆气机升降，湿热上攻于口，故见口苦；湿热熏蒸，循经上越，迫津外泄，故见头面汗多；胃有实火故见食欲旺盛；痰湿阻于中焦，脾脏运化水谷功能障碍，清阳不升，浊阴不降，故见食后腹胀；湿热之邪下注肠道，大肠传导失司，则大便不畅，黏滞不爽；痰湿阻滞气机，影响气血运行，瘀血内生，痰湿、瘀热交结，故见舌质暗红，苔黄腻，脉滑。治疗当从化痰降浊，理气活血着手，辅以补脾益气，恢复脾胃升清降浊功能，使机体达到阴平阳秘状态。方中黄连燥湿清热，法半夏燥湿化痰，黄连、半夏苦辛合用，升清降浊，调理阴阳，为君药；枳实消痰行气，竹茹化痰清热，陈皮理气、燥湿、化痰，茯苓健脾、渗湿、消痰，黄芪益气健脾，以绝生痰之源，水蛭、虻虫活血祛瘀，以上均为臣药；佐以桃仁既可祛瘀，又可辅助通便，配以大黄泄下瘀热，使湿热瘀滞之邪从大便而去，酌加益母草活血利水，知母清热又顾护阴津，恐利水太过而致阴液干涸；使以甘草调和诸药。诸药配伍，共奏化痰降浊、理气活血之功。

二诊时患者诸症减轻，提示体内湿热之邪较前减少。钱秋海教授根据患者病情变化，清热利湿药物减量，加用性温之桂枝，既顾护正气，又能助阳化气。

三诊时患者诸症较前缓解，去虻虫，恐久服伤正。偶有腹胀，考虑痰浊瘀热阻碍中焦气机，适当加入理气之佛手、川芎。气行则水道通调，且湿性黏滞，易阻气机，在方中运用理气药可使气行而湿化，气畅则湿行，湿除则热清，如《血证论》载“气与水本属一家，治气即治水”。诸药合用，与该患者病机相符，且根据疾病的主要矛盾，随证化裁，故疗效较好。

4. 肥胖（脾胃亏虚，痰湿内蕴）

李某，女，33岁。2020年9月30日初诊。

现病史：患者自幼时起嗜食甜腻食物，12岁时体重已超过75 kg。近10年来体重增加明显，曾就诊于某西医医院内分泌科，甲状腺功能、皮质醇节律、生长激素、垂体MRI等相关检查均未见明显异常。2020年9月患者入职体检时发现空腹血糖8.1 mmol/L。现身高157 cm，体重86 kg。BMI 34.89 kg/m^2。心肺腹查体未见明显异常。平素月经周期正常，行经3～7天，行经腹痛明显。2020年9月30日于我院门诊查HbA1c7.2%，FINS 25.11 U/mL，空腹C肽4.89 ng/mL，糖尿病抗体谱为阴性，腹部超声示脂肪肝。现症见口干不欲饮水，乏力，腹胀纳差，矢气多，大便黏腻，每日2次，小便调，双下肢沉重无力感明显。舌淡红，苔黄腻，舌体胖大边有齿痕，脉沉细。

体格检查：神志清楚，甲状腺无肿大、未闻及血管杂音。心肺（－），腹部膨隆，未见胃肠型及蠕动波，腹部触诊（－），腹部叩诊（－），肠鸣音正常，脊柱生理弯曲存在，四肢无畸形，双下肢无水肿，生理反射存在，病理反射未引出。

中医诊断：肥胖病（脾胃亏虚，痰湿内蕴），消渴病；西医诊断：肥胖症，非胰岛素依赖型糖尿病。

治法：健脾益胃，利湿化痰。

处方：生黄芪30 g，炒白术15 g，藿香（后下）10 g，佩兰（后下）10 g，茯苓30 g，猪苓30 g，泽兰15 g，砂仁（后下）10 g，厚朴10 g，陈皮12 g，法半夏12 g，荷叶15 g，柴胡9 g，白芍15 g，服用14剂，联合西药二甲双胍肠片 0.5 g，每日 3 次控制血糖。嘱其坚持规律适量运动，低盐低脂糖尿病饮食，规律作息、保持心情舒畅。

二诊：口干、腹胀纳差较前改善，仍觉乏力，舌淡红苔薄白，舌体胖大边有齿痕，脉沉细。体重 83 kg。于上方去砂仁，增加仙鹤草 30 g。

三诊：乏力较前改善，偶有腰酸，舌淡红苔薄白，舌体胖大，脉沉细，体重 79.5 kg。于上方加怀牛膝 15 g，桑寄生 15 g。

四诊：患者无明显乏力、腰酸，舌红，苔薄黄，脉沉细，体重 76 kg，于上方减量怀牛膝 10 g、桑寄生 10 g，去猪苓、藿香、佩兰，加黄芩 9 g。

五诊：患者血糖正常，停服二甲双胍肠片，偶有腹胀，舌红苔薄黄，脉沉细，体重 68.5 kg，于上方加枳壳 10 g，陈皮调至 20 g。

六诊：患者腹胀改善，偶有口苦、双目胀痛，舌红苔薄黄，脉弦细，体重 63.5 kg，于上方去枳壳、陈皮，加夏枯草 15 g。

七诊：未诉明显不适，舌淡红薄黄，脉细数，体重 60 kg，守方继服。后随访半年，患者血糖控制平稳，未服二甲双胍肠片及中药，健康饮食、坚持锻炼，体重维持在 51.5 kg，未见反弹。

按语：本患者为中青年女性，钱秋海教授考虑患者自幼嗜食甜腻之物，甘味易生湿邪，湿邪困脾、胃气不和，运化失常致腹胀，脾胃亏虚无以运化五谷则纳差，“脾胃俱旺则能食而肥，脾胃俱虚，则不能食而瘦或少食而肥，虽肥而四肢不举，盖脾实而邪气盛也”。该患者纳差、腹胀、大便黏腻、易矢气，此皆脾胃亏虚、运化失常之表现，脾虚气血运行不畅，无以濡养头目及四肢故见乏力、双下肢沉重无力感；脾虚水湿内停、津液不能上承于口，故口干不欲饮；湿聚生痰，阻滞冲任气血运行，不通则痛，故见行经腹痛，“妇人有身体肥胖，痰涎甚多”，治疗时“以舒肝气为主……肝气安而逆气自顺”，疼痛自止。以黄芪、炒白术为君药健脾益气，藿香、佩兰芳香醒脾化湿以祛体内陈腐郁积之气，茯苓、猪苓、泽兰淡渗利湿，砂仁醒脾和胃、行气化湿，陈皮、法半夏、厚朴燥湿化痰、行气除满，柴胡、白芍疏肝养血，荷叶味苦涩，性平，入脾、肝、心经，《本草拾遗》记载“久食令人瘦”，《本草纲目》记载“荷叶服之，令人瘦劣，故单服可消阳水浮肿之气”，现代研究表明荷叶生物碱具有降脂、保肝、促进油脂排泄、利尿消肿等功效。西药二甲双胍肠片不仅可以改善患者血糖、辅助降低体重，同时可激活 AMPK、降低成纤维细胞生长因子 21（FGF21）、超敏 C 反应蛋白（hs-CRP）改善炎症状态、减轻胰岛素抵抗从而改善非酒精性脂肪肝。

二诊患者乏力，加仙鹤草扶正补虚，健脾益胃同时具有降糖、抗炎、抗氧化等作用。三诊患者腰酸，加怀牛膝、桑寄生滋补肝肾、强健腰膝。四诊患者舌象提示存有内热，故加黄芩以清热。五诊患者偶有腹胀加枳壳、陈皮以理气。六诊患者口苦、双目胀痛加夏枯草清肝火以明目。后根据患者症状进行加减，患者血糖逐渐恢复正常，停服二甲双胍肠片。且根据患者身高体重制订每日进食方案，告知患者戒甜食、奶茶、快餐等高热量饮食，嘱患者三餐后半小时适当平地快走半小时，或每周定期游泳。患者未使用胰高糖素样肽 -1（GLP-1）受体激动剂、钠 - 葡萄糖协同转运蛋白 2（SGLT-2）抑制剂、胃肠道脂肪酶抑制剂等药物，仅单纯中药联合二甲双胍肠片降糖减重，痰湿得祛，膏脂得除，且停药后随访未见反弹，对月经周期无影响。

5. 肥胖（脾胃亏虚，痰湿内蕴）

赵某，男，34 岁。2014 年 9 月 14 日初诊。

主诉：患者因“口渴多饮 1 个月余，加重伴恶心、呕吐 5 天”就诊。

现病史：患者 1 个月前无明显诱因出现口渴多饮，无明显多尿、多食及体重减轻，未及时诊治。5 天前患者外出游玩饮食不洁后出现恶心、呕吐，呕吐物为胃内容物，伴有乏力，未及时诊治。后每日间断恶心、呕吐 1 ~ 2 次，2014 年 9 月 14 日就诊于我院急诊，查血糖 39.92 mmol/L，尿常规示尿酮体（++），葡萄糖（+++），血气分析：pH 7.294，HCO_3^- 12.6 mmol/L，诊断为“糖尿病；糖尿病酮症酸中毒”，予以补液、降糖、纠酸等对症治疗后酮体转阴，为求专科诊治收治入院。入院症见口干不欲多饮，乏力，口苦，纳差，偶有腹胀，眠可，大便质软不成形，小便调。

既往史：既往体健，否认家族遗传病史，自幼嗜食肥甘厚腻、嗜饮冰镇碳酸饮料，自 10 岁起体重逐渐增加，现身高 178 cm，体重 116 kg，BMI 36.61 kg/m^2。查体腹型肥胖，腹部及臀部皮肤可见膨胀纹，余查体未见明显异常。舌淡，苔白厚腻，脉沉细。

辅助检查：HbA1c12.7%，糖尿病抗体谱为阴性，皮质醇节律未见异常。

体格检查：神志清楚，甲状腺无肿大、未闻及血管杂音。心肺（-），腹部膨隆，未见胃肠型及蠕动波，腹部触诊（-），腹部叩诊（-），肠鸣音正常，脊柱生理弯曲存在，四肢无畸形，双下肢无水肿，生理反射存在，病理反射未引出。

中医诊断：肥胖病（脾胃亏虚，痰湿内蕴），消渴病；西医诊断：肥胖症，非胰岛素依赖型糖尿病。

治法：健脾益胃，利湿化痰。

处方：药物予以胰岛素泵行胰岛素强化降糖；中药予以健脾益胃，化痰利湿为主，具体药物如下：生黄芪 60 g，炒白术 15 g，藿香（后下）10 g，佩兰（后下）10 g，茯苓 30 g，泽兰 15 g，木香 10 g，砂仁（后下）10 g，广陈皮 12 g，法半夏 9 g，浙贝母 15 g，荷叶 30 g。患者强化降糖后胰岛功能逐渐恢复，成功诱导“蜜月期”，故停降糖药物，建议戒所有饮料及高热量食物摄入，健康饮食，规律作息及运动锻炼。

二诊：口干乏力较前明显改善，偶有排便不畅，体重为 108 kg，舌淡，苔薄白，脉沉细。于上方减量黄芪为 30 g，去炒白术改为生白术 30 g，广陈皮增至 20 g。

三诊：无明显口干乏力，排便不畅改善，偶有咽痛，体重为 102 kg，舌红苔薄黄，脉浮数，于上方去除藿香、佩兰，加连翘 10 g，桔梗 10 g。

四诊：未诉明显不适，体重为 95 kg，舌淡红苔薄白，脉濡细，于上方去连翘、桔梗，加炒白术 10 g。

五诊：偶有口干，体重为 85 kg，舌红苔薄黄，脉濡细，去炒白术，加麦冬 10 g。

后随访半年，患者未服药物，坚持健康饮食、规律锻炼，血糖控制平稳，体重维持在 78 kg，未见反弹。

按语：钱秋海教授在诊治非胰岛素依赖型糖尿病合并肥胖时强调详查主要病因、抓住主证。本患者既往嗜食肥甘厚味、贪凉饮冷，损伤脾阳，脾阳不足，运化失常，酿湿生痰；患者纳差、腹胀，此皆脾胃亏虚、痰湿内蕴表现，正如《医宗金鉴》记载“食少而肥者，非强也，乃病痰也”。针对本患者纳差，在治疗时要以益气健脾、固护脾胃、祛痰化湿为主，“助胃气而消于下，为津为液，则痰涎转易于上化，不必用消化之品以损其肥，而肥自无碍”。脾胃气机舒展、痰湿得去、膏脂得消、津液输布正常，则口干、乏力、纳差等症就能改善。故以生黄芪、炒白术为君药益气健脾，木香、砂仁健脾理气，藿香、佩兰、荷叶运脾化湿，茯苓、泽兰利水渗湿，广陈皮、法半夏、浙贝母化痰。现代研究发现苍术、白术均具有抗炎、调节胃肠功能、改善糖脂代谢等作用，且苍术的醇提取物具有显著的脂肪酶抑制及改善肥胖的作用；广陈皮、茯苓、猪苓均可抗炎、抗氧化、改善糖脂代谢等。二诊时患者偶有排便不畅，将炒白术改为生白术，助排便而不伤阴。三诊患者咽痛、舌红苔薄黄、脉浮数，故加连翘、桔梗清热利咽、透邪外出。四诊表证已除，加炒白术巩固健脾之效。五诊患者偶有口干，增加麦冬以滋阴生津。本患者发病与其不良饮食习惯密切相关，钱秋海教授根据患者身高体重计算其每日膳食总热量，制订个性化饮食方案及生活管理方式，建议患者低强度持之以恒地锻炼，同时根据患者症状、辨证施治，运用中药逐渐恢复受损的脾胃功能，减轻胰岛素抵抗、改善糖脂代谢。

第三章

中医药治疗内分泌疾病的未来展望

第一节　内分泌疾病的增长趋势及治疗的迫切需求

内分泌疾病不断增长的现状逐渐引起人们的广泛关注，这一趋势主要受到现代生活方式和环境因素的影响。内分泌系统的稳定与整体健康密切相关，然而，随着社会的发展和生活水平的提高，一系列因素正在破坏内分泌系统的稳定状态。

随着内分泌疾病的不断增加，有效的治疗策略显得尤为重要。及早预防是重要的干预手段之一。通过宣传健康的生活方式，提倡均衡饮食、适度运动、规律作息等，可以降低内分泌疾病的发生率。此外，关注环境保护，减少有害化学物质的暴露，也是预防内分泌疾病的重要手段。

在治疗方面，由于患者的生理状况、体质等方面存在较大差异，同样的治疗方法对不同患者的效果可能会有很大不同。这就要求医生在制订治疗计划时应考虑患者的个体差异，进行个性化的治疗。药物治疗、手术干预以及营养辅助等多种手段的综合运用，可以更好地满足患者的治疗需求。

钱秋海教授在治疗内分泌疾病方面有独到的学术思想和经验，对中西医结合治疗内分泌代谢疾病，对糖尿病、甲状腺疾病、高尿酸血症、骨质疏松症、肥胖症等有丰富的诊疗经验。中医治疗内分泌疾病的基本原则包括平衡阴阳、整体调理、重视体质、治病求本、明辨标本、治分缓急等。在治疗方面，钱教授特别注重健脾在内分泌疾病治疗中的重要性。他认为，脾虚在内分泌疾病的发生发展过程中具有重要作用，因此在治疗时注重应用益气健脾的药物，如黄芪、山药、白术等，常可收到较好的效果。此外，他还根据患者的具体情况，灵活运用中医的辨证施治原则，制订个性化的治疗方案。

跨学科合作也是解决内分泌疾病问题的一条重要路径。内分泌系统涉及多个领域，包括内分泌学、营养学、心理学等，通过各专业的合作，可以更全面、深入地理解和治疗内分泌疾病。内分泌疾病的不断增长需要我们更加重视健康的生活方式，加强环境保护，同时提高对内分泌系统的研究和治疗水平，从而更好地维护人体的内分泌平衡和整体健康。

内分泌疾病已成为当今面临的重要健康挑战，中医在其应对过程中发挥着独特的作用。中医为内分泌疾病的防治拓展了思路和方法，通过综合运用中医疗法，可以更全面地促进患者的康复。

第二节　内分泌疾病治疗的挑战和机遇

一、内分泌疾病治疗的挑战

内分泌治疗领域面临着多方面的挑战，包括生活方式改变、人口老龄化、药物治疗的不良反应及耐药性、个体差异以及医患沟通等，这些挑战涵盖了从生活方式到治疗方法的多个层面，对医学界提出了新的要求。

（一）生活方式改变

当今社会的快节奏生活方式给人们带来了便利和高效的同时也引发了一些问题，生活方式的改变是导致内分泌疾病增长的主要因素之一。

不健康的饮食习惯是现代生活方式中导致疾病的一个重要因素。快餐、高糖、高脂肪的食物不仅容易导致肥胖，还可能引发胰岛素抵抗，促进非胰岛素依赖型糖尿病的发生。过量的咖啡因和糖分摄入也可能会对甲状腺功能产生负面影响，导致甲状腺疾病。

快节奏的生活方式往往伴随着高强度的工作压力。长时间的工作、紧张的工作节奏、频繁的加班、社交压力以及情绪波动导致的抑郁状态都可能导致激素失调，尤其是甲状腺激素、肾上腺素和皮质醇的分泌异常，引发一系列疾病，包括甲状腺疾病、肾上腺疾病等，影响心血管健康，增加患上糖尿病等代谢性疾病的风险。

睡眠不足也是快节奏生活方式导致的常见问题之一，这与内分泌系统有着密切关系。睡眠不足可能干扰生物钟，使得激素分泌出现紊乱。长此以往可能导致甲状腺功能下降、胰岛素抵抗及肾上腺疲劳等问题。

社交媒体和数字化生活方式也在一定程度上加剧了内分泌疾病的风险。过度使用电子设备导致的光污染可能扰乱生物钟，影响褪黑素的分泌，对睡眠和内分泌系统产生负面影响。此外，社交媒体上的负面情绪和焦虑可能诱发激素失调，增加患上抑郁症和焦虑症的风险。

环境污染和化学物质的暴露也是促使内分泌疾病激增的原因之一。由于工业和农业活动的增加，排放到环境中的污染物呈指数增长，这对人类健康构成日益严重的威胁，也是全球环境健康的最大关注点。几种合成化学物质被归类为环境内分泌干扰物（EDCs），是一类广泛存在于人类生活环境和自然界中的化学物质。近年来，一些流行病学和实验研究证明，EDCs 通过干扰激素受体的功能、影响激素的合成与代谢、调控对激素敏感的细胞与组织的功能，参与包括生殖系统疾病、神经系统疾病、代谢性疾病及恶性肿瘤在内的多种疾病的发生。

为了缓解这些问题，人们需要采取一系列积极的健康管理措施。建立健康的工作和生活平衡，保障充足的睡眠时间，规律的饮食结构，适度的运动，都有助于维护内分泌系统的稳定。有针对性的心理健康关怀也是重要的一环，以减轻压力和焦虑对激素平衡的不良影响。综合来看，当今快节奏的生活方式对内分泌系统产生了十分重要的影响。通过调整生活方式，重视身体健康，可以更好地维护内分泌平衡，降低患上相关疾病的风险。

（二）人口老龄化

随着科技的进步、医疗水平的提高以及生活条件的改善，全球范围内的人口预期寿命显著延长，导致了人口老龄化问题的日益严重。流行病学研究表明，全世界 11% 的人口年龄在 60 岁以上，到 2050 年，世界上 20% 的人口将超过 65 岁，预计 80% 的老年人将生活在中低收入国家。根据中国第七次全国人口普查结果，65 岁及以上人口占总人口的比例达到 13.5%。老龄化趋势在农村地区更为明显，表明中国已进入老龄化社会。城市化进程的加快、家庭结构的变化以及生育率的下降都使得老年人口的比例持续增加。

人口老龄化带来了诸多社会经济挑战，包括养老服务需求增加、医疗保障压力加大等。与此同时，老年群体的健康问题逐渐显现，其中内分泌疾病的发病率逐年上升，成为一个亟需关注的重要公共卫生问题。随着年龄的增长，人体的内分泌系统功能逐渐衰退，导致多种内分泌疾病的发生。具体而言，糖尿病、甲状腺疾病、骨质疏松症、肥胖症等内分泌相关疾病在老年人群体中的发病率明显增加。根据研究数据，老年人群中非胰岛素依赖型糖尿病的患病率高达 20% ~ 25%，而甲状腺功能减退症的发病率也随年龄的增长而显著上升。这些疾病不仅影响老年人的身体健康，也对其生活质量产生了深远的影响。

内分泌疾病的增加使得老年人面临着更大的生活负担。以糖尿病为例，该病患者需要定期监测血糖、服用药物并进行饮食控制，且常伴随并发症如心血管疾病、肾病、视网膜病变等，进一步影响患者的生活质量。而甲状腺疾病虽然部分病例表现较轻，但其潜在的慢性病程以及对代谢的影响，使得患者在精神和身体上承担了额外的负担。此外，骨质疏松症的高发使得老年人更容易发生骨折，这不仅影响他们的独立生活能力，也可能引发更为复杂的医疗问题。

内分泌疾病对老年人心理健康的影响同样不容忽视。长期的疾病管理和生活方式调整会造成情绪波动，甚至引发抑郁和焦虑等心理疾病。尤其是在老年人群体中，由于社交活动减少、家庭支持弱化，孤独感往往加重，使得这些内分泌疾病的治疗效果受到影响，生活质量显著降低。

（三）药物治疗的不良反应和耐药性

目前，治疗内分泌疾病的药物虽然有着相对稳定和快速的疗效，但药物的不良反应和耐药性问题需要仔细权衡。例如，甲状腺激素替代治疗是甲状腺功能减退症患者的主要治疗方式，但过高或过低的剂量可能导致心血管问题、骨质疏松等不良反应；肾上腺皮质激素在治疗肾上腺疾病时可能导致水肿、高血压、骨密度减少等问题；许多患者在接受药物治疗时可能经历不适甚至严重的不良反应，这不仅对患者的生活质量产生负面影响，也对医生的治疗选择提出了更高的要求。医生在治疗中需要在有效控制病情的同时最大程度地减少药物不良反应，及时调整药物剂量或选择其他治疗方案，这是一个需要精准调整的平衡过程。

另外，药物治疗也可能产生耐药性。长期使用某些药物可能使机体逐渐对其产生抵抗，减弱治疗效果。例如，糖尿病患者长期使用胰岛素或口服降糖药物，可能导致胰岛素抵抗，使得药物在降低血糖方面逐渐失效。对于这种情况，医生可能需要调整药物剂量、更换药物种类，或者采取其他治疗手段来应对。

当前，研究人员和医生们在不断努力寻找更安全、更有效的治疗方法。个体化的治疗方案、精准医学的发展以及新型药物的研究都是未来解决这些挑战的方向。同时，患者在接受内分泌疾病药物治疗时应密切关注身体状况的变化，及时向医生报告任何异常反应，以便调整治疗方案。

总而言之，内分泌疾病药物治疗的不良反应和耐药性问题需要在治疗过程中得到足够的关注。医生和患者的密切合作，以及对新疗法的不断探索，有望在未来改善内分泌疾病治疗的效果和安全性。

（四）个体差异对治疗效果的影响

内分泌疾病的治疗效果受到患者个体差异的影响，包括遗传、生活方式、身体状况等多个方面。这些差异对药物反应、药物耐受性以及疾病管理都有重要影响。

首先，遗传因素对内分泌疾病的发病和治疗起到至关重要的作用。不同个体在基因水平上的差异可能导致药物代谢途径的差异，从而影响治疗效果。例如，一些患者对于某些激素类药物的代谢能力可能较强，而另一些患者则可能出现药物积累。不同个体之间基因水平上的差异在免疫功能、疾病易感性等方面亦有所体现。因此，医生在制订治疗方案时，考虑患者之间的基因差异是非常重要的，以个体化地选择药物类型和剂量。其次，生活方式对治疗效果会产生显著影响。饮食、运动、睡眠等生活方式选择对于内分泌疾病的管理至关重要。例如，在糖尿病患者中，合理的饮食控制和适度的运动可以显著促进血糖控制，降低药物需求。对于甲状腺疾病患者来说，适度的碘摄入和避免特定食物也可能对治疗效果产生积极作用。此外，个体差异还体现在患者的整体健康状况上。例如疾病、年龄、性别等因素可能影响患者对药物的敏感性和治疗反应。老年患者和儿童对于某些药物的代谢也可能存在差异，因此需要临床医生更加谨慎地选择和调整药物剂量。

在未来，随着精准医学的不断发展，针对患者个体特征的治疗将变得更为普遍。基于遗传学和生物学的研究，使医生能够更好地预测患者对特定治疗的反应，并更好地调整治疗方案，以提高治疗效果和减少不良反应。个体差异对内分泌疾病治疗效果产生深远影响。在治疗过程中，医生和患者需要密切合作，以制订更加个体化、精准的治疗策略，以更好地应对患者的个体差异。

（五）疾病种类的复杂性与多样性

内分泌系统由多个内分泌腺（如甲状腺、肾上腺、胰腺中的胰岛等）和遍布全身的内分泌细胞组成，它们分泌多种激素来调节人体的生理功能。不同腺体之间以及激素之间存在着复杂的相互作用。一旦某个腺体或激素出现问题，就可能引发连锁反应，影响其他腺体或激素的功能，从而导致复杂的病理变化。因此，内分泌疾病的临床表现呈现出多样性。同一种疾病在不同患者身上可能表现出完全不同的症状，这使得疾病的诊断和治疗变得尤为困难。

钱秋海教授认为内分泌疾病是由多因素、多环节引起的，其中包括饮食不节、劳倦过度、情志失调等。他主张以中医的整体观念为指导，结合现代医学知识，对内分泌疾病进行全面的分析和治疗。他认为，饮食对内分泌疾病的发生和发展具有重要影响，过量摄入某种偏性食物，会导致脾胃功能紊乱，进而引发内分泌疾病。此外，他还提到了外感邪气、劳逸不节、起居失度以及体质因素等作为内分泌疾病发病的潜在原因。有些疾病可能是由单一因素引起的，而有些则可能是多种因素共同作用的结果。这种病因的复杂性使得疾病的预防和治疗更加棘手。临床上一些常见的内分泌疾病，如甲状腺功能亢进症，可因用药疗程较短、提前减少药量或间断用药等不恰当的服药方式引起疾病复发；还可由于情绪波动、劳累、外伤及妊娠等因素引起复发。另外，若患者日常生活中未注意低碘饮食，导致体内碘元素过量，也会造成甲状腺功能亢进症复发。若患者为老年人或免疫力低下的人群，也可出现该病的复发，为疾病的治疗和管理带来了挑战，需要患者定期复查和长期管理。

此外，内分泌疾病长期存在可能导致多种并发症，如糖尿病患者，若未及时规范控制血糖，则会导致糖尿病并发症的出现。据世界卫生组织统计，糖尿病并发症高达 100 多种，是已知导致并发症最多的一种疾病。且并发症一旦产生，药物治疗很难逆转，因此强调尽早预防糖尿病并发症。根据糖尿病并发症发病的急缓以及病理上的差异，可将其分为急性和慢性两大类。急性并发症主要包括糖尿病酮症酸中毒（DKA）、高血糖高渗状态（HHS）、乳酸酸中毒（lactic acidosis）等，病情凶险，一经发现应立即治疗；慢性并发症如糖尿病肾病、糖尿病眼病、糖尿病足、糖尿病心血管并发症、糖尿病脑血管病、糖尿病神经病变等。慢性并发症是糖尿病致残、致死的主要原因。这些并发症的治疗和管理也是内分泌疾病治疗的重要挑战。

（六）医患沟通中的困难

信息不对称所导致的医患沟通问题也是内分泌疾病治疗面临的挑战。患者对内分泌疾病的认知水平参差不齐，一些误解和信息不足可能导致患者在治疗过程中出现不理解、不合作的情况。医生需要花更多的时间与患者进行沟通，解释治疗方案、预期效果和可能的风险，以提高患者对治疗的信任和依从性。在面对这些挑战时，内分泌治疗领域需要加强推进科研医疗技术和医疗人文关怀的协同，加强医患之间的沟通与合作，提高患者对治疗的参与度，同时加强医生的培训，提高其对于个体化治疗的能力。只有通过综合的努力，才能更好地应对内分泌治疗领域所面临的各种挑战。

（七）治疗依从性问题

内分泌疾病，尤其是慢性病，如糖尿病、甲状腺疾病等，往往需要患者接受长期甚至终身治疗和管理，包括药物治疗、生活方式调整、病情监测等。治疗过程要求患者保持高度的依从性和自我管理能力，同时也需要医生进行持续的关注和指导。然而，现实中患者可能因为各种原因（如药物不良反应、经济负担、生活压力等）而中断治疗，导致病情反复或恶化。这种长期的治疗需求可能导致患者治疗依从性下降，影响治疗效果。且部分内分泌疾病的治疗方案较为复杂，需要患者按时按量服药、定期监测病情、调整生活习惯等，这增加了患者的治疗负担，也可能导致依从性降低。

内分泌疾病的进程可能因个体差异而不同，有的疾病进展迅速，而有的则长期保持稳定。此外，某些内分泌疾病还可能发生转化或合并其他疾病，如甲状腺功能亢进可转化为甲状腺功能减退，糖尿病可合并心血管疾病等。这种多变的疾病进程增加了治疗的难度和不确定性，也可能导致患者依从性降低。

二、内分泌疾病治疗的机遇

内分泌疾病治疗领域在面临挑战的同时，也充满了前所未有的机遇，这些机遇涵盖了基因治疗、精准医学、新药研发、人工智能等多个方面，为提高治疗效果和患者生活质量提供了新的可能性。

（一）基因治疗和精准医学的发展

基因治疗和精准医学在内分泌领域的应用为疾病治疗带来了新的希望和可能性。这些先进的医学技术为个体提供了更为精准、个性化的治疗方案。基因治疗在内分泌疾病的治疗中表现出了很大潜力。基因治疗是通过一定方式将正常功能的基因导入靶细胞，以纠正或补偿基因缺陷，从而达到治疗疾病目的的生物学高新技术，在治疗遗传性和获得性疾病方面具有较好的应用前景。基因治疗技术最常用的是基因替代治疗，包括体外和体内两种治疗方式。体外基因治疗是在体外将外源基因转染到患者的靶细胞中，然后将经转染的靶细胞输入患者体内，基因修饰的细胞最终发挥治疗作用。体内基因治疗是更为简便的一种方法，即借助载体将外源基因导入生物体内，直接发挥治疗作用。目前，国内外对糖尿病基因靶向治疗的研究主要针对胰岛素依赖型糖尿病（IDDM）、非胰岛素依赖型糖尿病（NIDDM）以及糖尿病并发症，研究人员对相关靶基因和靶点以及基因靶向治疗糖尿病的载体进行了一系列的研究和探索。

与药物治疗相比，基因靶向治疗是一种靶向性生物治疗手段，其治疗效果作用持久并且靶向性强，具有更广泛的应用前景。而未来的研究更需要着眼于克服基因靶向传递系统的准确性和安全性，才能更好地应用于糖尿病的临床治疗。目前，以基因替代治疗为研究热点，已发现多个潜在的糖尿病治疗基因，在动物实验中取得了较好的治疗效果，糖尿病基因疗法展现出巨大的应用前景。但是基因治疗技术还不成熟，一是理论研究仍然较薄弱，二是基因技术难度大、稳定性较差、效果差异较大。随着技术的不断发展，相信基因治疗技术会变得更加简单、稳定和高效，并有望突破糖尿病基因疗法尚未进入临床试验阶段的瓶颈，从而为糖尿病患者带来治愈的福音。

精准医学是以个体化医疗为基础，伴随高通量组学技术的发展和生物信息与大数据科学的交叉应用而引申出的新型医学概念与医疗模式。它的本质是通过现代分子遗传技术、影像技术、生物信息技术等，通过对大样本人群和疾病进行分子标志物的分析，精确寻找疾病发病和治疗靶点，对疾病的不同类型和发生发展过程进行精确分类，实现对疾病和患者的个性化精准治疗。甲状腺疾病是内分泌系统的常见病，其中甲状腺癌是头颈部最常见的恶性肿瘤之一，其发病率在近年不断飙升。现有的恶性肿瘤治疗手段，往往只对部分肿瘤有效，而无法针对不同肿瘤个体或同一肿瘤的不同治疗阶段进行个性化的诊疗。随着信息时代的到来，大数据和精准医学在当今生物医学领域的重要性不断提升，已经在多种疾病的诊疗方面体现出自己特有的优势。目前认为，肿瘤精准医学可能是解决上述问题的关键，各种组学研究，如基因组学、表观基因组学、代谢组学和微生物组学等，为实现肿瘤的精准诊疗提供了极大的理论与技术支持，其在甲状腺癌的诊断与治疗中也发挥着越来越重要的作用。大数据和精准医学的理念将帮助临床医师制订针对患者的个性化诊疗策略，推动了肿瘤早期筛查、早期诊断和早期治疗研究的发展，并进一步推动制订肿瘤精准诊疗的策略。这种个体化治疗不仅可以提高治疗效果，也减少了患者可能面临的不良反应，从而改善了治疗的安全性和可持续性。

基因治疗和精准医学在内分泌领域的应用也为相关疾病的治疗开辟了新的前景。通过深入研究患者的基因信息，医生能够制订更为个体化、精准化的治疗方案，为患者提供更有效、更安全的治疗选择。尽管基因治疗和精准医学在内分泌领域的应用前景广阔，但在实际使用中也面临着一些问题，由于精准医学本质与人体复杂性的矛盾，关于靶向药物的研究亟待深入，要真正实现精准治疗仍需要大量的基础研究，而且治疗的安全性和长期效果需要更多的临床实验证据，另外，成本和技术的可行性也是需要考虑的因素，尤其是在一些发展中国家。伦理和隐私问题也应得到充分关注，确保患者的基因信息得到妥善保护。随着技术和实践的不断发展，我们也需要保持谨慎，确保这些新兴治疗方法在实际应用中能够产生积极的效果。

（二）新型药物的研发和治疗策略的创新

新药的不断研发也是内分泌治疗领域的一大机遇。随着科技的不断进步，研究人员能够更深入地了解疾病的分子机制，为新药的开发提供更多的靶点。针对内分泌疾病的药物研发正朝着更创新和更高效的方向发展，期待为患者提供更多选择。新药的研发不仅可以改善疾病的治疗效果，还有望减轻患者的治疗负担和提高生活质量。在内分泌领域，新药研发和治疗策略的不断涌现为患者带来了更多的治疗选择，推动了内分泌疾病治疗领域的进步。糖尿病领域的新药研发一直以来都备受瞩目。近年来，一些新型的抗糖尿病药物如 GLP-1 受体激动剂和 SGLT-2 抑制剂成功上市。GLP-1 受体激动剂通过刺激胰岛素分泌和抑制胰高血糖素，帮助患者更好地控制血糖水平。而 SGLT-2 抑制剂则可以抑制肾脏对葡萄糖的重吸收，使过量的葡萄糖从尿液中排出，减少血糖升高的风险。GLP-1 受体激动剂是一种肠促胰素类药物，通过刺激胰岛素的分泌和降低胰高血糖素的分泌等机制来降低血糖，已经广泛应用于非胰岛素依赖型糖尿病的治疗。司美格鲁肽注射液（诺和泰）是诺和诺德公司一款新型长效 GLP-1 受体激动剂类似物，用于在饮食控制和运动基础上，接受二甲双胍和（或）磺脲类药物血糖不达标的非胰岛素依赖型糖尿病成人患者的血糖控制，以及降低伴有心血管疾病的非胰岛素依赖型糖尿病成人患者的主要心血管不良事件（心血管死亡、非致死性心肌梗死或非致死性卒中）风险，不仅有降糖作用，还具有减重和降低非胰岛素依赖型糖尿病发生主要心血管不良事件风险的作用。这些新药的研发标志着糖尿病治疗迈向更为个体化和高效的方向。

内分泌领域的新药研发和新治疗策略的不断涌现为患者提供了更多治疗选择，推动了内分泌疾病治疗策略的发展。随着科技的不断进步，我们有望看到更多创新性的治疗手段和药物的问世，以更好地维护患者的生命健康。

（三）智能医疗技术在内分泌疾病管理中的应用

在人工智能方面，技术的不断进步为内分泌治疗领域带来了新的可能性。人工智能可以辅助医生更快速、准确地进行疾病诊断，提供个性化的治疗建议。此外，人工智能在监测患者病情、调整治疗方案等方面也具有潜在的应用价值。这为提高医疗效率、降低成本以及更好地服务患者创造了良好的条件。智能医疗技术在内分泌疾病管理中的应用为患者提供了更为便捷、精准的医疗服务，极大地改善了治疗效果和患者体验。

首先，智能健康监测设备的广泛应用为患者实现了实时、远程的生理参数监测。例如，可穿戴设备和血糖仪等智能传感器能够监测患者的血糖、血压、心率等生理指标，将数据传输到云端。医生可以通过远程监测系统实时查看患者的生理状况，及时调整治疗方案，提高治疗的精准性。

虚拟医生和在线医疗咨询服务也为患者提供了更便捷的医疗体验。通过智能语音助手或在线平台，患者可以随时咨询医生，获取关于内分泌疾病管理的建议。这种形式的医疗服务节省了患者的时间，提高了医疗资源的利用效率，尤其对于一些慢性病患者而言，更是一种便捷的健康管理方式。

此外，智能药物管理系统也为患者提供了更科学、合理的用药方案。这些系统通过手机应用或智能药盒，提醒患者按时服药，监测药物的使用情况，并生成用药报告。对于内分泌疾病患者，合理的药物管理对于治疗效果至关重要，智能系统的应用使得用药更加规范，减少漏服和过量用药的风险。

智能医疗技术在内分泌疾病管理中的应用为医疗体系带来了创新和便利。通过更加智能化的监测、诊断和治疗手段，可以更好地满足患者的个性化需求，提高治疗的效果，为内分泌患者提供更好的医疗体验。但是智能医疗技术在内分泌疾病管理中也面临一些挑战。隐私和数据安全问题是患者和医疗专业人员普遍关注的焦点，需要加强相关政策和技术的保障。此外，智能技术的推广和应用离不开医疗人员和患者对其有效性和可靠性的充分认知。

总体而言，内分泌的治疗策略正随着科技的不断进步而扩展。通过基因治疗、精准医学、新药研发、人工智能等多方面的创新，我们有望更好地理解和应对内分泌疾病，为患者提供更为个性化、精准、高效的治疗方案，这些途径的充分利用将为内分泌治疗领域创造更为美好的未来。

第三节　中医在内分泌领域的优势和前景

一、中医治疗内分泌疾病的优势

目前，中医在内分泌治疗领域正展现出独特的优势，这源于其深厚的理论体系和整体治疗的理念。中医注重整体观念，强调人体内在的平衡和协调，这与内分泌系统的调控密切相关。中医治疗包括了中药、针灸、推拿等多种方式，在治疗内分泌疾病方面有其独到优势。中医认为人体是一个有机整体，内分泌系统疾病的发生与人体五脏六腑、气血阴阳的失衡密切相关。因此，中医治疗内分泌系统疾病时，注重整体调节，通过调整脏腑功能、平衡气血阴阳，达到治疗目的。同时，中医治疗内分泌系统疾病还强调辨证论治，即根据患者的具体病情、体质、年龄等个体差异，制订个性化的治疗方案。辨证论治使中医治疗内分泌系统疾病更具针对性，更能够提高治疗效果。

（一）个体化治疗的传统实践

中医个体化治疗在内分泌领域有着悠久历史和丰富的实践经验。中医的个体化治疗起源于四大经典之一的《黄帝内经》。古代医家通过观察天象、地理等自然规律与人体的关系，提出了阴阳五行理论，将人体的生理状况与自然界的阴阳变化相联系。这为中医在内分泌领域的个体化治疗奠定了理论基础。根据阴阳五行理论，中医医师通过望、闻、问、切四诊方法全面了解患者的体质、脏腑功能和气血状况，制订个性化的治疗方案。在实践中，中医个体化治疗注重调整患者的生活方式、饮食习惯和情绪状态。通过深入了解患者的个体特征和病情，针对不同的体质和症状，中医医师可推荐特定的食疗、草药配方或针灸等方法。例如，在调理内分泌失调时，中医可能通过中草药和外治疗法调理脏腑功能，以平衡阴阳，促进激素的正常分泌。随着现代医学的发展，中医的个体化治疗在内分泌领域得到了更多的关注。研究表明，中医治疗可以在改善患者的激素水平、调理代谢方面发挥积极作用。中医致力于提供更加精准、全面的治疗方案，为内分泌疾病的治疗提供了独特而有效的途径。

钱秋海教授在继承古人经典理论的基础上，结合现代内分泌疾病的诊疗需求为患者制订个体化的治疗方案，其强调整体观念、辨证论治、重视体质、动态观察、治分缓急、医患结合和防治结合，这些思想对于提高内分泌疾病的治疗效果具有重要的指导意义。钱教授强调内分泌系统与人体其他系统的密切联系，认为内分泌疾病的发生与全身的生理、病理变化密切相关，主张从整体出发，全面分析内分泌疾病的病因、病机，制订个体化的治疗方案。钱教授认为，内分泌疾病的发生与患者的生活习惯、环境等多种因素密切相关，主张根据患者的具体情况进行辨证论治；体质因素在内分泌疾病的发生、发展过程中起着重要作用，主张在治疗内分泌疾病时，要充分考虑患者的体质特点，制订相应的治疗方案；内分泌疾病的发生、发展是一个动态的过程，主张在治疗内分泌疾病时，要密切观察患者的病情变化，及时调整治疗方案。

（二）中草药在内分泌稳态中的作用

中药是中医治疗的重要组成部分，通过中药的配伍运用，可以调整患者的气血、阴阳平衡，有助于缓解内分泌疾病的症状，并在一定程度上干预病因。中药在维持内分泌稳态方面发挥着重要的作用，其独特的药理特性和整体调理理念使其成为调节激素平衡、促进身体健康的有效手段。中药因其具有成分多样性和复杂性的特点，能够调节多个内分泌腺体的功能。中药常用于调理肾、肝、脾等脏腑，促进激素的正常分泌。例如，枸杞子、黄芪等草药被认为具有滋补肾气、调理脾胃的作用，有助于维持体内的雌激素和雄激素平衡。中药还通过天人合一的整体观念，强调身体的平衡和和谐。中医理论认为，身体的健康与阴阳、五行的平衡密切相关。中药在维持内分泌稳态时注重整体治疗，包括调理情绪、饮食习惯等方面。例如，一些具有安神、理气作用的中药，如柴胡、川芎，被用于缓解压力、改善情绪，有助于调节下丘脑－垂体－肾上腺轴的活动，从而影响激素的分泌。另外，中药对于特定的内分泌问题还有针对性的调理效果。在女性生理周期中，一些中药如当归、川芎等被广泛应用于调理月经不调、痛经等问题。这些中药被认为能够调节卵巢功能，维持雌激素水平的平衡。类似地，一些中药也被用于男性性功能问题的调理，如补肾壮阳的中草药组合。

钱教授认为，内分泌稳态作为人体生理功能的重要调节机制，其平衡与否直接关系到人体的健康状况，中草药在治疗内分泌稳态中的应用广泛且深远。在内分泌领域，中草药在调节激素水平方面具有显著效果。许多中草药含有能够影响激素合成的活性成分，通过调节相关激素的分泌，进而改善内分泌稳态。其次，中草药在改善内分泌相关症状方面也有独到之处。内分泌失调往往伴随着一系列的症状，如失眠、焦虑、情绪波动等，中草药通过综合调节机体的脏腑功能，能够显著改善这些症状，提高患者的生活质量。对于一些慢性内分泌疾病，如糖尿病、更年期综合征等，中草药能够通过多靶点、多途径的综合调节，达到标本兼治的效果。相比之下，西药往往只能针对某一环节进行治疗，难以达到整体调节的目的。通过深入研究中草药的药理作用和临床应用，有望为内分泌稳态的调节提供更多有效的治疗方法和手段。

（三）针灸和推拿等非药物疗法的独特贡献

针灸、推拿、导引等非药物疗法作为中医的独特疗法，可以通过调整患者的气血运行、促进身体的自我修复，为内分泌疾病的康复提供多元化的支持，在内分泌治疗中也显示出独到之处，为患者提供了一种综合而个体化的治疗方式。

针灸作为一种传统中医疗法，通过刺激特定穴位，调节体内的气血流动，有助于平衡阴阳、调和气血，从而促进内分泌系统的平衡。在内分泌疾病中，针灸可以调理相关脏腑，从而影响激素的分泌和平衡，改善患者症状。例如，一些研究表明，针灸对调节卵巢功能、改善雌激素水平等方面具有积极作用，对女性生理问题如月经不调、更年期综合征等有一定疗效。而推拿作为一种按摩手法，通过按压、揉捏等手法刺激穴位和经络，可以促进气血畅通，调整脏腑功能。在内分泌疾病中，推拿可以通过改善血液循环、促进淋巴排毒等途径，对患者的内分泌系统产生积极影响。特别是对于一些慢性病如糖尿病，推拿可以帮助调整胰岛功能，提高胰岛素敏感性，有助于血糖的稳定。

非药物疗法注重全面调理，强调整体健康。在内分泌疾病中，许多问题与生活方式、饮食等因素密切相关。针灸和推拿等疗法常常结合个体化的建议，帮助患者调整生活习惯、饮食结构，减轻压力，从而维护内分泌系统的平衡。这种综合治疗方式有助于提高患者整体的抗病能力，减少病情反复。非药物疗法在治疗过程中往往较为安全，能够有效减少药物的不良反应。对于一些长期服药的内分泌疾病患者，如甲状腺疾病、糖尿病等，药物治疗可能会带来一系列的不良反应。而针灸和推拿等非药物疗法通常以温和的刺激和调理为主，可以成为药物治疗的补充，降低药物的使用量，减轻不良反应。

综上所述，针灸和推拿等非药物疗法在内分泌疾病中的独特贡献体现在其调理脏腑功能、促进气血流通、强调整体健康、减少药物不良反应等方面。这些疗法以其综合、个体化的特点，为患者提供了一种有效而安全的治疗选择，对于内分泌疾病的康复具有积极意义。

二、中医研究和应用

在内分泌领域，中医的研究和应用正受到广泛关注，并且取得了许多积极的成果。中医理论注重通过辨证论治的方式，深入挖掘内分泌疾病的根本原因和发病机制。通过对气血阴阳、脏腑经络等中医理论的运用，通过观察患者的舌脉情况、症状表现，中医学者努力揭示内分泌疾病的中医病机，不断总结和完善内分泌疾病的诊疗经验，为制订更为精准的治疗方案提供理论依据。这种经验总结不仅在临床实践中有着显著的指导作用，也为未来的中医内分泌疾病研究提供了宝贵的经验积累。

随着现代科技的发展，中医内分泌领域的研究也逐渐融入了先进的技术手段。例如，中医结合分子生物学、遗传学等技术手段，研究内分泌疾病的基因表达、蛋白质水平等分子水平的变化，以更深层次地理解疾病的发病机制。中医在内分泌领域的研究和应用既注重理论研究，又紧密结合临床实际，通过中药、针灸等治疗手段在患者中获得显著的疗效。中医在内分泌治疗领域的研究将为患者提供更加个性化、全面的治疗方案，为推动内分泌医学的发展贡献力量。

（一）中医现代研究进展

在内分泌治疗领域，在现代医学和科技的指导下，中医研究显示出融合传统智慧和科学技术前沿的发展趋势。这一趋势不仅拓展了治疗选择，还为更全面、个体化的医疗方案提供了可能性。

研究表明，中医的整体观念与现代医学的病因学和病理学相辅相成。传统中医强调阴阳平衡，注重人体的整体调理，而现代医学通过深入研究分子水平的生理机制，揭示了许多内分泌疾病的病理变化。将两者结合，可以更全面地理解疾病的发生机制，为治疗提供更精准的靶点；中医的诊断方法，如望、闻、问、切等四诊法，强调对患者整体状况的观察，为个体化治疗提供了基础，而现代医学倾向于临床检查和实验室数据。通过结合两者的优势，医生可以更全面地了解患者的体质、脏腑功能和病理变化，制订更个体化的治疗方案。中医与现代医学相结合的研究进展为内分泌治疗提供了多层面、多角度的视角。这种综合性的研究势头为制订更有效的治疗方案、提高患者康复率创造了新的可能性。在未来，这一交叉研究将为内分泌领域的深化理解和创新治疗方法提供更多的启示。

（二）中医药在延缓疾病进展中的潜力

中医药在减缓疾病进展中展现出巨大的潜力，其独特的整体调理理念和多层面的作用机制使其成为慢性疾病管理中的重要组成部分。

中医注重调理整体健康，特别是通过平衡体内的阴阳、调和五脏六腑的功能来达到治疗的目的。这种整体观念有助于提高机体的免疫力，延缓疾病的发展。对于慢性疾病，如糖尿病、高血压等，中医药通过调整体内的气血运行、脏腑功能，有助于维持正常的生理状态，减缓病情的恶化。中医药对于患者生活方式的干预也具有积极作用。中医强调饮食、作息、情志等多方面因素对健康的影响，因此在治疗中，医师通常会给予患者一些建议，如合理饮食、适量锻炼、调整情绪等。这些生活方式的调整不仅可以改善患者的整体健康状况，还有助于减轻疾病的进展速度。

中医药通过调理患者的体质，增强机体的自愈能力。中医讲究因人而异，在制订治疗方案时，会考虑患者的体质特点，通过草药、针灸等手段，可以调整体内的阴阳平衡、气血运行，增强人体的抵抗力，使患者更具有抵御疾病的能力，从而减缓疾病的进展。中医药在改善患者症状和提高生活质量方面也发挥着积极作用。对于一些慢性疾病的症状管理，如疼痛、疲劳、睡眠问题等，中医药往往通过针灸、推拿、草药等方法，缓解患者的不适感，提高患者的生活质量。然而，需要强调的是，中医药并非替代现代医学，而是可以与其相辅相成，为患者提供更全面的治疗选择。在未来的研究和实践中，进一步挖掘中医药的潜力，推动中西医结合的发展，将为慢性疾病患者带来更多益处。

第四节　未来展望

一、整合治疗方法

内分泌领域的整合治疗方法是近年来备受关注的医学研究方向，它旨在将中西医学、综合健康管理等多种治疗手段有机地结合，以全面和个体化的方式对内分泌疾病进行管理和治疗。

中西医结合是一种兼容并蓄的治疗模式，结合了中医和西医的优势，形成一体化的治疗策略。在内分泌领域，这种整合方法强调中西医学在疾病诊断、治疗和康复中的协同作用。中医的辨证施治和西医的精准诊疗相互融合，更全面地把握患者的病情，为治疗提供更为科学、个体化的指导。

综合健康管理是另一种积极的整合治疗方法，注重通过全面的健康干预手段，包括饮食、运动、心理等多方面的调理，以维持或促进患者的整体健康。在内分泌领域，综合健康管理不仅关注患者的症状，更注重疾病的预防和长期管理。饮食方面，综合健康管理强调合理的营养搭配，特别是在内分泌疾病中，通过控制饮食结构，减少高糖、高脂等对内分泌系统的不良影响，有助于疾病的预防和管理。运动作为一种自然的健康促进手段，在综合健康管理中也被广泛应用。适度的运动可以促进新陈代谢、调整激素水平，对内分泌系统的平衡具有积极的影响。心理健康在综合健康管理中也扮演着重要的角色。内分泌疾病常受到心理压力的影响，而良好的心理状态对疾病的康复至关重要。通过心理咨询、心理疏导等手段，帮助患者更好地面对疾病，缓解焦虑和抑郁情绪，对内分泌系统的平衡具有积极的促进作用。

整合治疗方法还可以包括营养补充、中草药保健等自然疗法，以及借助现代科技手段，如人工智能、大数据分析等，对患者进行个性化的健康管理。通过综合利用各种手段，内分泌疾病的治疗变得更加全面、精准和个性化。在整合治疗的推动下，人们逐渐认识到疾病不是单一的问题，而是受多方面因素综合影响的结果。内分泌疾病的治疗需要综合考虑患者的生活方式、遗传因素、环境因素等多个方面，通过整合多种治疗手段，为患者提供更全面、更人性化的医疗服务。这种整合治疗方法有望为内分泌疾病的治疗开辟新的道路，提高治疗效果，提升患者的生活质量。

（一）中西医结合的治疗模式

内分泌领域中，中西医结合的治疗模式逐渐成为一种综合性、个体化的治疗方式，取长补短，为患者提供更全面的医疗服务。这一模式融合了中医的整体观念和现代医学的精准诊疗，以更好地应对慢性内分泌疾病的治疗挑战。

中西医结合的治疗模式充分利用了现代医学的先进检查技术和药物治疗手段。通过血液检查、影像学等现代医学手段，医生能够准确了解患者的激素水平、器官功能等详细信息，为诊断提供客观依据。在疾病确诊后，现代药物治疗能够迅速控制症状，遏制疾病的进展。中西医结合的具体实践包括中药与西药的合理搭配，中医的针灸、推拿等疗法与西医的手术、激素替代疗法等的协同应用。通过在治疗方案的制订中充分发挥中西医的各自优势，可以有效提高治疗的综合效果，减轻患者的病痛感受，同时最大程度地减少治疗的不良反应。

中西医结合治疗模式还注重生活方式干预。除了药物治疗外，医生还会通过建议患者改善饮食结构、合理运动、调整作息等方式，帮助患者树立健康的生活习惯。这种全面的生活方式干预有助于降低患者的疾病风险，提高治疗效果。不仅如此，患者的心理健康也得到了关注。中西医结合模式中，还包括对心理状况进行综合评估，并通过心理疏导、认知行为疗法等手段，帮助患者缓解焦虑、抑郁等情绪问题。心理状态与激素水平密切相关，这对于内分泌疾病的治疗和康复具有重要意义。综合来看，中西医结合的治疗模式在内分泌领域的应用具有显著优势。通过整合两种医学体系的优势，可以更全面、精准地应对慢性内分泌疾病，提高治疗效果，提升患者的生活质量。这一模式不仅符合现代医学的科学性，同时充分发挥了中医整体观念和个体化治疗的优势，为患者提供了更为综合、个性化的医疗服务。

（二）科技与中医融合

内分泌治疗领域正在迎来科技与中医的融合浪潮，其中人工智能、大数据等先进技术与中医相结合，形成了新的治疗模式，为提高治疗效果和个性化医疗水平提供了新的可能性。

人工智能与内分泌领域的融合体现在多个方面。首先，人工智能可以辅助医生进行更快速、准确的疾病诊断。通过对大量病例数据的学习，人工智能算法可以识别潜在的内分泌疾病模式，提供辅助诊断建议，这有助于缩短患者等待时间，提高医疗效率。其次，人工智能在治疗方案制订上也发挥着重要作用。基于患者的临床信息、病历数据等，人工智能可以为医生提供更为个体化的治疗建议。在中医治疗中，结合人工智能技术，可以更准确地辨别患者的体质特点，提供更为精准的中药方案和针灸配穴建议，从而增强治疗的针对性和有效性。

在中医的经典著作中蕴含着丰富的医疗知识和经验，但这些知识需要在大数据的支持下进行挖掘和验证。大数据技术可以帮助整理、分析这些传统中医文献，从中提炼出更多有益的治疗信息，为内分泌领域的中医研究提供新的启示。除此之外，大数据还有助于中医疗效评估的研究。通过追踪患者的长期治疗效果、生活方式、药物反应等数据，可以更客观地评估中医治疗的长期效果，为患者提供更好的个性化医疗服务。

科技与中医在内分泌治疗领域的融合拓展了治疗的边界，为医学界提供了更丰富的工具和思路。通过人工智能和大数据技术，中医在内分泌疾病治疗中能够更准确地辨识病因、制订个性化的治疗方案，提高治疗效果。这种融合也为中医的传统智慧注入现代科技的力量，推动了中医在内分泌领域的研究和实践，为患者带来更为全面和有效的医疗体验。随着科技的不断发展，中医与先进技术的深度融合有望为内分泌领域的治疗带来更多创新和突破。

1. 人工智能在中医诊断和治疗中的应用

人工智能（AI）在中医诊断和治疗中的应用正逐渐崭露头角，为中医学注入了新的科技力量。其在提高诊疗效率、辅助医生决策、个体化治疗等方面展现了广阔的前景。

AI 在中医诊断中的应用主要体现在辅助诊断和病症辨识方面。通过机器学习算法，AI 可以分析海量的中医文献和患者病历数据，形成对疾病模式、病症特征的深入理解。这有助于医生更迅速准确地判断患者的病情，提高诊断的精准性。例如，AI 可以通过图像识别技术辅助中医医生分析舌脉等传统检查方式，从而更好地理解患者的体质和脏腑状况。AI 在中医治疗中的应用主要体现在个体化治疗方面。通过对大量患者数据的学习，AI 可以为医生提供个体化的治疗方案建议。考虑每个患者的体质、病症特点以及生活方式等因素，AI 可以为中医医生提供更加精准的中药配方和针灸穴位选择，以实现更好的治疗效果。在糖尿病管理中，AI 可以根据患者的血糖数据预测高危险期，提醒患者采取相应的措施，实现个性化的治疗方案，有助于提高患者的治疗满意度和康复率。

AI 在疾病预测和预防中也发挥了关键作用。通过对大数据的分析，AI 可以预测某些患者可能发展成慢性疾病的风险，并提前采取干预措施。这种预测性的医疗模式有望在中医的养生和预防中发挥更大的作用，帮助患者更好地管理自己的健康。AI还在医疗知识普及和教育方面有着积极的应用。通过智能化的医学教育平台，医生和学生可以获取更加系统、全面的中医知识。这有助于提高医生的专业水平，推动中医领域的学术研究和临床实践。

但是AI在中医领域的应用也面临一些挑战，包括数据隐私、算法可解释性等问题。因此，在推动AI技术应用的同时，需要建立健全的法律法规和伦理标准，确保患者的权益和医疗质量。人工智能在诊断和治疗中的应用为中医学注入了新的活力，为提高医疗水平和服务患者提供了新的可能性。通过中西医结合、科技与医学的深度融合，我们有望迎来更加智能、个体化的医疗时代。

2. 基于大数据的中医药研究

基于大数据的中医药研究是一种利用大规模数据集进行分析和挖掘的方法，以深入理解中医药的药效、适应证、不良反应等方面的信息。大数据在中医药研究中的应用也日益显著。通过汇聚全球范围内的中医疗效数据、方剂数据、中药数据等，大数据技术可以深入挖掘中医药的潜在规律和特点。这种数据驱动的研究方式有助于更全面地理解中医治疗内分泌疾病的机制，为中医药的现代化提供科学支持。这一研究方法结合了现代信息技术和传统医学知识，为中医药的发展和应用提供了新的视角和工具。

大数据在中医药研究中的应用主要体现在药物效应和适应证的挖掘上。通过分析大量的患者病历、临床实验数据和文献资料，研究者能够发现中药对于特定疾病的疗效和适应证。这种药效和适应证的挖掘有助于更全面地理解中医药的治疗机制，为其在现代医学中的应用提供科学依据。

此外，大数据在中医药研究中也有助于深入了解药物的不良反应和安全性。通过分析大规模的患者用药数据，研究者可以追踪和评估中药的不良反应，为制订用药安全策略提供数据支持。这对于中医药在现代医学中的推广和应用至关重要，有助于减少潜在的风险和不良反应。大数据还在中医药研究中促进了个体化治疗的发展。通过整合个体患者的基因组、表观组、病理生理数据等多层面信息，研究者可以实现对患者的精准诊断和治疗。这种个体化治疗模式有助于挖掘中医药的针对性治疗效果，提高治疗的个体化水平。大数据还可以推动中药药物有效成分的发现和研发的创新。通过整合大量的化学信息、药理学数据和生物信息，研究者能够发现新的中药活性成分、探索药效通路，并加速中医药新药的研发过程。这对于中医药行业的创新和发展具有重要的意义。

但是，大数据在中医药研究中也面临一些问题，如数据隐私保护、数据质量问题等。因此，在推动大数据在中医药研究中的应用时，需要加强数据伦理和质量控制，确保研究的科学性和可靠性。基于大数据的中医药研究为传统医学注入了现代科技的力量，推动了中医药的现代化和个体化发展。通过更深入的数据挖掘和分析，我们有望更全面地认识中医药的特性，为其在全球范围内的推广和应用提供更为科学的支持。

二、社会和政策层面

习近平总书记强调：“当前，中医药振兴发展迎来天时、地利、人和的大好时机，希望广大中医药工作者增强民族自信，勇攀医学高峰，深入发掘中医药宝库中的精华，充分发挥中医药的独特优势，推进中医药现代化，推动中医药走向世界，切实把中医药这一祖先留给我们的宝贵财富继承好、发展好、利用好，在建设健康中国、实现中国梦的伟大征程中谱写新的篇章。”如今，我国大力支持发展中医药，为促进中医药的传承创新创造了非常好的环境和条件。社会和政策层面的支持对于中医药的发展来说至关重要，这种支持对于推动中医药在内分泌领域的发展、提高治疗水平、服务患者的需求具有深远的影响。

（一）推动中医药在内分泌领域的认可和应用

习近平总书记强调：“中医药是中华民族的瑰宝，一定要保护好、发掘好、发展好、传承好。”在政策层面推动中医药在内分泌领域的认可和应用具有重要的意义，这不仅有助于促进中医传统智慧的发挥，有助于拓宽患者选择的渠道，为患者提供更全面、个性化的医疗服务，将促使更多患者选择中医药作为内分泌疾病的治疗方式。政府和社会的支持可以通过宣传、教育等手段，提高公众对中医药的认知度，可以使更多患者充分了解并选择中医治疗。

中医在内分泌领域的应用能够弥补传统医学的不足。中医理论注重整体观念，强调脏腑的协调和身体的平衡。在内分泌领域，尤其是激素失调引起的疾病，中医能够通过调理脏腑功能、平衡阴阳来达到治疗的目的。政策的认可和支持可以使中医在这一领域更加深入地发挥其优势，为患者提供更为全面的治疗方案。

政策层面的认可和支持也有助于促进中西医结合的发展。内分泌领域涉及复杂的生理和生化过程，中西医结合的治疗模式可以充分发挥中医的整体观念和现代医学的精准诊疗优势。通过政策的引导，可以促使医学机构更加积极地推动中西医结合治疗模式的实践，为患者提供更全面的医疗选择。

政策层面的认可还能够推动中医药的科研和技术创新。在内分泌领域，中医药的独特药理特性和调理理念为研究提供了广阔的空间。政策的支持将激发科研机构和医疗机构加强中医药的研究，通过投入更多资源和资金，政府可以支持中医药在内分泌治疗领域的基础研究、临床试验等方面的工作。推动创新药物和治疗方法的开发，为内分泌疾病的防治贡献更多有效手段。这有助于深入挖掘中医治疗内分泌疾病的疗效机制，推动中医药研究不断取得新的突破。

社会和政策的支持还有助于构建更加完善的中医医疗体系，促进中医药临床实践的规范化和标准化。政府可以通过颁布相关法规和政策，可以规范中医医疗服务的标准和质量，规范中医药在内分泌治疗中的应用，确保其在医学实践中的科学性和合法性。这有助于提高患者对中医药治疗的可信度，增强患者对中医药治疗的信心，建立更加和谐、多元的医疗体系，满足患者对内分泌领域全面治疗的需求。

政策层面推动中医在内分泌领域的认可和应用是促进医学多元化、提升医疗服务水平的重要一环。通过政策引导，中医的优势能够更好地得到发挥，为内分泌领域的疾病治疗提供更为全面、个性化的解决方案，使患者受益于中西医结合的最佳实践。

（二）制定支持中医治疗的政策和法规

支持制定中医治疗的政策和法规对于促进整个医疗体系的发展，提升中医服务质量，保障患者权益具有重要的意义。中医作为中华传统医学的重要组成部分，拥有丰富的理论体系和实践经验。通过制定中医治疗的政策和法规，能够规范中医服务的标准和流程，确保医学实践在法律框架内进行。这有助于提高中医医疗的规范性和科学性，为患者提供更为可靠的治疗服务。

习近平总书记强调“要遵循中医药发展规律，传承精华，守正创新，加快推进中医药现代化、产业化，坚持中西医并重，推动中医药和西医药相互补充、协调发展，推动中医药事业和产业高质量发展，推动中医药走向世界，充分发挥中医药防病治病的独特优势和作用，为建设健康中国、实现中华民族伟大复兴的中国梦贡献力量。”政策和法规的制定有助于推动中医现代化。随着科技的不断发展，中医结合现代医学的趋势日益明显。相关政策和法规的支持能够促使中医适应现代医学的需求，明确中医的法律地位和国家政策，有助于提高中医药在国际上的声誉和认可度。推动中医药的科研创新，推广先进的中医诊疗技术，使中医在当代医学中更具活力和竞争力。

中医治疗政策和法规的制定有助于保障患者权益。规范中医医疗行为、明确医患责任，可以有效防范医疗纠纷，提高患者的满意度和信任度。此外，通过明确治疗费用和服务标准，政策的制定还能够保障患者在中医医疗过程中的权益，使医患关系更加和谐。

此外，社会和政策层面的支持对于中医药人才培养也至关重要。内分泌领域的复杂性要求医生具备深厚的医学知识和技能。政府可以通过建设中医药专业机构、培训中医医生等方式，加强对中医药从业者的培训和教育。这不仅有助于提高中医医生的专业水平，还有助于培养更多从事中医内分泌治疗的专业人才，满足社会对中医药治疗内分泌疾病的需求，为患者提供更专业、个性化的服务。

在政策层面，相关的医保政策和药品管理政策也影响着中医内分泌治疗的推广。政府可以通过调整医保政策，增加对中医治疗的报销比例，降低患者的经济负担，推动中医药在内分泌领域的普及。同时，政府还可以制定更加灵活和包容的药品管理政策，推动中医药制剂的研发和上市。社会和政策层面的支持是中医药在内分泌治疗领域取得更大成功的重要保障。通过科研支持、规范管理、人才培养、认知提升以及政策调整等多方面的综合努力，可以更好地推动中医药在内分泌治疗领域的应用，为患者提供更多选择，促进整个医学领域的不断进步。

总体而言，制定中医治疗的政策和法规是保障中医药健康发展的必要手段。这不仅有助于规范中医医疗行为，提升服务质量，还能够推动中医现代化和国际化的进程，为患者提供更全面、科学、可靠的医疗服务。政策的支持将为中医事业注入新的活力，使中医在现代医学体系中更好地发挥其独特优势。

第五节　前景总结

中医治疗内分泌疾病已展现出广阔的发展前景，中医传统智慧和现代医学技术的融合将为患者提供更为全面、个性化的治疗方案。

未来的中医治疗方向将更加注重个体化治疗。随着医学技术的发展，个体基因信息、生理状态、生活方式等多维度数据的获取将变得更加便捷。中医治疗将充分利用这些信息，实现个体化治疗方案的制订。通过深度学习和大数据分析，中医医生能够更准确地了解患者的体质、病因，制订更为精准的中药配方和针灸穴位，以实现更好的治疗效果。中医治疗内分泌疾病将更多地与现代医学相结合。中西医结合的治疗模式将在未来更为普遍，使中医的整体观念和现代医学的精准诊断相辅相成。中医药将与西医药相互配合，中医治疗方法也将更多地纳入现代医学的治疗方案。这种整合模式有望在内分泌领域形成更为系统和高效的治疗手段。

未来中医治疗内分泌疾病将加强科研创新。通过深入研究中医理论，挖掘中药药效物质基础，探索中医治疗内分泌疾病的分子机制，将有望推动中医治疗的科学化和现代化。政府和医学研究机构的支持将为中医内分泌领域的科研提供更多资源，推动相关领域的学科交叉，为中医治疗内分泌疾病提供更为深入的理论支持。

中医治疗内分泌疾病还将加强调健康管理和预防。中医强调整体调理和平衡，对于维持身体的健康状态有着独特的优势。未来中医的发展将更加注重通过中医理论指导人们的饮食、运动、生活习惯等方面，预防内分泌疾病的发生。这将有助于推动健康管理观念在社会中的普及，为人们提供更为全面的健康服务。未来中医治疗内分泌疾病的发展将更为注重个体化治疗、中西医结合、科研创新和健康管理。这将使中医在内分泌领域发挥更为重要的作用，为患者提供更全面、精准、有效的医疗服务。政府、医疗机构和研究机构的共同努力将推动中医在内分泌治疗领域迎来更为繁荣的未来。

参考文献

［1］高屿濛，曹红霞，罗玮溦，等．2 型糖尿病的中医病因病机研究进展［J］. 中医临床研究，2022，14（21）：73－76.

［2］张根水，张贵平，罗柳金．黄芪多糖对 STZ 糖尿病小鼠内皮祖细胞功能的作用［J］. 中药药理与临床，2012，28（6）：77－79.

［3］王晓宇．黄芪多糖对 2 型糖尿病模型大鼠 AMPK、UCP2 表达的影响［D］. 新乡：新乡医学院，2012.

［4］王景富．黄芪注射液联合中药熏洗治疗早期糖尿病足的效果分析［J］. 中国实用医药，2019，14（6）：125－126.

［5］黄链莎，刘铜华，孙文，等．桑叶黄酮对糖尿病大鼠血糖水平的影响及机制探讨［J］. 中国实验方剂学杂志，2018，24（16）：152－156.

［6］刘颖慧，牟新，周迪夷，等．基于 JNK 信号通路探讨桑叶有效成分改善胰岛素抵抗的机制研究［J］. 中国中药杂志，2019，44（5）：1019－1025.

［7］王俊霞，张丽，杨泽，等．人参醇提物对糖尿病小鼠模型的治疗机理研究［J］. 北京中医药，2011，30（2）：146－149.

［8］洪佳娜，李冰冰，陈桢琳，等．人参茎叶总皂苷治疗 2 型糖尿病的网络药理学研究［J］. 广东药科大学学报，2020，36（1）：50－59.

［9］亓秉超，胡朗，邱继欢，等．人参皂苷 Rb1 通过上调 PGC－1α 缓解糖尿病心肌病［J］. 现代生物医学进展，2020，20（1）：19－23.

［10］许玉冰．关于蜞针法治疗糖尿病足的探讨［J］. 中国民间疗法，2016，24（6）：19－20.

［11］顾江萍，赵玲，栗德林．水蛭对糖尿病肾病大鼠内皮素 -1 水平的影响［J］. 中成药，2007，29（10）：1421-1424.

［12］冯士华，王庆周，李粉格，等．五味子不同溶剂提取物对糖尿病小鼠血糖的影响［J］. 辽宁中医药大学学报，2011，13（1）：192-194.

［13］杨江辉，孙成博，耿嘉男，等．五味子提取物对糖尿病大鼠肾脏组织中基质金属蛋白酶表达的影响及其肾脏保护作用［J］. 吉林大学学报（医学版），2017，43（3）：512-517.

［14］王开玲，周海艳．五味子乙素通过诱导血红素加氧酶 1 表达改善糖尿病大鼠的视网膜病变［J］. 中国中医眼科杂志，2020，30（1）：15-19.

［15］王同壮，王尚，马朋，等．绞股蓝叶水提物对糖尿病大鼠降血糖作用研究［J］. 中草药，2020，51（10）：2828-2834.

［16］郎志芳，刘兰涛，王洪伟，等．绞股蓝对糖尿病肾病大鼠免疫功能的影响［J］. 中国现代药物应用，2019，13（7）：235-237.

［17］王秋丽，童小慧，李小东，等．多花黄精多糖对 STZ 诱导的 Ⅰ 型糖尿病小鼠影响作用研究［J］. 云南中医学院学报，2019，42（1）：1-7.

［18］彭静．黄精皂苷对糖尿病肾病大鼠肾损伤的保护作用及 Wnt/β-catenin 信号通路的影响［J］. 中成药，2019，41（10）：2518-2521.

［19］高利超，徐兵，刘永安，等．三七皂苷 R1 抑制 TGF-β1/Smad3 信号传导对糖尿病肾病大鼠肾脏纤维化和炎症细胞因子的调节作用研究［J］. 中国免疫学杂志，2020，36（10）：1188-1193.

［20］侯凯健，郑杰洪，朱丹，等．三七总皂苷联合氨基胍治疗对糖尿病肾病大鼠的肾脏保护作用及机制［J］. 中华中医药学刊，2020，38（8）：237-242.

［21］高子涵，李瑞芳，吕行直，等．山药多糖对糖尿病肾病小鼠肾功能和醛糖还原酶通路的影响［J］. 中药材，2019，42（3）：643-646.

［22］吕娟，魏鹏飞，白甫．山药多糖对 2 型糖尿病大鼠血小板及酶活性的影响［J］. 中国老年学杂志，2017，37（13）：3186-3187.

［23］赵红霞，汪文来，贾海骅，等．单味中药防治糖尿病的现代研究探讨

[J]. 中国医药导刊, 2013, 15(10): 1692-1694.

[24] 赵金英, 杨卫东, 李红兵, 等. 栽培甘草中甘草黄酮提取物对糖尿病大鼠血糖血脂的调节作用[J]. 时珍国医国药, 2012, 23(1): 101-103.

[25] 李琼, 叶小利, 陈新, 等. 天花粉降糖作用有效部位的研究[J]. 长春中医药大学学报, 2012, 28(1): 9-11.

[26] 李彩虹, 周克元. 黄连活性成分的作用及机制研究进展[J]. 时珍国医国药, 2010, 21(2): 466-468.

[27] 李莉. 生地黄治疗糖尿病的药理研究[J]. 长春中医药大学学报, 2011, 27(4): 670-672.

[28] 郑彩云. 茯苓多糖抗糖尿病作用的实验研究[J]. 中国医疗前沿, 2010, 5(14): 12-13.

[29] 孙洁, 田林红, 王收宝, 等. 黄芩苷对糖尿病大鼠肾脏细胞凋亡及其Bcl-2和Bax表达的影响[J]. 实用医学杂志, 2011, 27(5): 757-760.

[30] 杨新波, 黄正明, 曹文斌, 等. 泽泻醇提取物对高血糖小鼠血液生化指标及胰岛素的影响(英文)[J]. 中国临床康复, 2004, 8(6): 1196-1197.

[31] 陈新焰, 许凤, 赵世华, 等. 穿山龙对胰岛素抵抗糖尿病大鼠血糖改善作用及其机制[J]. 辽宁中医药大学学报, 2009, 11(9): 156-159.

[32] 唐春颖, 冷锦红. 穿山龙薯蓣皂苷对痛性糖尿病周围神经病变大鼠电压门控 Ca^{2+} 通道基因表达的影响[J]. 辽宁中医药大学学报, 2018, 20(3): 25-27.

[33] 吴凡. 黄连人参对药及其有效成分氧化小檗碱抑制肝脏糖异生治疗2型糖尿病的机制研究[D]. 武汉: 华中科技大学, 2022.

[34] 颜纪婷. 梓醇通过调控AMPK/NOX4/PI3K/AKT途径改善2型糖尿病的肝脏胰岛素抵抗[D]. 大连: 大连医科大学, 2017.

[35] WANG P, YANG Y, WANG D, et al. Cinnamaldehyde ameliorates vascular dysfunction in diabetic mice by activating nrf2[J]. Am J Hypertens, 2020, 33(7): 610-619.

[36] JIA Q Q, ZHU R Y, TIAN Y M, et al. Salvia miltiorrhiza in diabetes: A review of its pharmacology, phytochemistry, and safety [J]. Phytomedicine, 2019, 58: 152871.

[37] LU J, PENG J, XIANG M, et al. Trichosanthes kirilowii lectin alleviates diabetic nephropathy by inhibiting the LOX1/NF-κB/caspase-9 signaling pathway [J]. Biosci Rep, 2018, 38(5): BSR20180071.

[38] 蔡晟宇，李佑生．桑叶提取物调控 IRS-1/PI3K/GLUT4 通路影响 2 型糖尿病胰岛素抵抗机制研究 [J]. 新中医, 2020, 52(1): 1-6.

[39] 段国峰，欧阳臻，樊一桥，等．茅苍术多糖防治小鼠高血糖的实验研究 [J]. 中华中医药学刊, 2008, 26(6): 1211-1212.

[40] 牛月华．茅苍术多糖对Ⅱ型糖尿病大鼠的治疗作用及机制研究 [J]. 北华大学学报(自然科学版), 2014, 15(4): 476-479.

[41] 丘保华，李瑞满．麦冬多糖对妊娠糖尿病大鼠血糖的影响 [J]. 暨南大学学报(医学版), 2008, 29(4): 367-369.

[42] 谭海荣，潘竞锵，韩超，等．茵陈蒿汤改善地塞米松致大鼠胰岛素抵抗作用的实验研究 [J]. 广东药学, 2002, 12(2): 46-48.

[43] 徐颖，周世文，汤建林，等．黄连总生物碱对实验性糖尿病肾病大鼠肾功能保护作用的研究 [J]. 重庆医学, 2007, 36(6): 526-527.

[44] 董二会，王爱国，杨建波，等．川黄柏抗糖尿病活性部位化学成分研究 [J]. 中药材, 2012, 35(9): 1441-1443.

[45] 李春梅，高永林，李敏，等．知母皂苷对小鼠血糖的影响 [J]. 中药药理与临床, 2005, 21(4): 22-23.

[46] 吴波，曹红，陈思维，等．瓜蒌提取物对缺血缺氧及缺血后再灌注损伤心肌的保护作用 [J]. 沈阳药科大学学报, 2000, 17(6): 450-451.

[47] 叶肖栗，汤海燕，任国飞，等．栝楼提取物的 α- 葡萄糖苷酶抑制活性研究 [J]. 西北药学杂志, 2008, 23(5): 306-307.

[48] 范尧夫，许娟，孙洪平，等．基于网络药理学和动物实验探讨葛根芩

连汤治疗2型糖尿病的作用［J］. 中成药，2023，45（10）：3468–3475.

［49］张翠，裴琴，潘慧，等 . 经方六君子汤加减对新发2型糖尿病伴脾气壅塞、痰瘀阻络型肥胖的干预作用［J］. 实用中医内科杂志，2024，38（3）：67–71.

［50］李松，石晓娟，郑慧敏 . 加味玉液汤联合瑞舒伐他汀治疗2型糖尿病的疗效观察［J］. 医药论坛杂志，2024，45（1）：91–94.

［51］郑马亮，徐燕琴，叶晶珠，等 . 大黄黄连泻心汤治疗2型糖尿病临床研究［J］. 光明中医，2023，38（24）：4819–4822.

［52］郭梦笑，王睿瑞，于宁，等 . 增液汤治疗2型糖尿病及其并发症研究进展［J］. 亚太传统医药，2024，20（2）：219–224.

［53］王玉萍，李涛，雷烨 . 大柴胡汤联合西药对肥胖型2型糖尿病患者胰岛素抵抗的影响［J］. 临床医学研究与实践，2023，8（31）：95–98.

［54］段永军，李富欣，姚文艳 . 白虎肾气汤治疗2型糖尿病临床疗效、血糖、血脂水平以及生活质量改善状况的临床分析［J］. 糖尿病新世界，2023，26（20）：87–90.

［55］周五金 . 柴胡温胆汤治疗痰湿型2型糖尿病的效果及对患者血糖水平的影响［J］. 临床合理用药，2023，16（28）：76–79.

［56］徐进英，刘海峰，谭建伟 . 2型糖尿病患者应用消渴健脾汤治疗对改善血糖、血脂及丙二醛水平的效果［J］. 糖尿病新世界，2023，26（12）：5–8.

［57］佀丽萍 . 三黄降糖汤联合西药治疗2型糖尿病疗效观察［J］. 中国实用医药，2023，18（11）：149–152.

［58］赵红梅，依丽米热·努尔麦麦提，古再努·艾力亚斯 . 夏枯草颗粒联合丙硫氧嘧啶治疗甲状腺功能亢进症的临床研究［J］. 现代药物与临床，2019，34（9）：2752–2755.

［59］张燕丽，田园，付起凤，等 . 白芍的化学成分和药理作用研究进展［J］. 中医药学报，2021，49（2）：104–109.

［60］张李 . 陈如泉教授治疗甲亢合并房颤的学术思想及用药规律分析

[D]. 武汉：湖北中医药大学，2021.

[61] 何燕，胡志峰，李平，等 . 柴胡皂苷 d 抗肝纤维化大鼠脂质过氧化作用的研究 [J]. 中国中药杂志，2008，33(8)：915-919.

[62] 杨海贤赵钢 . 免疫杀伤中 LAK 细胞的坏死和凋亡及黄芪多糖的影响 [J]. 中国肿瘤临床，1998，25(9)：669-672.

[63] 张扶莉，杨利生 . 升白方与黄芪注射液治疗化疗后白细胞减少症疗效观察 [J]. 陕西中医，2011，32(8)：1023-1024.

[64] 蒋景敏 . 抗甲状腺药物致白细胞减少 31 例分析 [J]. 内科，2013，8(4)：387-388.

[65] 李蓓，郑燕林，刘文舟 . 贝母素甲对体外培养甲状腺相关眼病患者眼眶成纤维细胞增殖的影响 [J]. 国际眼科杂志，2010，10(2)：235-237.

[66] 林明宝，周志愉，万丽玲 . 浙贝母对甲状腺功能亢进模型鼠的保护作用研究 [J]. 中国药房，2010，21(15)：1362-1363.

[67] 黄光辉，孙连娜 . 麦冬多糖的研究进展 [J]. 现代药物与临床，2012，27(5)：523-529.

[68] 郭翔，欧明，黄菱 . 养阴益气中药合剂对甲亢类阴虚病理模型大鼠作用的实验研究 [J]. 中国中药杂志，1993，18(8)：494-495.

[69] 王晓丽，单莹莹，王佳烨，等 . 五味子不同组分对小鼠免疫性肝损伤的保护作用研究 [J]. 吉林医药学院学报，2020，41(1)：15-18.

[70] CUI Y，RONG C，WANG J，et al. Mechanism-based anti-anxiety effects of polysaccharides extracted from shudihuang (radix rehmanniae preparata) by two-dimensional electrophoresis analysis in rat hippocampus proteins [J]. J Tradit Chin Med，2013，33(4)：524-530.

[71] 喻茂尧 . 甲状腺功能亢进症中西医结合治疗思路 [J]. 江西中医药，2004，35(2)：34-35.

[72] 中国中西医结合学会内分泌学专业委员会 . 富碘中药治疗 Graves 病专家共识 [J]. 中国中西医结合杂志，2021，41(6)：663-667.

[73] 曹拥军，王柔钧，孙雨濛，等．海藻－昆布药对联合甲巯咪唑治疗初发 Graves 病疗效观察［J］．云南中医学院学报，2020，43（6）：38−42.

[74] 王婷婷，张蕻，杨志敏，等．连翘及连翘叶抑菌抗炎活性及其主要化学成分研究［J］．中国药物与临床，2019，19（14）：2380−2381.

[75] 陈冉，王婷婷，李开铃，等．免疫调节抗病毒中药的特性与应用［J］．中草药，2020，51（6）：1412−1426.

[76] 吕田田，余海艳，薛丙权，等．负载连翘苷的外泌体递药系统制备及体外评价［J］．中国新药杂志，2022，31（1）：89−94.

[77] 张振凌，王磊，吴筱菁，等．中药猫爪草多糖的免疫活性研究［J］．时珍国医国药，2007，18（3）：537−539.

[78] 姚蕙，骆芙瑶，麻浩，等．猫爪草粗多糖及其部位和组分的理化性质及对药物诱导肝细胞损伤的保护作用［J］．中国新药杂志，2022，31（6）：544−554.

[79] 郭逸，裴迅，房聪聪，等．当归六黄汤对桥本甲状腺炎临床疗效及免疫功能的影响［J］．世界中医药，2019，14（9）：2290−2294.

[80] 代伟．加味当归六黄汤联合甲巯咪唑片治疗阴虚火旺型甲状腺功能亢进症的疗效及安全性［J］．现代中西医结合杂志，2019，28（3）：274−276.

[81] 吴娇，王聪．黄芪的化学成分及药理作用研究进展［J］．新乡医学院学报，2018，35（9）：755−760.

[82] 王津京，侯艳微，张世坤，等．黄芪注射液对甲状腺辐射损伤改善作用的实验研究［J］．军事医学，2017，41（12）：983−986.

[83] 李月阳，雷根平，董盛，等．柴胡的现代药理作用研究进展［J］．海南医学院学报，2022，28（22）：1748−1754.

[84] 宋吉美，房国伟，朱建德，等．柴胡有效成分及其类方治疗桥本甲状腺炎作用机制研究进展［J］．山西中医，2020，36（10）：57−59.

[85] 杨颖，魏梦昕，伍耀业，等．白术多糖提取分离、化学组成和药理作用的研究进展［J］．中草药，2021，52（2）：578−584.

[86] 董凤彩. 白术不同化学成分的药理作用[J]. 中医临床研究，2015，7(14)：28-29.

[87] 任伟钰，郑宜鋆，张月梅，等. 当归多糖药理作用的研究进展[J]. 时珍国医国药，2020，31(10)：2484-2487.

[88] 杨铁虹，贾敏，梅其炳. 当归多糖对小鼠免疫功能的调节作用[J]. 中成药，2005，27(5)：563-565.

[89] 郭振军，刘莉，张维璐，等. 大黄、当归多糖对巨噬细胞甘露糖受体作用的研究[J]. 细胞与分子免疫学杂志，2008，24(5)：514-516.

[90] 牧亚峰，向楠，左新河，等. 白芍总苷对自身免疫性甲状腺炎大鼠肠黏膜屏障及肠道菌群的影响[J]. 中草药，2021，52(11)：3269-3277.

[91] 余欣然，向楠，李家园，等. 白芍总苷胶囊对自身免疫性甲状腺炎模型大鼠 Treg 细胞的影响[J]. 云南中医学院学报，2017，40(6)：5-8.

[92] 马艳春，范楚晨，冯天甜，等. 茯苓的化学成分和药理作用研究进展[J]. 中医药学报，2021，49(12)：108-111.

[93] 张年，李兆星，李娟，等. 茯苓的化学成分与生物活性研究进展[J]. 世界科学技术－中医药现代化，2019，21(2)：220-233.

[94] 谢健航，林嘉，雷林生，等. 茯苓总三萜抑制小鼠免疫反应及治疗大鼠佐剂性关节炎的实验研究[J]. 中药药理与临床，2016，32(6)：89-92.

[95] 朱晓丹，安超，李泉旺，等. 中药浙贝母药用源流及发展概况[J]. 世界中医药，2017，12(1)：211-216.

[96] 马文华. 浙贝母多糖体外抗氧化活性的研究[J]. 中华中医药学刊，2014，32(5)：1191-1193.

[97] 徐晗. 二仙汤加味方治疗更年期综合征患者疗效及对性激素水平、生活质量的影响[J]. 现代中西医结合杂志，2020，29(5)：519-522.

[98] 周芳，姚萌，吴倩，等. 仙茅的化学成分和药理活性研究进展[J]. 中草药，2020，51(8)：2238-2247.

[99] 岳美颖. 茯苓主要药理作用及临床应用[J]. 亚太传统医药，2016，

12（7）：68-69.

［100］刘爽．黄芪药理作用的研究进展［J］．北方药学，2015，12（12）：95-96.

［101］邓晓红，黄建华，董竞成．附子药理作用的分子机制研究进展［J］．江西中医药大学学报，2018，30（1）：121-124.

［102］吕晓琳，艾浩．二仙汤对卵巢早衰免疫指标影响的临床观察［J］．中国妇幼保健，2016，31（9）：1811-1813.

［103］王震，万静，陈艳．二仙汤联合优甲乐对甲状腺功能减退患者血清炎性因子和免疫功能的影响［J］．世界中医药，2017，12（12）：3006-3008.

［104］翟旭峰，黄玉秋，史辑，等．盐巴戟对肾阳虚大鼠下丘脑－垂体－甲状腺轴的调节作用［J］．中成药，2017，39（2）：233-237.

［105］马媛媛．二仙参附汤治疗原发性甲状腺功能减退症临床观察［J］．光明中医，2021，36（8）：1286-1287.

［106］吕娜，冯志海．二仙汤联合优甲乐对甲状腺功能减退患者血清炎性因子和免疫功能的影响［J］．临床研究，2021，29（8）：121-123.

［107］贾小舟，张子东，何建鑫，等．知母多糖的研究进展［J］．中医药信息，2020，37（2）：111-115.

［108］黄娟，胡维，林湘东．二仙汤合芪海消瘿汤治疗慢性淋巴细胞性甲状腺炎伴甲状腺功能减退症疗效观察［J］．现代中西医结合杂志，2017，26（22）：2429-2431.

［109］刘印华，赵志强，李树义，等．黄芪多糖对免疫功能影响的体内实验研究［J］．河北医药，2015，37（4）：485-487.

［110］范文彤．黄芪多糖对小鼠免疫功能的药理学实验研究［J］．中国当代医药，2018，25（3）：10-14.

［111］王钧楠，周永峰，崔园园，等．甘草增强免疫的物质基础及其作用机制研究进展［J］．中草药，2021，52（6）：1844-1850.

［112］楼鹏飞，乔佳君，王悦竹，等．补中益气汤对自身免疫性甲状腺炎

模型大鼠甲状腺抗体及 Th 相关细胞因子的影响［J］. 北京中医药大学学报，2022，45（10）：1037–1043.

［113］刘浩龙，王家典，卢鋆，等 . 右归丸“阴中求阳”配伍对肾阳虚大鼠下丘脑 – 垂体 – 肾上腺轴的作用［J］. 环球中医药，2017，10（9）：1050–1053.

［114］张文钊，田洪昭，左军，等 . 右归丸对肾阳虚模型大鼠下丘脑 – 垂体 – 肾上腺轴的影响［J］. 世界中医药，2019，14（11）：2893–2897.

［115］陈李圳，王秀凤，马娜，等 . 右归丸对肾阳虚大鼠下丘脑 – 垂体 – 甲状腺轴的动态影响［J］. 广东药学院学报，2016，32（6）：771–774.

［116］穆俊平，范竹雯，李杨，等 . 国医大师唐祖宣教授经方学验探析［J］. 光明中医，2017，32（18）：2629–2631.

［117］肖峰，胡雅国，吴石楠，等 . 黄芪皂苷提取物对糖尿病大鼠肾脏的保护作用［J］. 中国中药杂志，2015，40（10）：2014–2018.

［118］吴磊，颜曼，邱春玉 . 鸡血藤醇提物对小鼠炎性痛的影响［J］. 湖北科技学院学报（医学版），2019，33（6）：461–464.

［119］ZHANG C，LIU J，HE X，et al. Caulis spatholobi ameliorates obesity through activating brown adipose tissue and modulating the composition of gut microbiota［J］. Int J Mol Sci，2019，20（20）：5150.

［120］丁瑞，洪权，耿晓东，等 . 土茯苓治疗小鼠高尿酸血症的机制研究［J］. 中国中西医结合肾病杂志，2019，20（2）：97–100.

［121］王晓梅，赵岩，刘丹，等 . 三种中药提取物对黄嘌呤氧化酶的抑制作用［J］. 氨基酸和生物资源，2013，35（1）：57–60.

［122］曾金祥，许兵兵，王娟，等 . 车前子中毛蕊花糖苷及异毛蕊花糖苷降低急性高尿酸血症小鼠血尿酸水平及其机制［J］. 中成药，2016，38（7）：1449–1454.

［123］陈光亮，朱立然，那莎，等 . 萆薢总皂苷对大鼠慢性高尿酸血症和肾小管尿酸转运体 1 表达的影响［J］. 中国中药杂志，2013，38（14）：2348–

2353.

［124］马天红，盛涛，田崇梅，等．虎杖醇提物通过 NLRP3/ASC/caspase-1 轴干预小鼠急性痛风性关节炎的作用研究［J］. 中国中药杂志，2019，44（3）：546-552.

［125］陶婷婷，吕伯东，张士更，等．金钱草总黄酮提取液对大鼠草酸钙结石形成的影响［A］华东六省一市泌尿外科学术年会暨 2011 年浙江省泌尿外科、男科学学术年会论文汇编［C］. 浙江省医学会泌尿外科学分会、浙江省医学会男科学分会，浙江省科学技术协会，2011：1.

［126］HUANG C G，SHANG Y J，ZHANG J，et al. Hypouricemic effects of phenylpropanoid glycosides acteoside of Scrophularia ningpoensis on serum uric acid levels in potassium oxonate-pretreated Mice［J］. Am J Chin Med，2008，36（1）：149-157.

［127］司函瑞，司雨，焦玉凤，等．山慈菇化学成分及其药理作用研究进展［J］. 辽宁中医药大学学报，2020，22（5）：151-155.

［128］林凤平，任开明，宋恩峰，等．威灵仙对尿酸性肾病大鼠的实验研究［J］. 中成药，2006，28（6）：842-845.

［129］赵军宁，邓治文，戴瑛，等．秦皮总香豆素对实验性痛风性关节炎及尿酸代谢的影响［J］. 中国药学杂志，2009，44（10）：751-754.

［130］王桃云，陈娟，彭志任，等．海金沙黄酮体外抗氧化活性研究［J］. 食品工业科技，2010，31（3）：193-195.

［131］郭思琦，姜春燕，张百霞．基于网络药理学的忍冬藤抗类风湿关节炎作用机制研究［J］. 世界科学技术－中医药现代化，2020，22（5）：1716-1724.

［132］李文，李丽，是元艳，等．防风有效部位的药理作用研究［J］. 中国实验方剂学杂志，2006，12（6）：29-31.

［133］杨虹，罗干，熊梓汀，等．黄柏苍术汤对急性痛风性关节炎鼠模型抗炎作用的研究［J］. 医学研究杂志，2020，49（1）：104-107.

［134］张金莲，谢日健，刘明贵，等．不同炮制方法对白术中白术内酯Ⅰ，Ⅱ，Ⅲ含量的影响［J］．中国实验方剂学杂志，2016，22（21）：15–18.

［135］华亮，周蜜，何琴花，等．清热除湿通络法对大鼠痛风性关节炎模型中 NALP3 炎性体表达的影响［J］．中华中医药杂志，2018，33（4）：1591–1594.

［136］胡阳广，罗丽飞．桂枝芍药知母汤对急性痛风性关节炎患者血浆炎症因子的影响［J］．中国中医急症，2013，22（2）：286–287.

［137］任小英．白虎桂枝汤治疗急性痛风性关节炎 20 例疗效观察［J］．现代医院，2005，5（10）：65.

［138］杨阳，邱联群．经方五苓散治疗痰浊阻滞型痛风性关节炎临床疗效观察［J］．按摩与康复医学，2020，11（24）：53–55.

［139］胡俊青，胡晓．黄柏化学成分和药理作用的现代研究［J］．当代医学，2009，15（7）：139–141.

［140］陈炎明，陈静，俞桂新．苍术化学成分和药理活性研究进展［J］．上海中医药大学学报，2006，20（4）：95–98.

［141］宋军，杨金蓉，李祖伦．川牛膝多糖对小鼠肝癌细胞抑制作用研究［J］．四川生理科学杂志，2002，24（3）：118–119.

［142］苗明三．薏苡仁多糖对环磷酰胺致免疫抑制小鼠免疫功能的影响［J］．中医药学报，2002，30（5）：49–50.

［143］沈维增，吕红梅，谢峥伟，等．当归拈痛汤对急性痛风性关节炎患者血 IL–1、IL–8 和 TNF–α 的影响［J］．中国中医急症，2011，20（3）：353–354.

［144］殷贝，毕艺鸣，夏亚情，等．宣痹汤治疗痛风机制的网络药理学研究［J］．中药新药与临床药理，2020，31（10）：1189–1197.

［145］徐翔峰，方立，陆瑶，等．加味竹叶石膏汤对急性痛风性关节炎大鼠 Toll 样受体抗炎作用的机制研究［J］．浙江中医杂志，2020，55（5）：375–376.

［146］叶红芳，黄平，应华忠，等．四妙合萆薢渗湿汤对急性痛风性关节炎的 IL-1β、PGE_2 的影响的实验研究［J］．浙江中医药大学学报，2010，34（2）：158-159.

［147］宓伟，于敏，李宁，等．基于 AMPK/SREBP-1c 分子通路的山楂原花青素调控脂质代谢机制［J］．食品科学，2023，44（15）：129-136.

［148］刘迪．红曲米改善高脂血症大鼠肝脏脂质代谢作用及机制的研究［D］．沈阳：辽宁中医药大学，2023.

［149］郭琰，龚吕东，张梦麒，等．全三七片降脂活性探讨［J］．中国实验方剂学杂志，2023，29（6）：95-103.

［150］曾迪，周昌园，龙健，等．基于脂质组学的绞股蓝总苷调血脂作用研究［J］．中草药，2023，54（4）：1149-1156.

［151］张森．基于肠—肝轴研究决明子乙醇提取物改善非酒精性脂肪性肝病的作用及机制［D］．南昌：南昌大学，2022.

［152］王明新，林慧敏，罗瑞涵，等．基于网络药理学与分子对接技术的"陈皮－山楂"药对治疗高脂血症的作用机制研究［J］．中医药通报，2023，22（4）：36-41.

［153］刘王振祖，钱晓婧，张家祺，等．基于脂质组学研究黄芩－黄连药对的降脂作用［J］．中国中药杂志，2023，48（24）：6711-6720.

［154］侯迴，张童，李蕾，等．葛根素抑制 PI3K/AKT/mTOR 信号通路调节小鼠高脂血症的实验研究［J］．时珍国医国药，2022，33（12）：2898-2901.

［155］武俊紫，杨斌，宋波，等．龙胆苦苷对非酒精性脂肪肝病大鼠脂肪酸过氧化酶体 β 氧化信号通路的影响研究［J］．现代中西医结合杂志，2019，28（21）：2281-2285.

［156］龚杰，丁岩，干仲元，等．泽泻提取物对大鼠非酒精性脂肪肝的治疗作用［J］．中国比较医学杂志，2018，28（7）：68-76.

［157］王爱青．蒲公英总黄酮对 2 型糖尿病模型大鼠非酒精性脂肪肝的影响［J］．中国民康医学，2017，29（21）：76-78.

［158］李博萍，陈依雨，潘竞锵，等．决明子提取物对非酒精性脂肪肝大鼠的护肝、拮抗胰岛素抵抗和抗氧化糖基化作用［J］．环球中医药，2015，8（10）：1171-1175.

［159］朱凯，陈壮，黄金龙，等．薏苡仁提取物调节大鼠非酒精性脂肪肝病游离脂肪酸的代谢作用机制［J］．云南中医学院学报，2018，41（1）：16-19.

［160］刘亚楠，吕恬仪，任越，等．大柴胡汤功效标志物的发现及其作用机制解析研究［J］．中国中药杂志，2022，47（8）：2200-2210.

［161］沈婉莹，魏晓芳，姚杰，等．茵陈原儿茶酸乙酯对非酒精性脂肪肝的作用及机制［J］．武汉大学学报（理学版），2024，70（2）：177-185.

［162］王璞，刘明晖，王长宏，等．泽泻对高脂血症大鼠模型 TC 及 LDL-C 的影响［J］．中国实验诊断学，2015，19（9）：1453-1454.

［163］李毛毛，黄鑫源，梁乾坤，等．荷叶水提物对实验性肥胖大鼠脂代谢的影响及机制［J］．中国应用生理学杂志，2017，33（5）：476-480.

［164］CHAI L，ZHOU K，WANG S，et al. Psoralen and bakuchiol ameliorate m-csf plus rankl-induced osteoclast differentiation and bone resorption via inhibition of akt and ap-1 pathways in vitro［J］. Cell Physiol Biochem，2018，48（5）：2123-2133.

［165］吴天顺，陈扬，钱文斌，等．中药抗骨质疏松症研究进展［J］．深圳中西医结合杂志，2016，26（16）：190-192.

［166］肖强兵，邹季．淫羊藿甙对体外培养大鼠成骨细胞 I 型胶原表达和 BGP 影响的实验研究［J］．中国中医骨伤科杂志，2007，15（9）：36-38.

［167］赵继荣，杨涛，赵宁，等．杜仲诱导骨髓间充质干细胞成骨分化防治骨质疏松症相关信号通路研究进展［J］．中国骨质疏松杂志，2020，26（12）：1868-1872.

［168］宋双红，余倩，王喆之，等．骨碎补防治骨质疏松研究概况［J］．生命的化学，2015，35（1）：73-80.

［169］赵宝宝，李兴勇，董万涛，等．中药菟丝子防治骨质疏松症的研究

进展［J］. 中国骨质疏松杂志，2023，29（7）：1089–1092.

［170］NIU Y，LI Y，HUANG H，et al. Asperosaponin VI，a saponin component from dipsacus asper wall，induces osteoblast differentiation through bone morphogenetic protein–2/p38 and extracellular signal–regulated kinase 1/2 pathway［J］. Phytother Res，2011，25（11）：1700–1706.

［171］罗程，朱利民，张元斌，等 . 制狗脊促进大鼠骨质疏松性骨折愈合的实验研究［J］. 浙江中西医结合杂志，2021，31（1）：22–26.

［172］张小锋，蒋涛，卞胡伟，等 . 鹿茸主要活性成分防治骨质疏松症的分子机制研究［J］. 中国骨质疏松杂志，2023，29（6）：897–901.

［173］冯蓬，甘东浩，王卫国，等 . 基于网络药理学的熟地黄干预骨质疏松症分子机制研究［J］. 山东中医杂志，2020，39（2）：177–184.

［174］任小军，苏春红，陈永刚，等 . 枸杞多糖对骨质疏松症大鼠血清中TGF–β1 和 NOS 含量的影响［J］. 甘肃医药，2020，39（3）：196–197.

［175］马成祥，曹林忠，汪小敏，等 . 铁过载对骨稳态的影响及相关机制的研究［J］. 中国骨质疏松杂志，2023，29（3）：413–419.

［176］何丹丹，赵白秀，汪华君，等 . 女贞子中主要活性成分红景天苷和特女贞苷的逆转铁过载促进骨形成相互作用研究［J］. 中国骨质疏松杂志，2024，30（1）：70–74.

［177］毛根祥 . 红景天苷干预细胞衰老的分子机制及其防治骨质疏松活性的研究［D］. 北京：中国协和医科大学，2010.

［178］陈弘林，余富勇，尚奇，等 . 龟甲提取物干扰 NF–κB–NLRP3 炎症体正反馈回路改善老年性骨质疏松的研究［J］. 中华中医药杂志，2023，38（5）：2437–2443.

［179］杨洪杰，陈晓东，梁鹏展，等 . 牛膝对骨代谢的影响及相关研究进展［J］. 光明中医，2022，37（14）：2664–2666.

［180］王聪，姚娟 . 阿胶现代研究与应用［J］. 黑龙江科技信息，2012，（15）：41.

［181］崔跃，李秀叶，张艺馨，等．中药黄芪防治骨质疏松研究进展［J］．内蒙古中医药，2022，41（12）：156－157.

［182］CUI L，WU T，LI Q N，et al. Preventive effects of ginsenosides on osteopenia of rats induced by ovariectomy［J］. Acta Pharmacol Sin，2001，22（5）：428－434.

［183］钟伟权，邬明利，郭美金．葛根提取物治疗老年骨质疏松型骨折的临床效果［J］. 内蒙古中医药，2020，39（6）：1－2.

［184］熊义博．中药丹参治疗骨质疏松的作用及其机制［J］. 医学信息，2020，33（9）：44－46.

［185］康照宁，徐林轩，蔡余力．单味中药治疗骨质疏松症的机理研究［J］. 中医临床研究，2022，14（8）：70－72.

［186］欧莉，左杨洁，陈佳利，等．熟地配伍黄芪对去卵巢大鼠骨组织及骨骼肌氧化应激状态的影响［J］. 现代中医药，2018，38（3）：90－92.

［187］李晓曦，陈宇恒，唐秀凤，等．基于雌激素作用的淫羊藿女贞子配伍对绝经后骨质疏松症大鼠的影响研究［J］. 中国中医骨伤科杂志，2019，27（9）：1－6.

［188］李晓曦，陈宇恒，唐秀凤，等．淫羊藿和女贞子配伍对绝经后骨质疏松症大鼠 TGF－β1/Smads 信号通路的实验研究［J］. 中国骨质疏松杂志，2019，25（12）：1685－1690.

［189］刘仁慧，康学，张伟华，等．淫羊藿女贞子配伍对 GIOP 大鼠骨代谢生化指标的影响研究［J］. 世界中医药，2013，8（12）：1450－1453.

［190］骆瑶，陈兰英，官紫祎，等．杜仲提取物对去卵巢骨质疏松大鼠骨代谢、骨密度及骨微结构的影响［J］. 中药材，2016，39（11）：2624－2628.

［191］王艳，周广举，严宗逊，等．川牛膝在去卵巢大鼠体内的骨保护作用［J］. 中国骨质疏松杂志，2015，21（8）：918－921.

［192］高卫辉，吴芬芬，段小青，等．杜仲－牛膝药对干预去卵巢骨质疏松大鼠雌二醇和骨密度的影响实验研究［J］. 中南药学，2016，14（8）：820－

823.

［193］秦欢．丹参－葛根水提物抑制破骨细胞分化改善去卵巢大鼠骨质疏松症［D］．青岛：青岛大学，2021.

［194］毛竹君，柴可夫．淫羊藿－仙茅药对调控 miRNA-144 保护高糖介导成骨细胞的作用机制［J］．中华中医药杂志，2019，34（3）：965-970.

［195］郭元晖，薛黎明，聂燕，等．淫羊藿苷和仙茅苷协同抑制破骨细胞的形成、分化和骨吸收功能［J］．药学实践杂志，2013，31（4）：262-266.

［196］盛华刚．三七总皂苷和淫羊藿苷组分配伍对高糖培养成骨细胞增殖功能的影响［J］．中国实验方剂学杂志，2013，19（11）：180-183.

［197］陈玄，陈娟，谢丽华，等．骨碎补－续断药对对成骨 / 破骨代谢的双向调控作用及其对 Hif1 α 基因的影响［J］．中国骨质疏松杂志，2023，29（1）：64-69.

［198］张媛，付志飞，覃小燕，等．肠道菌群对骨质疏松发生发展作用及中药干预影响［J］．辽宁中医药大学学报，2020，22（11）：115-118.

［199］张佳宁，雷晓明，李劲平，等．女贞子－枸杞子对去势雌鼠血清中 IL-10、IL-17 水平的影响［J］．湖南中医杂志，2017，33（1）：136-138.

［200］蒋小云，陈述枚，黄绍良，等．芪归合剂对体外培养的大鼠成骨细胞的影响［J］．中山大学学报（医学科学版），2003，24（2）：117-120.

［201］杨岩冰，曾英，李劲平，等．补骨脂－淫羊藿药对对去卵巢骨质疏松型大鼠血清 IL-10、TNF-α 水平的影响［J］．湖南中医杂志，2016，32（3）：159-161.

［202］刘尚智，王军涛．独活寄生汤治疗妇女绝经后骨质疏松症临床观察［J］．中药药理与临床，2018，34（3）：181-183.

［203］孙艳涛，王冰，康廷国．何首乌－牛膝药对提取物抗维甲酸诱导的小鼠骨质疏松药效物质基础研究［J］．时珍国医国药，2020，31（4）：842-844.

［204］TANG D Z，HOU W，ZHOU Q，et al. Osthole stimulates osteoblast differentiation and bone formation by activation of beta-catenin-BMP signaling

[J]. J Bone Miner Res, 2010, 25(6): 1234–1245.

[205] 杨雯静，黄健，王维，等. 基于网络药理学和体外细胞实验探究“三七 – 骨碎补”药对活性成分治疗骨质疏松症的作用机制[J]. 中国中药杂志, 2023, 48(4): 1087–1097.

[206] 王剑，郑洪新，张锦萍，等. 补肾壮骨中药复方对去卵巢骨质疏松症大鼠骨组织 Dlx5 mRNA 及蛋白表达的影响[J]. 中国中医基础医学杂志, 2015, 21(10): 1238–1240.

[207] 蔡家振，瞿曙琨. 海龟壮骨散治疗老年骨质疏松症 30 例临床分析[J]. 亚太传统医药, 2014, 10(24): 107–108.

[208] 韩珺雯. 杜仲骨碎补菟丝子通过 PI3K/Akt 通路调控破骨细胞改善骨质疏松机制研究[D]. 北京: 北京中医药大学, 2022.

[209] 汪青，黄昊强，陈勇，等. 二仙汤在绝经后骨质疏松症肾阳虚证治疗中的应用价值及作用机制研究[J]. 中医正骨, 2022, 34(3): 8–14.

[210] 黄海卫，王宇. 青蛾丸治疗绝经后肾虚血瘀型骨质疏松症临床观察[J]. 辽宁中医药大学学报, 2018, 20(12): 138–140.

[211] 刘立萍，任艳玲，李然，等. 左归丸含药血清通过 p38 MAPK 信号通路诱导 MC3T3–E1 成骨细胞的分化[J]. 中国老年学杂志, 2013, 33(7): 1579–1581.

[212] 郑小花，黄惠娟. 左归丸联合橄榄油对大鼠去势后骨组织和骨密度的影响[J]. 东南国防医药, 2014, 16(1): 10–13.

[213] 刘钟，杨依然，王均华，等. 益气温经方对 CKIP–1 介导的破骨细胞凋亡的影响[J]. 中国中医骨伤科杂志, 2018, 26(8): 14–17.

[214] 颜春鲁，安方玉，刘永琦，等. 地黄饮子水煎剂对去势骨质疏松大鼠骨强度和股骨病理形态结构的影响[J]. 中国实验方剂学杂志, 2017, 23(24): 148–152.

[215] 齐晓宇，赵磊，毕冬冬，等. 右归饮对去势雌性小鼠骨质疏松的治疗作用[J]. 现代药物与临床, 2017, 32(11): 2072–2076.

[216] 钱先，陶润. 健脾益肾方治疗骨质疏松模型大鼠的实验研究 [J]. 南京中医药大学学报，2014，30(4)：351-353.

[217] 黄松，陈敬有，高皓. 补肾活血方对老年骨质疏松症患者骨密度及相关骨代谢生化指标的影响 [J]. 临床骨科杂志，2017，20(5)：629-632.

[218] 张根，杨澔侠，王正凯. 活力骨康方治疗原发性骨质疏松症的临床疗效及对骨转换指标的影响 [J]. 河北中医，2024，46(4)：562-565.

[219] 王智慧，李仲平，梁海英，等. 抗骨松汤对去卵巢骨质疏松大鼠细胞因子的影响 [J]. 中国中医急症，2014，23(2)：254-255.

[220] 拓文娟，刘永琦，修明慧，等. 山楂及其有效成分治疗代谢综合征的研究 [J]. 中国中医基础医学杂志，2022，28(5)：831-838.

[221] 王婵，杨颖博. 荷叶的化学成分与药理活性研究进展 [J]. 现代中药研究与实践，2020，34(4)：74-81.

[222] 苏保洲. 枸杞子活性成分药理作用研究进展 [J]. 江苏中医药，2022，54(3)：78-81.

[223] 董玉洁，蒋沅岐，刘毅，等. 决明子的化学成分、药理作用及质量标志物预测分析 [J]. 中草药，2021，52(9)：2719-2732.

[224] 李金金，罗长浩. 中药决明子有效成分、药理作用与发展前景 [J]. 农产品加工，2018 (17)：71-72.

[225] 周颖，滕井泉，田乐乐，等. 丹参及有效化学成分干预肥胖机制的研究进展 [J]. 中药材，2023，46(11)：2890-2894.

[226] 柳威，邓林华，赵英强. 白术及其有效成分药理作用概述 [J]. 中医药学报，2021，49(10)：116-119.

[227] 左军，张金龙，胡晓阳. 白术化学成分及现代药理作用研究进展 [J]. 辽宁中医药大学学报，2021，23(10)：6-9.

[228] 邓桃妹，彭代银，俞年军，等. 茯苓化学成分和药理作用研究进展及质量标志物的预测分析 [J]. 中草药，2020，51(10)：2703-2717.

[229] 毕天琛，杨国宁，马海春. 中药薏苡仁化学成分及药理活性研究进

展［J］. 海峡药学，2019，31（11）：52-56.

［230］戴梦翔，金姝娜，宋成武，等 . 泽泻及其炮制品化学成分和药理作用的研究进展［J］. 中草药，2023，54（5）：1620-1635.

［231］高满军，赵宝清，莫启贵，等 . 茯苓的化学成分及其调节糖脂代谢的研究进展［J］. 湖北科技学院学报（医学版），2023，37（3）：272-276.

［232］张维霞，苏萍，赵爱军 . 白术的炮制方法及其药理作用研究进展［J］. 中医药导报，2022，28（5）：110-115.

［233］张明远，许二平，陈毅恒，等 . 柴胡治疗抑郁症药理作用研究现状［J］. 中华中医药学刊，2023，41（10）：102-108.

［234］严辉，高明亮，查玉玲，等 . 香橼化学成分和药理作用研究进展及其质量标志物预测分析［J］. 中国现代应用药学，2022，39（7）：976-988.

［235］黄玉，刘永刚，闫瑞娟，等 . 李京涛基于"血不利则为水"辨治代谢相关脂肪性肝病经验［J］. 辽宁中医杂志，2023，50（7）：36-39.

［236］毛美玲，谢丽钰，罗文宽，等 . 丹参及其有效成分对心血管系统的药理机制研究进展［J］. 中华中医药学刊，2024，42（7）：120-124.

［237］蔡双洁，方居正 . 川芎及其药对研究进展［J］. 中华中医药学刊，2024，42（8）：244-248.

［238］赵玉涵，肖光旭，范斯文，等 . 丹参 - 川芎药对治疗心脑血管疾病的作用机制及临床研究［J］. 中国动脉硬化杂志，2022，30（6）：461-469.

［239］梁果，王丽娟，周玉兰，等 . 睡眠时长与中国 6 ~ 19 岁儿童青少年肥胖风险的关系：基于系统综述与 Meta 分析［J］. 中国体育科技，2023，59（7）：61-70.

［240］戴慧，覃欣怡，端木彦涛，等 . 茯神的化学成分、药理作用及质量控制研究进展［J］. 江西中医药，2022，53（10）：68-72.

［241］赵晓倩，羊柳，赵敏，等 . 儿童期超重肥胖及胰岛素抵抗与高尿酸血症的关联研究［J］. 中国慢性病预防与控制，2023，31（4）：269-273.

［242］曹玲，崔琳琳，孙艳，等 . 威灵仙的药理作用及其机制研究进展

[J]. 药物评价研究, 2022, 45(11): 2364-2370.

[243] 孙红, 王少明, 庄捷, 等. 土茯苓等中药抑制 URAT1 表达及降尿酸作用筛选研究 [J]. 中国临床药理学与治疗学, 2012, 17(4): 403-407.

[244] 李建华, 胡金林. 山楂的药理作用与临床应用 [J]. 中国药物滥用防治杂志, 2011, 17(6): 334-336.

[245] 姚婷, 赵鋆. 基于数据挖掘对单纯性肥胖中医临床用药规律研究 [J]. 环球中医药, 2017, 10(5): 547-551.

[246] 周珊, 高阳, 王盼盼, 等. 大柴胡汤治疗肥胖病机理探讨 [J]. 中国中医药现代远程教育, 2018, 16(2): 70-71.

[247] 张晓枝. 参苓白术散对肥胖 2 型糖尿病体重的影响 [J]. 实用中医内科杂志, 2010, 24(5): 93-94.

[248] 刘晓倩, 金昕, 侯瑞芳, 等. 从肥胖表型体系再评价防己黄芪汤的减重效应 [J]. 世界中西医结合杂志, 2016, 11(11): 1610-1614.

[249] 李勤, 吴瑞, 郭丰年, 等. 加味苓桂术甘汤治疗肥胖型 2 型糖尿病 [J]. 吉林中医药, 2023, 43(7): 784-788.

[250] 李汶峰, 常名空, 贾波, 等. 陈潮祖教授别具匠心妙用真武汤临床经验撷菁 [J]. 成都中医药大学学报, 2021, 44(1): 1-4.

[251] 卢荐生. 真武汤提取物干预实验性肥胖及影响血脂代谢和机制的研究 [J]. 四川生理科学杂志, 2004, 26(2): 49-51.

[252] 赵田, 战丽彬. 二陈汤在代谢性疾病中的作用机制研究进展 [J]. 世界科学技术 - 中医药现代化, 2021, 23(4): 998-1005.

[253] 李香香. 加味二陈平胃散治疗 2 型糖尿病合并腹型肥胖患者的临床疗效观察及对 TNF-α 的影响 [J]. 江西中医药, 2022, 53(9): 53-56.